间充质干细胞与先进生物材料在口腔医学中的应用

MSCs and Innovative Biomaterials in Dentistry

原　著　MARCO TATULLO
主　审　施松涛
主　译　韩　冰　余婷婷　卫　彦

北京大学医学出版社

JIANCHONGZHI GANXIBAO YU XIANJIN SHENGWU CAILIAO ZAI KOUQIANG YIXUE ZHONG DE YINGYONG

图书在版编目（CIP）数据

间充质干细胞与先进生物材料在口腔医学中的应用 / （意）马可·塔图洛（Marco Tatullo）原著；韩冰，余婷婷，卫彦主译. 北京：北京大学医学出版社，2025. 5. -- ISBN 978-7-5659-3335-6

Ⅰ. R78

中国国家版本馆 CIP 数据核字第 20259869XM 号

北京市版权局著作权合同登记号：图字：01-2024-5982

间充质干细胞与先进生物材料在口腔医学中的应用

主　　译： 韩　冰　余婷婷　卫　彦
出版发行： 北京大学医学出版社
地　　址：（100191）北京市海淀区学院路 38 号　北京大学医学部院内
电　　话： 发行部 010-82802230；图书邮购 010-82802495
网　　址： http://www.pumpress.com.cn
E-mail： booksale@bjmu.edu.cn
印　　刷： 北京信彩瑞禾印刷厂
经　　销： 新华书店
责任编辑： 刘陶陶　　**责任校对：** 靳新强　　**责任印制：** 李　啸
开　　本： 710 mm×1000 mm　1/16　　**印张：** 12.5　　**字数：** 218 千字
版　　次： 2025 年 5 月第 1 版　2025 年 5 月第 1 次印刷
书　　号： ISBN 978-7-5659-3335-6
定　　价： 128.00 元

主审介绍

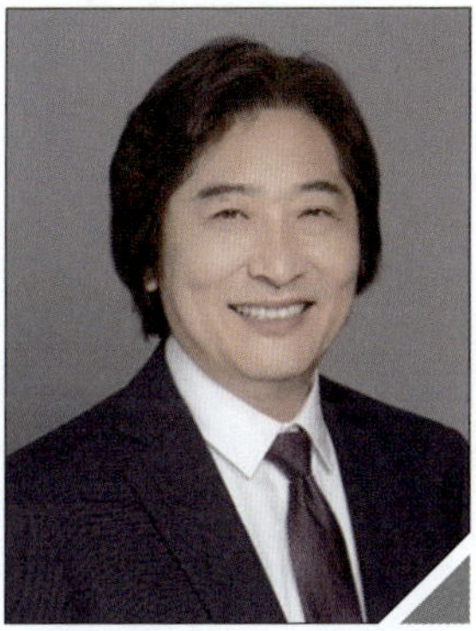

施松涛教授，1961 年生于河北省，中山大学教授和华南颅颌干细胞中心主任，宾夕法尼亚大学客座教授。任美国国立牙科与颅面研究所（NIDCR）/ 国立卫生研究院（NIH）Equipment Survey 委员，美国国立卫生研究院（NIH）评审专家，美国国家标准与技术研究院评审专家，肯塔基科学工程基金评审专家；*Journal of Endodontics* 杂志顾问委员，美国牙髓病学协会（AAE）顾问委员，*Stem Cell Research & Therapy*、*Oral Diseases* 等多个国际口腔杂志编委。

施松涛教授作为通讯作者在 *Nature Medicine*、*Cell Stem Cell*、*Cell Metabolism* 等杂志发表论文 200 多篇，获得国际专利 20 余项，为“国家杰出青年科学基金项目”“长江学者奖励计划”和“海外高层次人才引进计划”获得者。2013 年获“国际牙科研究协会（IADR）牙髓生物学优秀科学家奖”，2020 年获“中华口腔医学会口腔生物医学杰出贡献奖”。

施松涛教授拥有美国牙医执照并曾在美国国立卫生研究院附属医院从事临床工作，同时长期从事口腔再生医学及其临床转化方面的研究工作。首次从人体组织中分离鉴定牙髓干细胞、脱落乳牙干细胞、牙周膜干细胞、根尖牙乳头干细胞、肌腱干细胞，牙龈间充质干细胞等，其研究成果被维基百科列为“2003 年度干细胞研究领域的里程碑”。

主译介绍

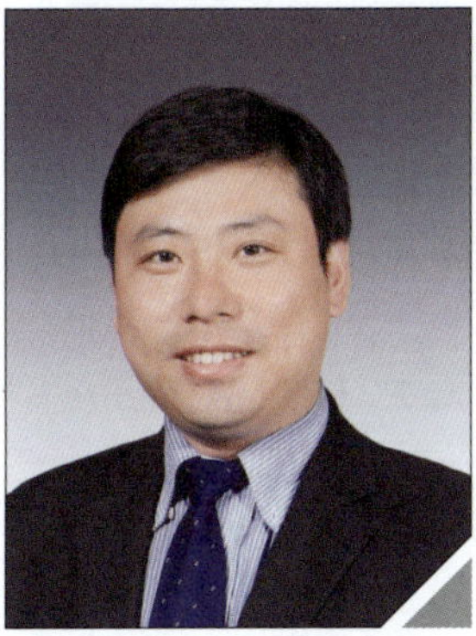

韩冰，北京大学口腔医院教授、主任医师、博士生导师，正畸科副主任、Tweed基金会正畸技术中国中心执行主任，“国家高层次人才特殊支持计划”领军人才，中华口腔医学会口腔正畸专业委员会常委，致力于颅颌面生长发育、错𬌗畸形数字化诊疗与先进矫治器研发、口腔颌面部组织工程及生物材料研发与转化，以通讯作者在*Nature Biomedical Engineering*、*Nature Communications*、*Journal of Dental Research*等权威前沿交叉和口腔医学期刊发表论文120多篇，获“北京市科学技术进步”二等奖、“中华口腔医学会科技奖”二等奖、“北京大学杰出青年医师奖”等。

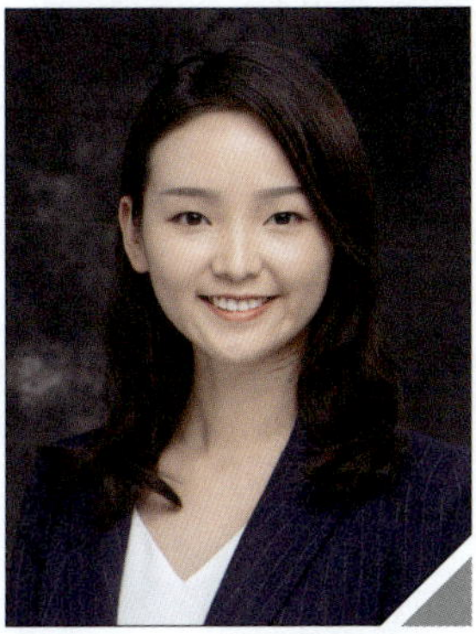

余婷婷，北京大学口腔医院正畸科新体制助理教授、研究员、博士生导师、主治医师，“国家高层次人才特殊支持计划（万人计划）”青年拔尖人才，“中国科协青年人才托举工程”项目获得者，北京大学博雅青年学者。主要研究方向为“基于间充质干细胞年轻态重塑的成人骨改建促进策略”，以第一/通讯作者身份在*Nature Communications*、*Advanced Science*、*Advanced Functional Materials*等期刊发表SCI文章20余篇。作为项目负责人获批6项国家及省部级项目资助。

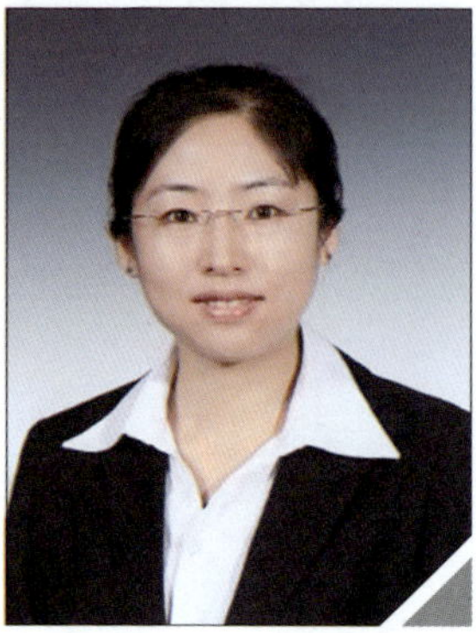

卫彦，北京大学口腔医院主任医师、教授、博士生导师，“国家杰出青年科学基金”“国家优秀青年科学基金”获得者，“国家高层次人才特殊支持计划（万人计划）”青年拔尖人才。本、硕、博均毕业于北京大学口腔医学院，致力于口腔功能重建的基础理论、关键技术与临床策略研究，在 *Science*、*Nature Materials*、*Nature Communications* 等期刊发表 SCI 论文 80 余篇，曾获“英国皇家化学会道尔顿地平线奖”“北京市杰出青年中关村奖”“华夏医学青年科技奖”“茅以升北京青年科技奖”“树兰医学青年奖”，以第二完成人获“中华医学科技奖”一等奖、教育部“高等学校科技奖”科技进步一等奖、“中华口腔医学会科技奖”一等奖。受邀担任国际牙医师学院院士（fellow）、*View Medicine* 副主编，为“中国妇女第十三次全国代表大会”代表、“中国科学技术协会第十次全国代表大会”代表等。

译者名单

主　审　施松涛

主　译　韩　冰　余婷婷　卫　彦

副主译　杨瑞莉　柳大为　张云帆

译　者（按姓名汉语拼音排序）

白如水（北京大学口腔医院）
邓晨钰（北京大学口腔医院）
邓　婕（南京大学医学院附属口腔医院）
韩　冰（北京大学口腔医院）
李　倩（北京大学口腔医院）
柳大为（北京大学口腔医院）
聂岚曦（北京大学口腔医院）
孙倩男（上海交通大学医学院附属第九人民医院）
王　禹（北京大学口腔医院）
卫　彦（北京大学口腔医院）
辛天艺（北京大学口腔医院）
杨瑞莉（北京大学口腔医院）
余婷婷（北京大学口腔医院）
张凌云（北京大学第三医院）
张云帆（北京大学口腔医院）
庄子萌（北京大学口腔医院）

中文版序

《间充质干细胞与先进生物材料在口腔医学中的应用》是 Springer 集团出版的“干细胞生物学和再生医学”系列丛书中的一个分册，全面介绍了间充质干细胞和先进生物材料在口腔医学领域中的应用和新进展。

本书原著者均为口腔再生和生物医学研究领域中经验丰富的科学家，其内容围绕间充质干细胞生物学、生物材料及口腔临床应用 3 个方面进行展开。章节内容包括基础的干细胞生物学和生理学知识，促进骨组织再生的前沿生物材料，用于生物材料表面功能化的富血小板纤维蛋白等生物基质，口内安全有效的取材策略，间充质干细胞来源，以及这些新兴领域中的机遇与挑战。

现代口腔医学已经发生了翻天覆地的变化，新理论、新技术、新材料、新疗法不断涌现，其中干细胞和生物材料的交叉结合与应用是口腔再生医学中令人瞩目的焦点。口腔医生及医学生需要及时更新自己的知识，不断“充电”，才能跟上口腔医学知识和技术的快速发展。本书的翻译工作得到了北京大学医学出版社的大力支持，相信对于希望了解组织工程和再生医学在口腔医学领域中最前沿进展的学生、研究人员和临床医生而言，《间充质干细胞与先进生物材料在口腔医学中的应用》是必不可少的读物。

在此，向为本书编写、翻译、出版做出努力和贡献的同仁致以崇高的敬意！衷心祝贺《间充质干细胞与先进生物材料在口腔医学中的应用》出版面世，也诚挚地把这本书推荐给我们的口腔医学同道。

施松涛

译者前言

近年来，与间充质干细胞相关的基础与临床研究发展迅速，其在口腔医学领域中的应用也越来越广泛，应用范围也不断被突破，间充质干细胞与生物材料的结合应用将成为口腔诊疗领域的研究和转化热点。

本书全面介绍了间充质干细胞和先进生物材料在口腔医学领域中的应用和最新进展，内容涵盖了间充质干细胞生物学、前沿生物材料及口腔临床应用 3 个方面。本书各章节内容均由常年耕耘于干细胞、生物材料及交叉领域的专家撰写，具有极强的专业性和指导意义，相信对于希望了解组织工程和再生医学在口腔医学领域的基础研究及应用最前沿进展的学生、研究人员和临床医生而言是必备读物。

翻译国外基础研究及口腔医学相关著作，“信、达、雅”依然是最高标准。本书的翻译团队都是具有博士学位的口腔临床和基础研究者，不但具有良好的英语基础，更具备丰富的口腔医学知识和临床经验，保证了翻译的质量和准确度，易读、易懂和内容准确是我们翻译此书的目标，但由于翻译内容具有高度的学科交叉特性，希望广大读者在阅读本书的过程中对本书翻译的不足之处提出宝贵意见。

感谢被誉为“世界口腔干细胞之父”的施松涛教授的倾力指导并作序。

最后我还要感谢为本书翻译、校对、出版做出努力和贡献的全体成员。

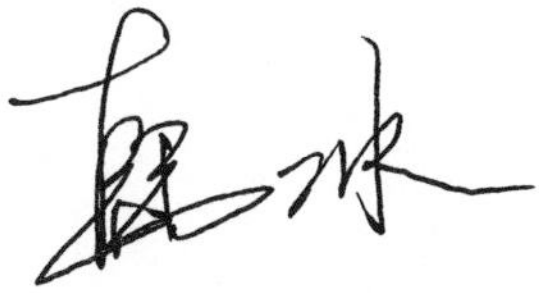

原著前言

现代牙科学未来之路：牙源性干细胞、自体生物基质和可注射生物材料

牙科学正在发生深远变革，促使牙医传统的旧观念与现代牙科学新理念相互激烈碰撞交流。这场变革中，现代牙科学未来面临的挑战主要在再生医学领域，而干细胞和生物材料是其中令人瞩目的焦点。如今，虽然关于干细胞和再生医学的报道已经很常见了；然而，它们都是最近涌现出来的理念，因此，大家对于它们的认知仍然很表浅。此外，对于一些涉足领域时间较短的读者而言，这些词汇尽管可以启发他们一些灵感，但是这些想法又往往脱离实际。例如，干细胞会被认为是一种效果神奇的治疗手段，但是其实却违反了生理学和生物学的基本定律。因而，在新兴的牙科再生领域，树立正确的再生医学观是极其重要的。

作为生物医学研究中涌现出的一个分支，干细胞研究旨在实现受损或缺失组织和器官的再生。

公元前460年，埃斯库罗斯（Aeschylus）在 *Prometheús desmótes* 中报道称一些组织（如肝）具备自我再生的潜能。而首次出现“干细胞”一词的时间是1868年，恩斯特·海克尔在科学文献中以德语“Stammzelle”报道了“干细胞”的概念。

马克西莫（Maximow）常常被称为是现代第一位提及干细胞的科学家，他在1909年6月1日的柏林血液学会特别会议上首次针对“干细胞”开展了讨论。其实，更早的时候，“干细胞”这一词汇在一些出版物中就开始被使用。

作为全球最常用的科学搜索引擎，PubMed是用于访问生命科学和生

物医学相关主题参考文献和摘要的MEDLINE数据库。PubMed搜索发现结果显示，关于“干细胞”的查询，从1932年开始就有169 000多篇相关的科学研究文献。近年来，引人注目的是，相关的文章数量仍在爆发性增长，这证明了科学界对这一主题存在极大兴趣。

最近，有报道称牙齿组织中可以分离出间充质干细胞，从而造就出“牙体干细胞”这一个创新且引人入胜的研究主题。

Stan Gronthos是牙源性干细胞（DDSC）研究的先驱，他在2000年首次描述牙髓中存在干细胞，并将其定义为牙髓干细胞（DPSCs）。

在成功分离DPSCs后，其他牙齿和牙周组织中也被发现富含各类干细胞，如人类脱落乳牙、牙周膜、根尖乳头和牙囊。

牙源性干细胞领域的研究发现对基础研究领域也产生了潜移默化的影响。作为DDSC最权威的专家之一，Gianpaolo Papaccio发表了许多高水平研究，他一直致力于向整个科学界分享相关的基础研究结果，展示了这些科学发现在牙科和颌面外科临床应用中的潜力。

以Papaccio和他的同事为例，牙医、颌面外科医生和生物学家之间的相互交流逐渐衍生出新的职业身份，也开辟了现代牙科的新领域，即再生牙科。

鉴于口腔内组织易于手术介入、供体部位的发病率最低，一些研究团队对口腔组织再生领域产生了兴趣并且开展了大量实验，希望将口腔内组织作为干细胞的来源。事实上，在发现DPSCs之后，很多研究已经报道这些细胞可以向主要细胞表型分化。这些研究无疑证实了DPSCs在再生牙科领域的巨大潜力，也驱使一些研究者去探索替代性的细胞来源。

2013年，Marco Tatullo、Massimo Marrelli和Francesco Paduano发表了一篇科学文章，描述了一种新发现的干细胞来源组织：人根尖周囊肿。这一发现来自一项临床观察：牙源性囊肿如果不能被完全根除，则在相同位置复发的能力显著增强。这些细胞具有较高的增殖潜力、自我更新能力，在体外可以分化为成骨细胞样、脂肪细胞样细胞。此外，最近的一篇文章显示人根尖周囊肿间充质干细胞（hPCy-MSCs）具备分化为神经 / 胶质细胞的能力，可以用于开展神经疾病的干细胞治疗。

2015年，在Giorgio Mori、Lorenzo Lo Muzio、Maria Grano和其他合作者进行的一项多中心研究中，MSCs从牙胚中被成功分离出来。牙芽干细胞（DBSC）被认为是用于口腔颌面及其他系统骨再生方面很有前景的细胞来源。一些学术团队已经对来自牙齿组织的MSCs进行了广泛的研究，例如，Roberto F.Grass 及其同事的小组。Enrico Gherlone 和 Filiberto Mastrangelo 团队以转化应用理念为基础，开展了几项关于组织再生的研究，使得一些对细胞生物学陌生的读者也产生了兴趣。Rajiv Saini 和 Andrea Ballini 的小组致力于低强度激光照射下联合使用 DPSCs 来提高骨再生效果。正如之前的印度 - 意大利小组所描述的，低强度激光治疗（LLLT）被证实可调控间充质干细胞活动，是骨再生的有益的辅助措施。

细胞操作和大量 MSC 制备的难点一直是该技术在患者身上使用的主要限制因素。为了解决这个问题，再生医学同时也关注能够促进组织再生和提高组织愈合质量的内源性生长因子。自从 Robert Marx 开始研究富小板血浆（PRP）以来，他们发现血小板浓缩物发挥了非常奇妙的作用。PRP 有很大优势，但也有一些缺陷，例如需要用抗凝血剂处理血液，这些限制了它在牙科手术中的应用。“富血小板纤维蛋白”（PRF）的发现是血小板浓缩物使用方面的突破。Joseph Choukroun 及其同事首先描述了这种创新的血小板浓缩物。PRF 显示出在复杂的三维网络中捕获血小板及其释放的生长因子的能力；如此高浓度的纤维蛋白使 PRF 能够充当一种自体生物相容性基质，用于治疗一些软组织损伤，提高骨缺损的移植效果。目前，Choukroun PRF 与最新一代的生物材料是再生牙科中广泛使用的辅助产品。

DDSC 相关研究也驱使研究人员探索理想的生物材料作为细胞支架。

Antonio Apicella 带领实验室对牙科使用的生物材料进行了几项研究。这些研究开发了复合型生物材料，这种材料能够模拟骨骼结构，同时保持很好的生物相容性；此外，正如有限元模型研究证明，在对义齿生物力学行为的计算机分析过程中，材料工程师和牙医之间的互动也增加了。

支架使用的主要限制是材料形态通常与形态复杂的骨缺损不匹配。

最近文献报道了几项关于可适用于形态较为复杂解剖部位的生物材料的研究。关于水凝胶的最新研究极大地改变了生物材料的临床使用方法，突破了手术移入部位形状的限制。在这种情况下，一项有趣的创新模式体现在开发新的支架释放策略，事实上，这一行动一直存在所依赖的运营商的可变性的缺陷，由 Luigi Ambrosio 领导的国家研究委员会小组开发了一种创新的方法来释放手术部位的支架，这要归功于“可注射支架”的概念。这种方法可以让医生在再生手术中对骨缺损的填充有更精准的控制；此外，它还高精度再现了骨缺损的复杂形态。

牙科未来的发展是当前必须面对的挑战。牙医再也不能仅局限于掌握口腔临床或外科相关技能。这本书中的权威研究人员最先意识到加强牙科科学理念的重要性，并且详尽阐述：现代牙科正在朝着牙源性干细胞、自体生物基质和可注射生物材料的方向发展。我想传达给读者的重要信息是，今天的未来就是明天的过去；因此，我们必须始终接受创新，对基础研究充满好奇。

意大利　克罗托内

Marco Tatullo

原著者名单

Alexandre Amir Aalam Advanced Periodontology, Herman Ostrow School of Dentistry, University of Southern California, Los Angeles, CA, USA

Luigi Ambrosio Institute of Polymers, Composites and Biomaterials—National Research Council of Italy, Naples, Italy

Antonio Apicella Advanced Materials Lab, Department of Architecture and Industrial Design, University of Campania, Caserta, Italy

Davide Apicella Calabrodental, Biomaterials and Scaffolds Section, Crotone, Italy

Agnieszka Arthur Mesenchymal Stem Cell Laboratory, School of Medicine, Faculty of Health and Medical Sciences, University of Adelaide, Adelaide, SA, Australia

South Australian Health and Medical Research Institute, Adelaide, SA, Australia

Raffaella Aversa Advanced Materials Lab, Department of Architecture and Industrial Design, University of Campania, Caserta, Italy

Andrea Ballini Department of Basic Medical Sciences, Neurosciences and Sense Organs, University of Bari Aldo Moro, Bari, Italy

Adriana Di Benedetto Department of Clinical and Experimental Medicine, Medical School, University of Foggia, Foggia, Italy

Stefania Cantore Department of Basic Medical Sciences, Neurosciences and Sense Organs, University of Bari Aldo Moro, Bari, Italy

Joseph Choukroun Pain Clinic, Nice, France

Ines Fasolino Institute of Polymers, Composites and Biomaterials—National Research Council of Italy, Naples, Italy

Giorgio Gastaldi Department of Oral Science, Vita e Salute University, ISCCR San Raffaele, Milan, Italy

Enrico Gherlone Department of Oral Science, Vita e Salute University, ISCCR San Raffaele, Milan, Italy

Felice Roberto Grassi Department of Basic and Medical Sciences, Neurosciences and Sense Organs, University of Bari, Bari, Italy

Stan Gronthos Mesenchymal Stem Cell Laboratory, Adelaide Medical School, Faculty of Health and Medical Sciences, University of Adelaide, Adelaide, SA, Australia

South Australian Health and Medical Research Institute, Adelaide, SA, Australia

Zamira Kalemaj School of Chemical and Process Engineering, Faculty of Engineering, University of Leeds, UK

Massimo Marrelli Calabrodental, Section of Translational Dentistry, Maxillofacial Unit, Crotone, Italy

Filiberto Mastrangelo Department of Oral Science, Vita e Salute University, ISCCR San Raffaele, Milan, Italy

Richard J. Miron Department of Periodontology, College of Dental Medicine, Nova Southeastern University, Fort Lauderdale, FL, USA

Giorgio Mori Department of Clinical and Experimental Medicine, Medical School, University of Foggia, Foggia, Italy

Lorenzo Lo Muzio Department of Clinical and Experimental Medicine, Medical School, University of Foggia, Foggia, Italy

Francesco Paduano Tecnologica Research Institute, Biomedical Section, Stem Cells Unit, Crotone, Italy

Gianpaolo Papaccio Second University of Naple, Naples, Italy

Francesca Posa Department of Clinical and Experimental Medicine, Medical School, University of Foggia, Foggia, Italy

Maria Grazia Raucci Institute of Polymers, Composites and Biomaterials—National Research Council of Italy, Naples, Italy

Carlo Rengo Department of Neurosciences, Reproductive and Odontostomatological Sciences, University of Naples "Federico Ⅱ", Naples, Italy

Sandro Rengo Department of Neurosciences, Reproductive and Odontostomatological Sciences, University of Naples "Federico Ⅱ", Naples, Italy

Rajiv Saini Department of Periodontology and Oral Implantology, Pravara Institute of Medical Sciences, Loni, Maharashtra, India

Luigi Santacroce Ionian Department, University of Bari Aldo Moro, Bari, Italy

Salvatore Scacco Department of Basic Medical Sciences, Neurosciences and Sense Organs, University of Bari Aldo Moro, Bari, Italy

Sugandha Rajiv Saini Department of Periodontology and Oral Implantology, Pravara Institute of Medical Sciences, Loni, Maharashtra, India

Songtao Shi Department of Anatomy and Cell Biology, University of Pennsylvania School of Dental Medicine, Philadelphia, PA, USA

Gianrico Spagnuolo Department of Neurosciences, Reproductive and Odontostomatological Sciences, University of Naples "Federico Ⅱ", Naples, Italy

Jamaluddin Syed Advanced Technology Dental Research Laboratory, Faculty of Dentistry, King Abdul Aziz University, Jeddah, Saudi Arabia

Marco Tatullo Tecnologica Research Institute, Biomedical Section, Stem Cells Unit, Crotone, Italy

关于原著主编

Dr. Marco Tatullo 博士是 Tecnologica 研究所的科学主任，该私人研究所专注于再生医学、干细胞研究和生物材料领域。Dr. Marco Tatullo 博士拥有意大利巴里大学口腔科学博士学位，以及医学生物化学、医学生物学和物理学博士学位。他发表了 60 多篇关于间充质干细胞、医疗和牙科应用相关创新生物材料的论文。他还曾担任意大利新技术机构的客座研究员、TERMIS 研讨会主席及欧盟“地平线 2020”科研计划项目评审员。

目录

第 1 章 牙髓干细胞：有什么新发现？

Agnieszka Arthur、施松涛和 Stan Gronthos

（王　禹，柳大为　译）

1.1 牙齿发育和损伤

牙齿形成所必须的发育过程是再生或修复牙齿样结构、与牙齿相关的组织，如牙髓、牙本质、牙骨质、牙周膜（periodontal ligament，PDL），甚至牙槽骨的重要过程。牙齿发育主要涉及两种细胞类型，口腔上皮细胞和颅神经嵴衍生的外胚间充质细胞，在发育过程中它们最终形成牙齿[1，2]。牙齿形成过程中，发育相关的诱导信号，比如骨形态发生蛋白（bone morphogenic proteins，BMP）、成纤维细胞生长因子（fibroblast growth factors，FGFs）、Sonic Hedgehog（SH）和 Wnt 分子在时间和空间上的精确表达是上皮 - 间充质相互作用所必需的[3-5]。口腔上皮生成成釉细胞，形成牙釉质外层。含有牙髓干细胞（dental pulp stem cells，DPSC）的外胚间充质细胞形成剩余的牙齿组织结构。成牙本质细胞合成 I 型胶原和其他基质蛋白构成细胞外基质（extracellular matrix，ECM）的主要成分，用于形成矿化牙本质的模板。成牙本质细胞的细胞突起保留在牙本质小管内，而细胞主体则保留在牙髓组织中[6，7]。中央髓腔由包含纤维组织的外胚间充质细胞形成，而神经和血管网络从根尖孔侵入髓腔。PDL 的纤维细胞层将牙齿稳定在牙槽骨窝内，并且与在牙骨质和牙槽骨窝之间延伸的特殊结缔组织纤维（Sharpey 纤维）相互作用[8]（图 1.1）。

牙齿是相对耐用和坚硬的刚性结构，然而细菌感染、机械或化学刺激引起的损伤、先天性缺陷或癌症常常引起炎症，并导致疼痛。常规根管治疗的主要目的是去除损坏的组织，随后使用合成植入物或化合物来修复或恢复受损的牙体组织。此外，盖髓也用于保护剩余的活髓组织；然而，目前在临床实践中使用的化合物常常会导致牙髓组织的炎症和坏死[9]。然而，在发育过程中，负责牙釉质生成的成釉细胞会发生凋亡，使得之后受损的牙釉质无法再生，因此，导致目前这些修复手段也一直沿用至今。最近有研究表明，小鼠血管周干细胞可能通过产生矿化的牙本质样成分来保护牙髓免受外部环境的侵扰[10]。重要的是，深部的牙本质和牙髓在人体中表现出有限的自我修复潜能[11]。2000 年，DPSC 的鉴定发现进一步推动了基于细胞治疗的牙髓再生医学修复策略的发展[12]。

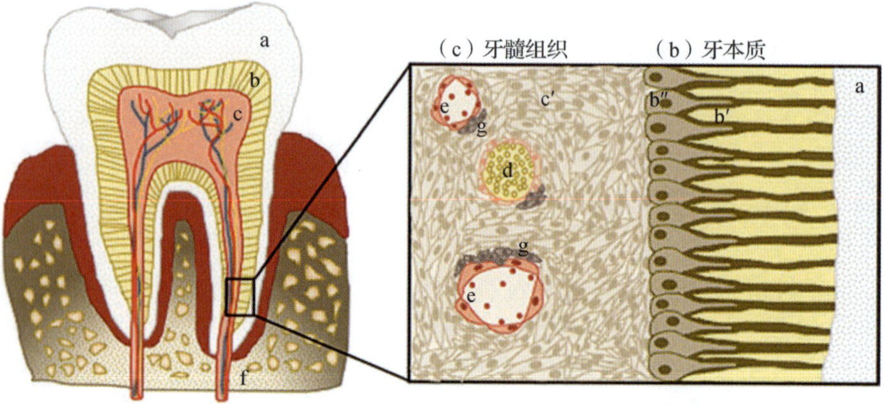

图 1.1 牙槽骨中的成熟人类牙齿的结构和组成。在牙齿发育过程中上皮细胞和外胚间充质细胞之间的相互作用影响牙齿生成。（a）牙釉质由上皮来源的成釉细胞形成。外胚间充质细胞产生成牙本质细胞，合成（b）矿化的牙本质。成牙本质细胞的细胞突起垂直位于（b′）牙本质小管内，而（b″）细胞体位于（c）牙髓腔内。外胚间充质细胞在（c′）牙髓腔内产生纤维组织，而（d）神经和（e）血管网络从（f）根尖孔侵入。牙髓干细胞（DPSC）位于牙髓内的（g）血管周围环境中

1.2 牙髓干细胞的鉴定：我们已经走了多远？

DPSC、来自人类第三磨牙或脱落乳牙的干细胞[13]来源于分离的牙髓组织，是类似间充质干细胞（mesenchymal stem cells，MSC）特性的细胞群体，和骨髓来源的间充质干细胞相似，是具备克隆形成能力的贴壁细胞，即体外能产生成纤维集落形成单位（colony forming units-fibroblastic，CFU-F）[12, 14-16]。体外离体培养时，这些细胞可以形成矿化沉积物[12, 15]，在生理上类似在天然牙本质中发现的羟基磷灰石晶体球状形成的过程。此外，使用异种移植的方法，将羟基磷灰石 / 磷酸三钙（hydroxyapatite/ tricalcium phosphate，HA/TCP）负载体外扩增后的人类脱落乳牙（exfoliated deciduous teeth，SHED）、DPSC 移植到体内后，可以形成血管化的纤维牙髓组织，以及一层可明确鉴别的成牙本质细胞样细

胞、矿化的牙本质样结构，并且与人类牙齿中的牙本质结构一致；伴随着突起延伸到管状结构[12, 15]。此外，成牙本质细胞样细胞和牙髓来源于供体[12, 15, 17, 18]。这些开创性研究确立了 DPSC 在不同组织中的再生潜能，以及维持组织起源的表观遗传记忆的能力。

一些研究巧妙地利用小鼠切牙模型，发现牙髓内的干细胞起源于动脉周围细胞，并由神经血管束生态位维持[19]。转基因报告小鼠模型和谱系追踪研究表明，Sonic Hedgehog（SH）从三叉神经释放后渗透到牙齿中，从而激活 *Gli1* 基因。*Gli1* 基因在小动脉周围的静息型干细胞表达；这些静息的干细胞已被证明可以调控牙齿的形成。此外，该研究表明，神经血管束周围的 $Gli1^+$ 细胞是 MSC 中最原始的群体，对维持宿主环境平衡和修复很重要，并且可以在体外培养中衍生出所有 MSC 群体。有趣的是，这些干细胞不表达正常的间充质干细胞（mesenchymal stem cells，MSC）标志物，如 CD146、CD105 和 Sca1。$NG2^+$ 周细胞是一种起源于 $Gli1^+$ 细胞的 MSC 样细胞亚群，是修复过程中而非稳态情况必需的细胞[19]。有趣的是，第三群多能施万细胞被鉴定为神经嵴起源，来源于外周神经相关的胶质细胞。研究表明，这些多能施万细胞能够在牙齿发育、成熟和再生过程中产生牙髓细胞和成牙本质细胞[20]。

值得注意的是，在人类牙齿中还发现了其他 MSC 样群体。这些细胞包括从未成熟根尖分离的根尖髓源性细胞（apical pulp derived cells，APDC）[21]、从未成熟恒牙的根尖乳头分离的来自根尖乳头的干细胞（stem cells from the apical part of the papilla，SCAP）[22] 及牙周膜干细胞（PDL stem cells，PDLSC）[23]。尽管本书将重点关注 DPSC 在牙髓再生中的应用，但也有相关研究关注其他类型细胞的牙髓再生能力，包括骨髓来源的 MSC、PDLSC、脂肪来源的干细胞[24]。

重要的是，类似于其他 MSC 样群体，DPSC 缺乏各类免疫辅助抗原的细胞表面标志物的表达，并表现出免疫 / 炎症调控能力[25-28]。因此，DPSC 与自体干细胞相比，现已具有满足生物工程应用的同种异体制剂的潜力；其中，同种异体的 DPSC 的适当储存和生产可以保证其维持在临床预备规模，从而更好地保障质量和降低制造成本[29]。

1.3　DPSC 在再生医学中的应用

牙髓再生医学的最大挑战是以活体功能性牙根的形式产生或重建功能性牙髓牙本质复合体（综述见[30, 31]）。本章的主要重点是目前正在开发的牙髓再生和牙齿重建的生物工程和修复方法，包括牙槽骨重建以改善牙列。许多治疗策略正在采用多学科方法，包括结合不同的模型，并且利用我们对 DPSC、生物材料和生长因子的理解来开展指定的组织工程工作。

生物工程领域的早期研究工作表明，从猪或大鼠来源的牙胚中提取的单细胞悬浮液是可再生牙齿状结构[32]。这种方法产生类器官结构，由髓腔、牙本质、成牙本质细胞、成牙骨质细胞和牙釉质组成，首次证明了上皮细胞和外胚间充质细胞类型的存在。其他研究者们通过生成三维（3D）生物工程牙胚进一步扩展了这一概念，当移植到成年小鼠牙槽窝内后，该牙胚再现了功能性牙齿[33]。重要的是，生物工程牙齿保持了正确的咀嚼牙齿结构，可以对有害刺激做出反应，呈现神经和血管浸润的能力。其他研究已经在体外使用上皮内陷入间充质[34]和基质凝胶 DPSC 球体系统的 3D 模型，以探索 DPSC 存活、空腔化和器官发生的分子基础[35]。总之，这些进展为开发新型生物工程器官替代物来发展牙髓病潜在再生疗法开辟了道路。

1.3.1 牙髓应用所需支架的特性

生物工程师面临的主要技术挑战之一包括理解 DPSC 和 3D 支架之间的相互作用。其中，支架表面需要模拟体内的生理环境，以诱导正确的细胞 - 细胞和细胞 ECM 交流、黏附、生长、增殖和分化。鉴于该领域的大量工作，图 1.2 概述了牙髓牙本质复合体和牙齿结构再生所需的不同属性。

支架的制备或选择需要考虑的重要方面是目标组织的物理结构，如表面形态和生物相容性，包括聚合物的性质、成型能力和溶胀性、孔隙率、阳离子性质和降解率[36-38]。支架的孔隙率或孔径也是形成正确 3D 结构的重要因素，同时为细胞黏附和营养物质转移提供正确的表面形态。

Collart Dutilleul 及其同事已经证明，多孔硅支架是一种极具前途的组织工程纳米结构生物材料。它理想地模拟了 ECM 环境特性，支持细胞在体外黏附、发育和迁移[39, 40]。硅的组成（纳米或介孔）及相关处理会影响它的功能[41]。聚 -L- 乳酸（Poly-l-lactic acid，PLLA）先前已被证明可产生从头开始的髓状的结构[42]，理想情况下可以在直径为 150 ~ 425 μm 孔径下使用[43]。从贝类中获得的壳聚糖，由于其无毒的天然聚合物结构，在当前的支架结构中也被更多地挑选使用，在其他组织系统中已成功用于再生目的[44]。海藻酸盐是另一种可降解的天然聚合物，在体外也能维持

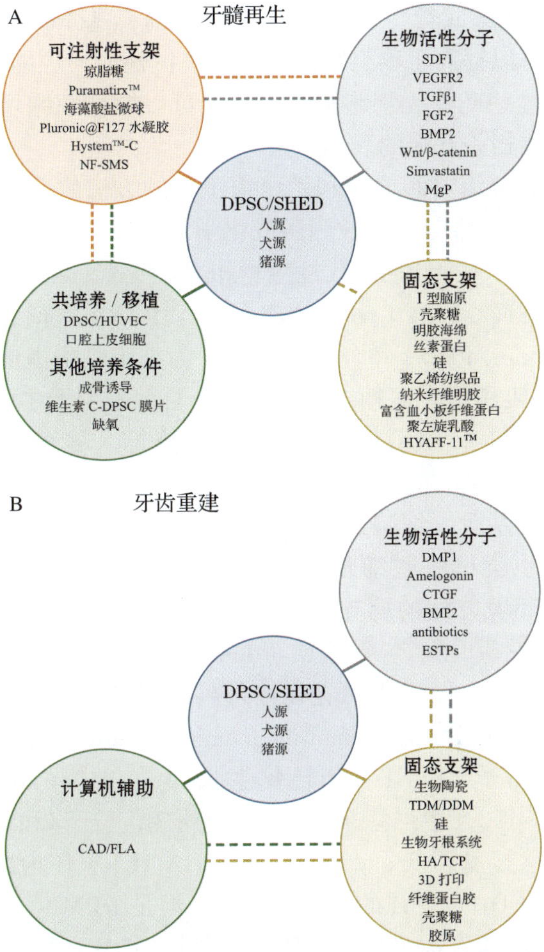

图 1.2 概述牙髓状结构或牙齿重建的生物工程方法示意图。该示意图概括了在原理验证研究中使用来自各种动物的牙髓干细胞（DPSC）再生（a）牙髓组织或（b）齿状结构所采用的单个（实线）或多方面（虚线）方法。（a）牙髓再生包括使用多种生物材料来筛选用于适当递送 DPSC 的可注射或固体支架。支架、DPSC 可能已经负载了特定的生物活性分子；在移植前共培养或进行预处理。（b）固体支架和生物活性分子与牙髓再生中使用的类型不同，用于牙齿重建的生物工程需要更大的结构硬度，以模仿牙齿的结构。此外，计算机辅助设备已被用来协助这一过程 NF-SMS：纳米纤维海绵状微球，SDF-1：基质衍生因子 1，VEGFR2：血管内皮生长因子受体 2，BMP2：骨形态发生蛋白 2，CTGF：结缔组织生长因子，MgP：磷酸镁，PLLA：聚 -L- 乳酸，DMP1：牙本质基质酸性磷蛋白 1，ESTPs：乙二胺四乙酸可溶性牙齿蛋白，TDM：处理的牙本质基质，DDM：脱矿牙本质基质，HA/TCP：羟基磷灰石 / 磷酸三钙，CAD/FEA：计算机辅助设计（CAD）和有限元分析（FEA），TGF-β1：转化生长因子，FGF2：成纤维细胞生长因子，Wnt/β-catenin：Wnt/β- 联蛋白

DPSC 的活性并促进成骨[45]。此外，很早之前，基于氧化石墨烯的底物基质已被证明可以提高生物材料的物理和机械性能，还能促进成骨能力。研究也表明，这些底物无细胞毒性，并且可以增强细胞增殖、黏附，以及促进矿化形成相关基因的表达[46]。

多手段或混合策略倾向于利用组织工程的方法整合适宜的支架、牙齿形成所需的 ECM 成分、生长因子或化学信号。美国食品药品监督管理局（FDA）批准了一种新的替代性生物相容性支架——可吸收疏水织物。纺织纤维分别由聚乙醇酸（polyglycolic acid，PGA）复丝编织或聚二氧烷酮（polydioxanone，PDO）单丝编织而成，为细胞黏附提供不同粗糙度的表面[36]。该支架还用壳聚糖或肽精氨酸 - 甘氨酸 - 天冬氨酸（arginine-glycine-aspartic acid，RGD）进行了功能化修饰。尽管缺乏体内生物相容性分析，这项体外试验的结果初步表明功能化的 PGA 复丝支架有利于促进 DPSC 的存活、细胞黏附和生存能力[36]。其他研究者除了使用生长因子外，也尝试将脱细胞骨 ECM 与水凝胶支架相结合，为成骨 / 成牙分化提供环境方面的诱导因素，用于增强成骨分化[47]。基于类似的概念，围绕脱矿化牙本质基质（demineralised dentin matrix，DDM）也出现了许多研究。结果表明它在体外可以释放关键的成骨生长因子，如骨形态发生蛋白 2（bone morphogenetic protein 2，BMP2）、碱性成纤维细胞生长因子（bFGF）和转化生长因子 -β1（transforming growth factor-β1，TGF-β1），增强猪来源 DPSC 的增殖、迁移和成骨分化潜能。有趣的是，虽然羟基磷灰石 / 磷酸三钙（HA/TCP）作为载体的猪 DPSC 植入物表现出比 DDM 更强的骨传导能力，但是 DDM 植入物却有更高的 DSPP 基因和蛋白的表达水平，这些现象显示 DDM 环境为牙本质特异性表型提供了生物方面的诱导性线索[48]。以上研究结果强调了再生过程中正确的引导性组织结构线索的重要性。

仿生混合支架控制化学成分释放的能力是目前正在研究的另一个概念。研究将纳米纤维明胶与镁和磷酸盐（NF 明胶 /MgP）相结合，体外试验和体内异位移植试验结果证明人牙髓干细胞（human dental pulp stem cells，hDPSC）的增殖、分化和生物矿化潜能显著增强[49]。Bakopoulou 及其同事还利用多种方式在体外再生牙本质组织，针对 hDPSC、双支架和形态发生剂进行研究[50]。双支架主要由锌掺杂、镁基生物陶瓷支架组成，与人类处理的人牙本质基质（human treated dentin matrices，hTDM）融合。hTDM 组合体由来自健康捐赠者的阻生第三磨牙的牙冠和牙本质相关生长和形态发生因子组成。DPSC 分布在复合支架内，混合或者不混合生长因子牙本质基质酸性磷蛋白1（DMP1）和骨形态发生蛋白2（BMP2）。这种多功能支架支持DPSC的长期黏附和活性。支架中Mg^{2+}、Ca^{2+}、Si^{4+}和Zn^{2+}元素的控制性释放对DPSC是无毒性的，并且DMP1和BMP2的释放也增强了富集羟基磷灰石的形成[50]。

其他研究人员之前已经使用了利用硅的混合支架，例如矿物三氧化二聚集体（mineral trioxide aggregate，MTA），它是一种基于硅酸钙的水泥，用于根管再生。用于牙髓的钙硅树脂基材料显示出良好的细胞生物相容性，从硅酸钙基材料中释放的硅离子对矿化组织的形成和钙化至关重要，并且可以促进牙髓细胞中的血管生成[51]。目前，研究已经表明MTA能够增强DPSC增殖与Wnt/β-联蛋白信号传导相关[52]。在体外试验中，聚己内酯（polycaprolactone，PCL）/亚微米生物活性玻璃（submicron bioactive glass，smBG）混合支架释放的硅已用于牙髓和牙本质组织再生[53]。此外，受损组织的完善和处理/治疗也是更加有效地促进再生需要考虑的另外一个方面。Galler及其同事已经证明使用EDTA预处理牙本质盘可以增强DSPCs的黏附、迁移和矿化能力[54]。

1.4 牙髓再生的生物工程方法

牙髓病学面临的主要问题之一是由微生物、化学、热或机械损伤引起的感染。感染伴随坏死的牙髓和破坏的牙本质，导致不可逆的牙髓病；随后导致髓腔增大或根尖孔开放。目前，牙髓受损后功能常常无法恢复，因此根管治疗成为目前唯一可行的选择，但是会导致牙齿永久性丧失活性，以及剩余牙齿结构丧失完整性和增加再次感染的可能性。因此，开发用于牙髓组织修复或再生的新型再生疗法是至关重要的。然而，在尝试再生牙髓结构时，面临的挑战包括如何实现功能性的成牙本质细胞分化，从而在已建立的牙本质上继发性形成牙本质，允许牙髓组织内血管形成，形成神经支配的正确ECM成分，以及避免潜在的再感染。

到目前为止，Endeavors已经单独或者联合使用了支架、生物活性分子和干/祖细胞，并取得了一些成功。一项研究表明，水凝胶支架中生物活性分子（肝素、蔗糖、VEGF、TGF-β1和FGF2）的释放和牙本质处理的措施影响了细胞命运的转换[55]。近年来，其他研究也报道选择一种可生物降解的多功能注射支架，甚至是无支架系统（图1.2和表1.1），包括自组装水凝胶、明胶和市售的Puramatrix™、Pluronic®F127水凝胶和HyStem™-C[55-65]。

表 1.1　目前用于牙髓再生策略的小结

支架	实验设计	细胞 / 生物活性因子	持续时间	功能效果	参考文献
Puramatrix™	干细胞外植体 - 牙根	hDPSC：HUVECs	4 周	建立有利于血管形成和牙髓样组织生成的微环境	[58]
Puramatrix™ 或 rhCollagen Ⅰ	干细胞外植体 - 牙根	GFP 标记的 hSHED	35 天	根管内形成明显的血管和牙本质	[62]
丝素蛋白	①干细胞外植体，②犬牙髓损伤	hDPSC/SDF-1α	① 8 周，② 3 个月	hDS 和 SDF-1α 包埋的丝素支架促进①牙髓的再生和②伴随自噬的牙髓再生	[77]
明胶海绵	犬 - 牙髓切除	犬 DPSC/Simvastatin	10 周	辛伐他汀治疗的 cDPSC，增强损伤后牙髓和牙本质的形成	[65]
透明质酸基（HYAFF11™）	大鼠颅骨缺损植入	hDPSC/	1 个月	植入支架内血管和胶原基质形成，以及成骨分化的证据	[61]
自组装水凝胶	干细胞外植体 - 牙齿轮柱	hDPSC/VEGF、TGF-β1、FGF2	6 周	牙本质圆柱体预处理对 DPSC 移植反应的影响	[55]
纳米纤维海绵状微球（NF-SMS）	①干细胞外植体，②大鼠牙髓切除	hDPSC/ 缺氧环境	4 周	NF-SMS 中递送的缺氧处理的 hDPSC 与天然牙本质结合，在外植体和原位支持血管化牙髓结构的再生	[64]
纳米纤维明胶 / 磷酸镁复合支架	干细胞外植体 - 齿片	hDPSC/ 提前成骨诱导	5 周	仿生混合支架增强 DPSC 的增殖、分化和生物矿化	[49]
纳米纤维水凝胶（不同硬度）	干细胞外植体	hDPSC	4 周	调节支架的硬度会影响分化；并有助于牙本质 - 牙髓复合体的再生	[88]

续表

支架	实验设计	细胞 / 生物活性因子	持续时间	功能效果	参考文献
聚 -L- 乳酸（PLLA）	干细胞外植体 - 齿片	hDPSC 和 SHED/rhVEGF，rhWnt1，B- 联蛋白沉默	4 周	VEGF 信号激活 Wnt/β- 联蛋白信号介导 DPSC 的血管形成命运	［76］
富血小板的纤维蛋白（PRF）颗粒	①干细胞外植体，②牙髓切除术 - 犬	犬 DPSC 细胞膜片 / 维生素 C	8 周	PRF 促进牙本质和血管化牙髓样组织的 cDPSC 再生	［74］
脱矿牙本质基质（DDM）	干细胞外植体	小型猪 DPSC	12 周	DDM 中的 sDPSC 产生牙本质特异性骨表型	［48］
3D 打印多相支架	干细胞外植体	hDPSC/amelogenin，CTGF 和 BMP2	6 周	含有生物活性分子和 DPSC 的多相 3D 支架可以形成牙本质 / 牙骨质 /PDL/ 牙槽骨复合物	［87］
纤维蛋白胶	肾包膜下植入	根尖牙胚上皮：hDPSC/ESTPs	4 周	人类 ESTP 由支持牙本质形成的牙源性因子组成	［86］
生物牙根系统	种植体，颌骨窝微型猪	HA/TCP 中含有 DPSC 的 PDLSC 细胞膜片——生物根系 / 维生素 C	6 个月	通过生物根系统结合同种异体 MSC 可以实现功能性牙齿修复	［91］
生物牙根系统	牙齿缺失模型 - 小型猪切牙模型	HA/TCP 中含有 DPSC 的 PDLSC 细胞膜片——生物根系 / 维生素 C	6 个月	生物根系作为牙齿替代品，形成牙根和牙本质样结构	［92］

注：表中总结了所研究的支架、实验设计（外植体或体内）；生物活性分子的使用、持续时间和结果的简要解释（使用免疫缺陷小鼠株皮下植入材料，CAD 计算机辅助设计，有限元分析）。

氢氧化钙或抗生素糊剂已经被用于消除受损组织内的任何感染性物质。然而，抗生素糊剂对内源性牙髓细胞[66, 67]和PDL成纤维细胞[68]存在不良的作用。因此，在维持干细胞生理功能的同时，需要在最佳和有效的抗生素给药范围之间取得平衡[69-71]。随着牙髓再生领域的发展，以及支架可用于递送干细胞，有人提出，从基于支架的系统中缓慢释放抗生素可能有利于降低细胞毒性，减轻对DPSC增殖的抑制作用[72]。另一种方法是注射支架，如Pluronic®F-127水凝胶，这是一种FDA批准的无毒递送系统，同时支持体外成骨和成脂分化[57]。

牙髓再生另一个紧迫问题是移植后如何维持充足的血液供应来维持营养转移、植入物的存活。内源性血管的侵入是缓慢的，因此植入物主要依赖周围毛细血管的氧气扩散。因此，许多研究集中在移植过程中的预血管化或增强血管化，以改善功能整合。一项研究通过开发一种系统来解决这个问题，即内皮细胞（human umbilical vein endothelial cells，HUVEC）和DPSC在有或没有支架的情况下共同移植[73]。他们的策略是开发一种无支架系统，该系统由人内皮HUVEC和DPSC共培养构成，为牙髓再生提供生理性系统。体外试验表明，在牙源性/成骨相关性能测定中，与仅有DPSC的样品相比，DPSC：HUVEC共培养物产生大量矿物质，这与ALP表达差异性相关。此外，在HUVEC细胞中补充DPSC稳定了基质凝胶中产生的血管样结构[73]。在随后的研究中，研究人员制造了由HUVEC预血管化DPSC后的无支架的微球[60]。将这些微球移植到空牙根片后，再通过皮下移植到免疫功能受损的小鼠体内。该研究报告了血管化牙髓状结构的证据，该结构由排列在牙本质上的成牙本质细胞组成，移植后4周，细胞突起延伸到牙本质小管[59]。DPSC和HUVEC之间的相互作用也减弱细胞外基质的沉积，从而增强了微环境的稳定[59]。这些微球组织之前是用琼脂糖构建的，然而，最近的研究开始使用可注射支架（PuraMatrix™）[58, 62]。PuraMatrix由水溶液中的氨基酸序列R-A-D-A组成，当暴露于生理浓度的盐时，该序列会立即自我组装/聚合成纳米纤维，从而提供可生物降解的支架[56, 58]。这也是牙髓再生通过根尖进入牙髓的理想选择。一项原理验证性的研究证明人类DPSC在与Puramatrix™培养时可以存活并且增殖，其中DPSC在3D牙齿切片模型中培养21天后也表达假设的牙源性基因[56]。在一项类似的研究中，研究者将SHED注射到用PuraMatrix™递送的人类牙齿的根管中或人类重组Ⅰ型胶原基质中[62]。这项研究表明，根管内的工程牙髓虽然基质密度较低，但是类似于内源性牙髓，并且和内源性牙髓之间的血管结构和细胞结构相似。GFP 标记和四环素染色也证实，新形成的牙本质来源于移植的 SHED 细胞[62]。总之，这些发现为未来的牙髓再生提供了希望。

Dissanayaka 及其同事通过共同培养实验将这项研究向前推进了一步，不仅解决了 DPSC 引起的牙源性分化问题，还解决了内皮细胞如何增强新生血管的问题[58]。hDPSC ：HUVEC 在 PureMatrix™ 中的联合移植水凝胶证明 DPSC 可以在移植后 4 周内通过释放 VEGF 来刺激 HUVECs 形成血管网络。相反，与单独由 DPSC 组成的移植相比，hDPSC 和 HUVEC 的共培养增强了移植体内的 ECM 组成、血管形成和矿化[58]。另外，一项犬类相关研究中，通过犬牙髓切除术模型将新型犬 DPSC 富血小板纤维蛋白（plate-rich fibrin，PRF）颗粒复合物原位移植到根管，结果发现在移植后 8 周，其可以形成牙髓牙本质复合体，并且 BrdU 染色阳性证明移植的 DPSC 成功使其血管化[74]。这项研究提示包括 PRF 颗粒中 VEGF 在内的多种生长因子的缓慢释放有助于再生牙髓复合体中血管化的加强。

探究 DPSC 分化为血管内皮细胞的潜在信号机制是特别令人感兴趣的方面[64, 75, 76]。在体外试验和体内移植试验中，在 DPSC 中使用 VEGF-A 的拮抗剂、抑制剂，或者利用 shRNA 敲低 VEGF2A 的结果明确表明，DPSC 的血管分化命运是呈现 VEGFR2 依赖性[75]。VEGFR2 诱导 DPSC 和 SHED 血管分化的信号传导机制由 Wnt/β- 联蛋白信号介导[76]。Nor 等的研究利用体外和体内牙齿切片 /PLLA 支架移植实验来研究 DSPC 或 SHED 的血管分化潜力，这些发现表明通过使用生长因子、抑制剂和基因沉默调控 VEGFR2 可以激活经典的 Wnt/β- 联蛋白信号通路，可以诱导 DPSC 和 SHED 向血管生成的功能转化[76]。

在低氧条件下预处理 DPSC 也被证明可以刺激 VEGF 的表达，从而增强移植后的血管形成[64]。这项研究利用可注射纳米纤维海绵微球系统（nanofibrous spongy microsphere system，NF-SMS）递送 hDPSC，首先在常氧或缺氧生物反应器中预培养，随后注射到牙髓切除的兔磨牙中，植入免疫功能受损的小鼠中或注射到大鼠牙髓切除模型中。两项实验结果表明，与单独使用 DPSC、单独使用支架或在常氧条件下使用支架的 DPSC 相比，牙髓再生和血管化得到了增强[64]。虽然在这项研究中没有确定血管化组织的起源，但观察结果强调了移植前启动细胞再生效率的重要性。有趣的是，杨及其同事证明，移植和宿主都有助于再生牙髓组织中的血管形成[77]。此外，该研究还证明了 SDF-1 对 DPSC 迁移和牙髓再生的重要性。其他研究表明，DPSC 高表达趋化因子 CXCL12 或 SDF-1[78]，它是一种已知的用于血管形成和内皮细胞迁移的强效有丝分裂原[79]。总之，这些发现证明了理解再生组织的生理特性及再生过程中基本细胞生物学理论的重要性。

大多数体内移植研究已经证明，使用一系列支架可具备再生牙本质 - 牙髓样复合体的能力。然而，植入后细胞存活的概率和干细胞维持水平仍有待确定。关于这个问题有很多猜测，比如有研究表明在下颌骨移植 6 周后，无法检测到移植细胞[80]。然而，另一项研究能够在异位移植后收获 DPSC，并表明这些细胞在体外保留了 MSC 样特性，并且它们仍然能够形成细胞集落和具备成骨分化潜能。在免疫受损小鼠皮下移植 60 天后分离后发现，尽管与新分离的 DPSC 相比，它们的生物功能受到了部分损害。但还是有助于牙髓状结构的再生[81]。这些发现与使用一系列异位异种移植模型证明人类 DPSC 自我更新能力的开创性研究的结论一致[17]。通过荧光激活细胞分选从原代移植中分离人 DPSC，离体扩增后再移植到免疫功能受损的小鼠中。这些二次移植也能够产生类似于一次移植的牙本质及牙髓状结构，主要由成牙本质细胞和有组织结构的人类胶原纤维组成[17]。总之，这些实验结果表明，移植细胞有助于牙髓状结构的再生，同时也保留了小部分移植细胞的干性。此外，搭载 DPSC 的支架也可能有助于它们的生存、再生潜力，毫无疑问也包括自我更新能力。然而，许多研究选择仅在具备促进再生组织的内源性细胞的对照支架中进行评价[74]。

Nakashima 等的研究根据细胞对 G-CSF（标记为 MDPSC）的反应，已经建立了一个良好的生产实践方案，分离犬类 DPSC 亚组[82, 83]。他们的研究表明，年轻和老年的 MDPSC 在增殖、迁移、抗凋亡、血管生成和神经元特性方面几乎没有差异，在异位牙移植模型中具有相似的再生潜力[82]。然而，据报道，老年犬[82]的牙髓切除组织再生率低于幼犬[84]。这些观察结果表明，再生潜力可能也取决于宿主的年龄。有趣的是，这些研究表明，移植的 MDPSC 并没有直接促进组织再生，而是被认为释放了抑制细胞凋亡、刺激宿主干细胞迁移和增殖的营养因子[83, 84]。这些发现提示宿主环境影响再生过程[82]。DPSC 存活率和对再生组织的贡献的差异也表明，在评估细胞存活率和在组织再生参与程度时，需要考虑环境因素，如用于 DPSC 递送的支架 / 生物材料和移植的解剖位置。

1.5 牙齿重建的生物工程方法

牙本质 / 全牙再生明显不同于牙髓再生的方法，因此，其中替代性的治疗策略和材料至关重要（图 1.2）。此外，必须记住的是，牙本质再生过程中，矿物质主要由细胞群体产生[85]。

评估全牙再生可行性的初步研究采用质谱法来鉴定人类成年牙齿中表达的可溶性蛋白——乙二胺四乙酸可溶性牙齿蛋白（ethylenediaminetetraacetic acid-soluble tooth proteins，ESTPs）[86]。体外研究表明，ESTPs 在培养过程中可以选择性地增强 DPSC 的成牙功能，而不是骨髓或脂肪来源的 MSC 样细胞。此外，通过 ESTP 处理的人 DPSC 和小鼠根尖牙胚组织组成体内异种移植物，用纤维蛋白胶包裹后植入免疫缺陷小鼠的肾包膜下。在移植 4 周后，结果表明这些组织产生更多牙本质结构。类似的实验还有使用 ESTP 处理的小鼠胚胎牙齿形成原基，将其包裹在纤维蛋白胶中，并植入免疫功能缺陷小鼠的肾包膜下，结果表明，ESTP 促进了新生牙齿的形成，并且形态与正常牙齿相似，这也证明了使用双管齐下的方法进行牙髓组织工程的实用性强[86]。

牙齿重建的另一种方法是使用 3D 打印生成一个支架，该支架包含稳定牙齿结构所需的 3 个不同结构（A. 期牙骨质 / 牙本质界面，B. PDL，C. 牙槽骨[87]）。这种多相支架还包括在每个相中释放特定的生物活性分子，这些分子对组织结构的正确形成是特异性的（分别为釉原蛋白、CTGF 和 BMP2）[87]。虽然这是一项使用体外和体内模型的初步研究，但这些发现为潜在的牙髓再生策略提供了新的见解。

支架的构建也被认为是正确的牙髓 - 牙本质再生的潜在要求。Qu 及其同事证明，支架的硬度影响 DPSC 的分化 / 矿化能力，因此，3D 纳米纤维明胶（NF 明胶）支架的高硬度特性使得 DPSC 在体外成骨诱导后发生生物矿化，而低硬度则促进软髓样组织。因此，研究人员创造了一种由高硬度和低硬度组成的支架，称为 S 支架，在裸鼠异位植入模型中成功再生了牙髓 - 牙本质样复合物[88]。

牙齿再生的另一个关键组成部分是形成稳定和完整的牙根。先前的研究报道，自体牙干细胞能够对牙根进行生物工程[89, 90]。然而，自体牙干细胞制剂的使用取决于各种因素，包括患者年龄、口腔健康状况、活牙样本的可用性。目前，研究工作正朝着异体 DPSC 作为更易获得的干细胞来源的方向开展，此前有报道称，使用 HA/TCP 支架中的异体 PDSC 和 DPSC 进行生物根发育是可行的[91]。在一项使用小型猪的比较性研究中，结果表明生物牙根再生的牙齿在体内表现出与种植牙相似的牙齿结构组成和功能特点[92]。此外，有专家使用计算机辅助设计（computer-aided design，CAD）建模和有限元分析（finite element analysis，

FEA）对牙根修复进行了研究，利用猪模型证明，将毛囊细胞接种到处理过的牙本质基质（treated dentin matrix，TDM）支架上可以改善牙根修复，并且咀嚼功能可以维持3个月[93]。树脂基材料现在被认为是修复牙科的陶瓷基支架的替代品。事实上，4种树脂基生物材料已被评估为对DPSC活力、形态、细胞骨架或主要ECM成分的产生不存在不利的影响[94]。然而，这些化合物在全牙再生中的效用还有待确定。

1.6 结束语和未来方向

本章重点介绍了牙髓再生医学的各种方法，包括牙髓、牙本质、牙根和全牙再生。这些研究评估了天然和合成生物材料，用于确定合适的支架系统，从而维持和增强DPSC的活性、黏附、迁移和分化，来维持牙齿修复或再生所需的结构。生物活性分子，包括生长因子/有丝分裂原，参与牙齿发育的基质分子、离子和转录因子也被认为是介导组织再生的重要因素。此外，由于其可获取性、免疫调节特性和缺乏免疫辅助抗原的细胞表面表达，该领域正朝着将“个性化定制”同种异体DPSC制剂用于临床规模生产的方向发展。

很明显，在过去的20年里，牙髓再生医学领域已经开展了大量的工作。人们逐渐意识到，无论是将支架与生物活性分子、DPSC相混合，还是负载不同类型的细胞，本质上多途径结合的治疗策略对于牙科组织生物工程是必不可缺的。

未来可以利用来源于牙髓[95-97]、PDL[98]、牙龈[99]和其他可获取组织的诱导多能干细胞（iPSC），用于矿物[100]、PDL[24]和潜在的牙本质牙髓再生。重要的是，研究证明，iPSC衍生的MSC样细胞[101]具备类似于原代MSC样群体[102]的多向分化潜能和免疫调控特性，这为在临床上生产用于再生治疗的同种异体细胞创造了可能。然而，由于需要控制细胞特异性谱系分化和减少肿瘤形成等相关问题，临床中使用iPSC-MSC时，在体外和体内需要对细胞安全性和有效性进行严格的评估[97，103]。

参考文献

1. Lumsden AG. Spatial organization of the epithelium and the role of neural crest cells in the initiation of the mammalian tooth germ. Development. 1988;103(Suppl):155–69.
2. Buchaille R, Couble ML, Magloire H, Bleicher F. A substractive PCR-based cDNA library from human odontoblast cells: identification of novel genes expressed in tooth forming cells. Matrix Biol. 2000;19:421–30.

3. Peters H, Balling R. Teeth. Where and how to make them. Trends Genet. 1999;15:59–65.
4. Thesleff I, Aberg T. Molecular regulation of tooth development. Bone. 1999;25:123–5.
5. Tucker A, Sharpe P. The cutting-edge of mammalian development; how the embryo makes teeth. Nat Rev Genet. 2004;5:499–508.
6. Baume LJ. The biology of pulp and dentine. A historic, terminologic-taxonomic, histologic-biochemical, embryonic and clinical survey. Monogr Oral Sci. 1980;8:1–220.
7. Butler WT, Ritchie HH, Bronckers AL. Extracellular matrix proteins of dentine. Ciba Found Symp. 1997;205:107–15. discussion 15–7
8. Bartold PM, Shi S, Gronthos S. Stem cells and periodontal regeneration. Periodontology. 2006;40:164–72.
9. Schuurs AH, Gruythuysen RJ, Wesselink PR. Pulp capping with adhesive resin-based composite vs calcium hydroxide: a review. Endod Dent Traumatol. 2000;16:240–50.
10. Pang YW, Feng J, Daltoe F, Fatscher R, Gentleman E, Gentleman MM, et al. Perivascular stem cells at the tip of mouse incisors regulate tissue regeneration. J Am Soc Bone Miner Res. 2016;31:514–23.
11. Arthur A, Koblar S, Shi S, Gronthos S. Eph/ephrinB mediate dental pulp stem cell mobilization and function. J Dent Res. 2009;88:829–34.
12. Gronthos S, Mankani M, Brahim J, Robey PG, Shi S. Postnatal human dental pulp stem cells (DPSCs) in vitro and in vivo. Proc Natl Acad Sci U S A. 2000;97:13625–30.
13. El-Denshary ES, Rashed LA, Elhussiny M. Mesenchymal stromal cells versus betamethasone can dampen disease activity in the collagen arthritis mouse model. Clin Exp Med. 2014;14:285–95.
14. Shi S, Gronthos S. Perivascular niche of postnatal mesenchymal stem cells in human bone marrow and dental pulp. J Bone Miner Res. 2003;18:696–704.
15. Miura M, Gronthos S, Zhao M, Lu B, Fisher LW, Robey PG, et al. SHED: stem cells from human exfoliated deciduous teeth. Proc Natl Acad Sci U S A. 2003;100:5807–12.
16. Gronthos S, Zannettino AC, Hay SJ, Shi S, Graves SE, Kortesidis A, et al. Molecular and cellular characterisation of highly purified stromal stem cells derived from human bone marrow. J Cell Sci. 2003;116:1827–35.
17. Gronthos S, Brahim J, Li W, Fisher LW, Cherman N, Boyde A, et al. Stem cell properties of human dental pulp stem cells. J Dent Res. 2002;81:531–5.
18. Batouli S, Miura M, Brahim J, Tsutsui TW, Fisher LW, Gronthos S, et al. Comparison of stem-cell-mediated osteogenesis and dentinogenesis. J Dent Res. 2003;82:976–81.
19. Zhao H, Feng J, Seidel K, Shi S, Klein O, Sharpe P, et al. Secretion of shh by a neurovascular bundle niche supports mesenchymal stem cell homeostasis in the adult mouse incisor. Cell Stem Cell. 2014;14:160–73.
20. Kaukua N, Shahidi MK, Konstantinidou C, Dyachuk V, Kaucka M, Furlan A, et al. Glial origin of mesenchymal stem cells in a tooth model system. Nature. 2014;513:551–4.
21. Abe S, Yamaguchi S, Watanabe A, Hamada K, Amagasa T. Hard tissue regeneration capacity of apical pulp derived cells (APDCs) from human tooth with immature apex. Biochem Biophys Res Commun. 2008;371:90–3.
22. Sonoyama W, Liu Y, Yamaza T, Tuan RS, Wang S, Shi S, et al. Characterization of the apical papilla and its residing stem cells from human immature permanent teeth: a pilot study. J Endod. 2008;34:166–71.
23. Shi S, Bartold PM, Miura M, Seo BM, Robey PG, Gronthos S. The efficacy of mesenchymal stem cells to regenerate and repair dental structures. Orthod Craniofac Res. 2005;8:191–9.
24. Menicanin D, Hynes K, Han J, Gronthos S, Bartold PM. Cementum and periodontal ligament regeneration. Adv Exp Med Biol. 2015;881:207–36.
25. Yamaza T, Kentaro A, Chen C, Liu Y, Shi Y, Gronthos S, et al. Immunomodulatory properties of stem cells from human exfoliated deciduous teeth. Stem Cell ResTher. 2010;1:5.
26. Tang R, Ding G. Swine dental pulp stem cells inhibit T-cell proliferation. Transplant Proc. 2011;43:3955–9.
27. Tomic S, Djokic J, Vasilijic S, Vucevic D, Todorovic V, Supic G, et al. Immunomodulatory

properties of mesenchymal stem cells derived from dental pulp and dental follicle are susceptible to activation by toll-like receptor agonists. Stem Cells Dev. 2011;20:695–708.
28. Wada N, Menicanin D, Shi S, Bartold PM, Gronthos S. Immunomodulatory properties of human periodontal ligament stem cells. J Cell Physiol. 2009;219:667–76.
29. Eubanks EJ, Tarle SA, Kaigler D. Tooth storage, dental pulp stem cell isolation, and clinical scale expansion without animal serum. J Endod. 2014;40:652–7.
30. Kim BC, Bae H, Kwon IK, Lee EJ, Park JH, Khademhosseini A, et al. Osteoblastic/cementoblastic and neural differentiation of dental stem cells and their applications to tissue engineering and regenerative medicine. Tissue Eng Part B Rev. 2012;18:235–44.
31. Tatullo M, Marrelli M, Shakesheff KM, White LJ. Dental pulp stem cells: function, isolation and applications in regenerative medicine. J Tissue Eng Regen Med. 2015;9:1205–16.
32. Young CS, Terada S, Vacanti JP, Honda M, Bartlett JD, Yelick PC. Tissue engineering of complex tooth structures on biodegradable polymer scaffolds. J Dent Res. 2002;81:695–700.
33. Ikeda E, Morita R, Nakao K, Ishida K, Nakamura T, Takano-Yamamoto T, et al. Fully functional bioengineered tooth replacement as an organ replacement therapy. Proc Natl Acad Sci U S A. 2009;106:13475–80.
34. Xiao L, Tsutsui T. Three-dimensional epithelial and mesenchymal cell co-cultures form early tooth epithelium invagination-like structures: expression patterns of relevant molecules. J Cell Biochem. 2012;113:1875–85.
35. Xiao L, Kumazawa Y, Okamura H. Cell death, cavitation and spontaneous multi-differentiation of dental pulp stem cells-derived spheroids in vitro: a journey to survival and organogenesis. Biol Cell. 2014;106:405–19.
36. Ortiz M, Rosales-Ibanez R, Pozos-Guillen A, De Bien C, ToyeD FH, et al. DPSC colonization of functionalized 3D textiles. J Biomed Mater Res B Appl Biomater. 2016; doi:10.1002/jbm.b.33609.
37. Lobo SE, Glickman R, da Silva WN, Arinzeh TL, Kerkis I. Response of stem cells from different origins to biphasic calcium phosphate bioceramics. Cell Tissue Res. 2015;361:477–95.
38. Kolind K, Kraft D, Boggild T, Duch M, Lovmand J, Pedersen FS, et al. Control of proliferation and osteogenic differentiation of human dental-pulp-derived stem cells by distinct surface structures. Acta Biomater. 2014;10:641–50.
39. Collart-Dutilleul PY, Panayotov I, Secret E, Cunin F, Gergely C, Cuisinier F, et al. Initial stem cell adhesion on porous silicon surface: molecular architecture of actin cytoskeleton and filopodial growth. Nanoscale Res Lett. 2014;9:564.
40. Collart-Dutilleul PY, Secret E, Panayotov I, Deville de Periere D, Martin-Palma RJ, Torres-Costa V, et al. Adhesion and proliferation of human mesenchymal stem cells from dental pulp on porous silicon scaffolds. ACS Appl Mater Interfaces. 2014;6:1719–28.
41. Marrelli M, Falisi G, Apicella A, Apicella D, Amantea M, Cielo A, et al. Behaviour of dental pulp stem cells on different types of innovative mesoporous and nanoporous silicon scaffolds with different functionalizations of the surfaces. J Biol Regul Homeost Agents. 2015;29:991–7.
42. Demarco FF, Casagrande L, Zhang Z, Dong Z, Tarquinio SB, Zeitlin BD, et al. Effects of morphogen and scaffold porogen on the differentiation of dental pulp stem cells. J Endod. 2010;36:1805–11.
43. Conde CM, Demarco FF, Casagrande L, Alcazar JC, Nor JE, Tarquinio SB. Influence of poly-L-lactic acid scaffold's pore size on the proliferation and differentiation of dental pulp stem cells. Braz Dent J. 2015;26:93–8.
44. Guan Z, Shi S, Samruajbenjakun B, Kamolmatyakul S. Fabrication, characterization and cell cultures on a novel chitosan scaffold. Biomed Mater Eng. 2015;25:121–35.
45. Kanafi MM, Ramesh A, Gupta PK, Bhonde RR. Dental pulp stem cells immobilized in alginate microspheres for applications in bone tissue engineering. Int Endod J. 2014;47:687–97.
46. Rosa V, Xie H, Dubey N, Madanagopal TT, Rajan SS, Morin JL, et al. Graphene oxide-based

substrate: physical and surface characterization, cytocompatibility and differentiation potential of dental pulp stem cells. Dent Mater. 2016;32(8):1019–25.
47. Paduano F, Marrelli M, White LJ, Shakesheff KM, Tatullo M. Odontogenic differentiation of human dental pulp stem cells on hydrogel scaffolds derived from decellularized bone extracellular matrix and collagen type I. PLoS One. 2016;11:e0148225.
48. Liu G, Xu G, Gao Z, Liu Z, Xu J, Wang J, et al. Demineralized dentin matrix induces odontoblastic differentiation of dental pulp stem cells. Cells Tissues Organs. 2016;201:65–76.
49. Qu T, Jing J, Jiang Y, Taylor RJ, Feng JQ, Geiger B, et al. Magnesium-containing nanostructured hybrid scaffolds for enhanced dentin regeneration. Tissue Eng Part A. 2014;20:2422–33.
50. Bakopoulou A, Papachristou E, Bousnaki M, Hadjichristou C, Kontonasaki E, Theocharidou A, et al. Human treated dentin matrices combined with Zn-doped, Mg-based bioceramic scaffolds and human dental pulp stem cells towards targeted dentin regeneration. Dent Mater. 2016;32(8):e159–75.
51. Chou MY, Kao CT, Hung CJ, Huang TH, Huang SC, Shie MY, et al. Role of the P38 pathway in calcium silicate cement-induced cell viability and angiogenesis-related proteins of human dental pulp cell in vitro. J Endod. 2014;40:818–24.
52. Chen YW, Ho CC, Huang TH, Hsu TT, Shie MY. The ionic products from mineral trioxide aggregate-induced odontogenic differentiation of dental pulp cells via activation of the Wnt/beta-catenin signaling pathway. J Endod. 2016;42:1062–9.
53. Wang S, Hu Q, Gao X, Dong Y. Characteristics and effects on dental pulp cells of a polycaprolactone/submicron bioactive glass composite scaffold. J Endod. 2016;42:1070–5.
54. Galler KM, Widbiller M, Buchalla W, Eidt A, Hiller KA, Hoffer PC, et al. EDTA conditioning of dentine promotes adhesion, migration and differentiation of dental pulp stem cells. Int Endod J. 2016;49:581–90.
55. Galler KM, D'Souza RN, Federlin M, Cavender AC, Hartgerink JD, Hecker S, et al. Dentin conditioning codetermines cell fate in regenerative endodontics. J Endod. 2011;37:1536–41.
56. Cavalcanti BN, Zeitlin BD, Nor JE. A hydrogel scaffold that maintains viability and supports differentiation of dental pulp stem cells. Dent Mater. 2013;29:97–102.
57. Diniz IM, Chen C, Xu X, Ansari S, Zadeh HH, Marques MM, et al. Pluronic F-127 hydrogel as a promising scaffold for encapsulation of dental-derived mesenchymal stem cells. J Mater Sci Mater Med. 2015;26:153.
58. Dissanayaka WL, Hargreaves KM, Jin L, Samaranayake LP, Zhang C. The interplay of dental pulp stem cells and endothelial cells in an injectable peptide hydrogel on angiogenesis and pulp regeneration in vivo. Tissue Eng Part A. 2015;21:550–63.
59. Dissanayaka WL, Zhu L, Hargreaves KM, Jin L, Zhang C. Scaffold-free prevascularized microtissue spheroids for pulp regeneration. J Dent Res. 2014;93:1296–303.
60. Dissanayaka WL, Zhu L, Hargreaves KM, Jin L, Zhang C. In vitro analysis of scaffold-free prevascularized microtissue spheroids containing human dental pulp cells and endothelial cells. J Endod. 2015;41:663–70.
61. Ferroni L, Gardin C, Sivolella S, Brunello G, Berengo M, Piattelli A, et al. A hyaluronan-based scaffold for the in vitro construction of dental pulp-like tissue. Int J Mol Sci. 2015;16:4666–81.
62. Rosa V, Zhang Z, Grande RH, Nor JE. Dental pulp tissue engineering in full-length human root canals. J Dent Res. 2013;92:970–5.
63. Jones TD, Kefi A, Sun S, Cho M, Alapati SB. An optimized injectable hydrogel scaffold supports human dental pulp stem cell viability and spreading. Adv Med. 2016;2016:7363579.
64. Kuang R, Zhang Z, Jin X, Hu J, Shi S, Ni L, et al. Nanofibrous spongy microspheres for the delivery of hypoxia-primed human dental pulp stem cells to regenerate vascularized dental pulp. Acta Biomater. 2016;33:225–34.
65. Jia W, Zhao Y, Yang J, Wang W, Wang X, Ling L, et al. Simvastatin promotes dental pulp stem cell-induced coronal pulp regeneration in pulpotomized teeth. J Endod. 2016;42:1049–54.
66. Ruparel NB, Teixeira FB, Ferraz CC, Diogenes A. Direct effect of intracanal medicaments on

survival of stem cells of the apical papilla. J Endod. 2012;38:1372–5.
67. Chuensombat S, Khemaleelakul S, Chattipakorn S, Srisuwan T. Cytotoxic effects and antibacterial efficacy of a 3-antibiotic combination: an in vitro study. J Endod. 2013;39:813–9.
68. Yadlapati M, Souza LC, Dorn S, Garlet GP, Letra A, Silva RM. Deleterious effect of triple antibiotic paste on human periodontal ligament fibroblasts. Int Endod J. 2014;47:769–75.
69. Alghilan MA, Windsor LJ, Palasuk J, Yassen GH. Attachment and proliferation of dental pulp stem cells on dentine treated with different regenerative endodontic protocols. Int Endod J. 2016; doi:10.1111/iej.12669.
70. Martin DE, De Almeida JF, Henry MA, Khaing ZZ, Schmidt CE, Teixeira FB, et al. Concentration-dependent effect of sodium hypochlorite on stem cells of apical papilla survival and differentiation. J Endod. 2014;40:51–5.
71. Trevino EG, Patwardhan AN, Henry MA, Perry G, Dybdal-Hargreaves N, Hargreaves KM, et al. Effect of irrigants on the survival of human stem cells of the apical papilla in a platelet-rich plasma scaffold in human root tips. J Endod. 2011;37:1109–15.
72. Kamocki K, Nor JE, Bottino MC. Dental pulp stem cell responses to novel antibiotic-containing scaffolds for regenerative endodontics. Int Endod J. 2015;48:1147–56.
73. Dissanayaka WL, Zhan X, Zhang C, Hargreaves KM, Jin L, Tong EH. Coculture of dental pulp stem cells with endothelial cells enhances osteo–/odontogenic and angiogenic potential in vitro. J Endod. 2012;38:454–63.
74. Chen YJ, Zhao YH, Zhao YJ, Liu NX, Lv X, Li Q, et al. Potential dental pulp revascularization and odonto-/osteogenic capacity of a novel transplant combined with dental pulp stem cells and platelet-rich fibrin. Cell Tissue Res. 2015;361:439–55.
75. Janebodin K, Zeng Y, Buranaphatthana W, Ieronimakis N, Reyes M. VEGFR2-dependent angiogenic capacity of pericyte-like dental pulp stem cells. J Dent Res. 2013;92:524–31.
76. Zhang Z, Nor F, Oh M, Cucco C, Shi S, Nor JE. Wnt/beta-catenin signaling determines the vasculogenic fate of postnatal mesenchymal stem cells. Stem Cells. 2016;34:1576–87.
77. Yang JW, Zhang YF, Wan CY, Sun ZY, Nie S, Jian SJ, et al. Autophagy in SDF-1alpha-mediated DPSC migration and pulp regeneration. Biomaterials. 2015;44:11–23.
78. Arthur A, Shi S, Zannettino AC, Fujii N, Gronthos S, Koblar SA. Implanted adult human dental pulp stem cells induce endogenous axon guidance. Stem Cells. 2009;27:2229–37.
79. Psaltis PJ, Paton S, See F, Arthur A, Martin S, Itescu S, et al. Enrichment for STRO-1 expression enhances the cardiovascular paracrine activity of human bone marrow-derived mesenchymal cell populations. J Cell Physiol. 2010;223:530–40.
80. Zhang W, Zhang Z, Chen S, Macri L, Kohn J, Yelick PC. Mandibular jaw bone regeneration using human dental cell-seeded tyrosine-derived polycarbonate scaffolds. Tissue Eng Part A. 2016;22(13-14):985–93.
81. Lei M, Li K, Li B, Gao LN, Chen FM, Jin Y. Mesenchymal stem cell characteristics of dental pulp and periodontal ligament stem cells after in vivo transplantation. Biomaterials. 2014;35:6332–43.
82. Iohara K, Murakami M, Nakata K, Nakashima M. Age-dependent decline in dental pulp regeneration after pulpectomy in dogs. Exp Gerontol. 2014;52:39–45.
83. Murakami M, Horibe H, Iohara K, Hayashi Y, Osako Y, Takei Y, et al. The use of granulocyte-colony stimulating factor induced mobilization for isolation of dental pulp stem cells with high regenerative potential. Biomaterials. 2013;34:9036–47.
84. Iohara K, Murakami M, Takeuchi N, Osako Y, Ito M, Ishizaka R, et al. A novel combinatorial therapy with pulp stem cells and granulocyte colony-stimulating factor for total pulp regeneration. Stem Cells Transl Med. 2013;2:521–33.
85. Volponi AA, Gentleman E, Fatscher R, Pang YW, Gentleman MM, Sharpe PT. Composition of mineral produced by dental mesenchymal stem cells. J Dent Res. 2015;94:1568–74.
86. Chun SY, Lee HJ, Choi YA, Kim KM, Baek SH, Park HS, et al. Analysis of the soluble human tooth proteome and its ability to induce dentin/tooth regeneration. Tissue Eng Part A. 2011;17:181–91.
87. Lee CH, Hajibandeh J, Suzuki T, Fan A, Shang P, Mao JJ. Three-dimensional printed multi-

phase scaffolds for regeneration of periodontium complex. Tissue Eng Part A. 2014;20:1342–51.
88. Qu T, Jing J, Ren Y, Ma C, Feng JQ, Yu Q, et al. Complete pulpodentin complex regeneration by modulating the stiffness of biomimetic matrix. Acta Biomater. 2015;16:60–70.
89. Sonoyama W, Liu Y, Fang D, Yamaza T, Seo BM, Zhang C, et al. Mesenchymal stem cell-mediated functional tooth regeneration in swine. PLoS One. 2006;1:e79.
90. Wang S, Liu Y, Fang D, Shi S. The miniature pig: a useful large animal model for dental and orofacial research. Oral Dis. 2007;13:530–7.
91. Wei F, Song T, Ding G, Xu J, Liu Y, Liu D, et al. Functional tooth restoration by allogeneic mesenchymal stem cell-based bio-root regeneration in swine. Stem Cells Dev. 2013;22:1752–62.
92. Gao ZH, Hu L, Liu GL, Wei FL, Liu Y, Liu ZH, et al. Bio-root and implant-based restoration as a tooth replacement alternative. J Dent Res. 2016;95:642–9.
93. Luo X, Yang B, Sheng L, Chen J, Li H, Xie L, et al. CAD based design sensitivity analysis and shape optimization of scaffolds for bio-root regeneration in swine. Biomaterials. 2015;57:59–72.
94. Tassin M, Bonte E, Loison-Robert LS, Nassif A, Berbar T, Le Goff S, et al. Effects of high-temperature-pressure polymerized resin-infiltrated ceramic networks on oral stem cells. PLoS One. 2016;11:e0155450.
95. Chen Y, Zheng YL, Qiu DB, Sun YP, Kuang SJ, Xu Y, et al. An extracellular matrix culture system for induced pluripotent stem cells derived from human dental pulp cells. Eur Rev Med Pharmacol Sci. 2015;19:4035–46.
96. Ishiy FA, Fanganiello RD, Griesi-Oliveira K, Suzuki AM, Kobayashi GS, Morales AG, et al. Improvement of in vitro osteogenic potential through differentiation of induced pluripotent stem cells from human exfoliated dental tissue towards mesenchymal-like stem cells. Stem Cells Int. 2015;2015:249098.
97. Takeda-Kawaguchi T, Sugiyama K, Chikusa S, Iida K, Aoki H, Tamaoki N, et al. Derivation of iPSCs after culture of human dental pulp cells under defined conditions. PLoS One. 2014;9:e115392.
98. Tomokiyo A, Hynes K, Ng J, Menicanin D, Camp E, Arthur A, et al. Generation of neural crest-like cells from human periodontal ligament cell-derived induced pluripotent stem cells. J Cell Physiol. 2016;232(2):402–16.
99. Okawa H, Kayashima H, Sasaki J, Miura J, Kamano Y, Kosaka Y, et al. Scaffold-free fabrication of osteoinductive cellular constructs using mouse gingiva-derived induced pluripotent stem cells. Stem Cells Int. 2016;2016:6240794.
100. Wu Q, Yang B, Hu K, Cao C, Man Y, Wang P. Deriving osteogenic cells from induced pluripotent stem cells for bone tissue engineering. Tissue Eng Part B Rev. 2017;23(1):1–8.
101. Hynes K, Menicanin D, Gronthos S, Bartold MP. Differentiation of iPSC to mesenchymal stem-like cells and their characterization. Methods Mol Biol. 2016;1357:353–74.
102. Ng J, Hynes K, White G, Sivanathan KN, Vandyke K, Bartold PM, et al. Immunomodulatory properties of induced pluripotent stem cell-derived mesenchymal cells. J Cell Biochem. 2016;117(12):2844.
103. Hynes K, Menichanin D, Bright R, Ivanovski S, Hutmacher DW, Gronthos S, et al. Induced pluripotent stem cells: a new frontier for stem cells in dentistry. J Dent Res. 2015; 94:1508–15.

第 2 章 富血小板纤维蛋白（PRF）与再生医学中的“低速概念”

Joseph Choukroun，Alexandre Amir Aalam 和 Richard J. Miron

（孙倩男，李 倩 译）

2.1 引言

多年来，组织工程这一跨学科领域致力于应对各种医学挑战，旨在可预测地修复、再生或恢复受损及患病组织[1-4]。常见缺损通常是由先天畸形、创伤、疾病和（或）衰老引起的各种潜在因素导致的[1-4]。目前，已有许多策略被用来再生这些缺损的组织。在伤口愈合的再生阶段，血管血液源的生长是其中一个必需的关键组成部分，它能够支持和促进细胞功能及未来的养分在这个新创建的血液供应中的发展和维持[5]。尽管正常的生物材料和组织工程支架通常天生无血管，但在 15 年前，一系列模式引入了血液浓缩物作为再生形式，以改善血管网络，从而成功再生软硬组织。在这些组织中，血液供应的缺乏常常是缺损修复过程中需要解决的前沿问题[5]。

伤口愈合是一个复杂的生物过程，涉及众多细胞类型的积极参与，还包括细胞外基质及利于再生的可溶性因子。从本质上讲，这些都是在正常组织损伤后发生的正常愈合事件，涉及一系列复杂有序且精细的事件[6]。许多研究已经证明，以良好可控的方式传递多种生长因子可以增强骨组织的形成[7-9]。通常，与伤口愈合相关的事件被分为 4 个阶段，包括止血、炎症、增殖和重构阶段[7-9]。在这些阶段中，其中一个关键的参与者是血小板，已有证据表明血小板通过血管和纤维蛋白凝块的形成在止血中起重要调节作用[6]。过去几十年的研究表明，血小板是激活和释放重要生物分子的细胞类型，包括血小板特异性蛋白和生长因子，例如血小板源性生长因子（platelet-derived growth factor，PDGF）、凝血因子、黏附分子、细胞因子、趋化因子和促血管生成因子，它们能够刺激伤口愈合相关细胞的增殖和活化，包括成纤维细胞、中性粒细胞、巨噬细胞和间充质干细胞（mesenchymal stem cells，MSCs）[10]。基于此，20 世纪 90 年代有人提出利用血小板浓缩物，进行离心使其达到超生理剂量，通过促进血管生成来实现伤口愈合和组织再生。虽然之前的大量研究表明，多种生长因子的输送可以促进新组织的形成，但后来的研究表明，血管的形成与组织再生更加紧密相关。组织再生的理想方案是提供大量的生长因子，旨在同时诱导血管生成和组织再生，以产生血管化的重塑或再生组织，充分血管化并能够长期维持自身。从 20 世纪 90 年代开始，一组研究人员开始研究血小板浓缩物在医学上对组织伤口愈合和再生的作用。

2.1.1　血小板浓缩物的简要历史

尽管最近血小板浓缩物作为再生的自体生长因子来源在医学各个领域的应用获得了巨大的发展势头（特别是由于富血小板纤维蛋白的迅速发展），但其实它们在外科手术中的应用已经超过了 20 年[11]。最初的观点认为，在制备血小板浓缩物之前，可以从自体来源中收集浓缩的血小板，这些血小板可以在手术部位使用，从而释放能够促进局部愈合的超生理剂量的生长因子[12，13]。20 世纪 90 年代的进一步研究引入了“富血小板血浆”（platelet rich plasma，PRP）这一常用的命名，并最早用于口腔医学[14-16]。由于 PRP 的目标是从血小板中收集最多数量的生长因子，因此 PRP 是通过持续 30 min 以上的离心并使用抗凝剂来防止凝血制备的。最终的 PRP 成分含有超过 95% 的血小板，这些细胞在伤口愈合的早期可启动各种细胞类型，包括成骨细胞、上皮细胞和结缔组织细胞，并参与启动有利于伤口愈合的生长因子的分泌[14，17]。

在使用 PRP 的几年后，它的一些局限性被逐渐发现。由于该技术的制备除了凝血因子，还需要额外使用牛血栓素或 $CaCl_2$，而这些成分在再生阶段会大大减缓愈合过程。此外，整个制备过程对技术要求高，分离阶段有时超过 1 h，使其在日常医疗使用中效率低下。同时，由于 PRP 具有液态性质，最初需要将其与各种其他生物材料结合使用，尤其是骨移植材料。我们实验室最近的数据显示，PRP 释放的生长因子在递送阶段会早期释放，而在整个再生阶段更倾向于长时间递送生长因子，而不是快速地爆发式释放[18-20]。所有的这些局限性导致了第二代血小板浓缩物的发展，这种浓缩物在没有抗凝血剂的情况下，就能获得纤维蛋白基质，其中包含了在其基质中发现的全套生长因子，可随着时间的推移缓慢释放[21]。此外，PRF（后来更名为白细胞 PRF 或 L-PRF）含有白细胞，已被证明是伤口愈合的关键贡献者，本章稍后讲述。

2.1.2 从富血小板血浆（PRP）到富血小板纤维蛋白（PRF）

由于 PRP 的局限性主要来源于抗凝剂的掺入，因此在 21 世纪初，Joseph Choukroun 博士的团队围绕着开发一种无须使用抗凝剂的第二代血小板浓缩物开展进一步的研究[22]。因此，在以 2700 转 / 分（750 g）的单次离心循环 12 min 后，可以从离心管的上层获得不含凝血因子的血小板浓缩物。这种配方被称为富血小板纤维蛋白（platelet rich fibrin，PRF），因为它在离心后含有纤维蛋白基质[23-26]。PRF（白细胞 PRF 或 L-PRF）还在纤维蛋白基质中含有白细胞（white blood cells，WBCs）。这些细胞在伤口愈合过程中通过改善免疫力并分泌大量生长因子而参与其中（图 2.1）[27-32]。

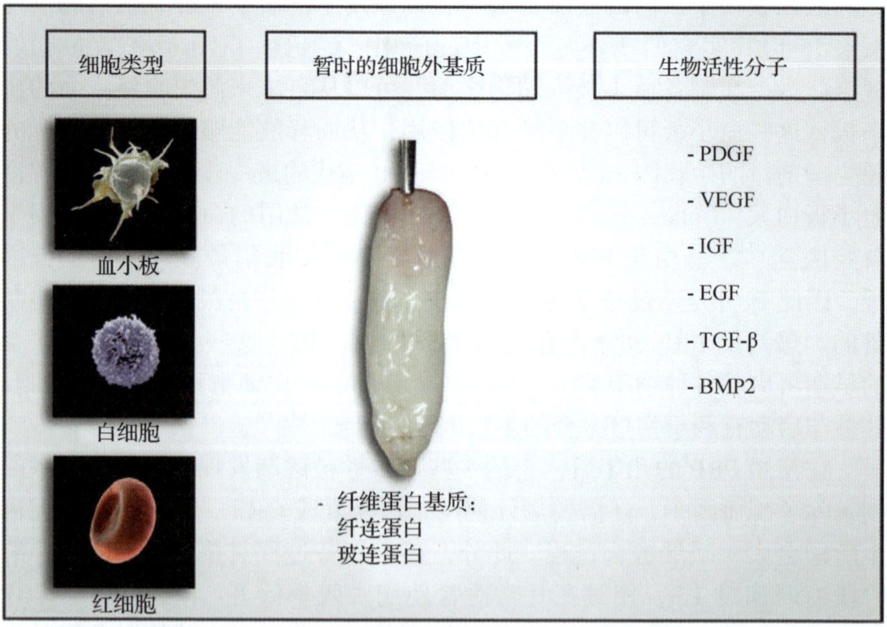

图 2.1 富血小板纤维蛋白（PRF）的天然成分包括：①细胞类型（血小板、白细胞和红细胞）；②由自体纤维蛋白（包括纤连蛋白和玻连蛋白）制成的临时细胞外基质三维支架；③超过 100 种生物活性分子的广泛阵列，主要包括血小板源性生长因子（PDGF）、血管内皮生长因子（VEGF）、胰岛素样生长因子（IGF）、内皮生长因子（EGF）、转化生长因子 β（TGF-β）和骨形态发生蛋白 2（BMP2）

有趣的是，由于 WBCs 是中性粒细胞和巨噬细胞的组合，是伤口感染部位发现的首个细胞类型，同时也是与生物材料接触的首个细胞类型，因此 WBCs 在吞噬残渣、微生物和坏死组织，以及通过释放细胞因子和生长因子引导这些组织的未来再生方面起着重要作用。正如图 2.2 所示，巨噬细胞是 PRF 中发现的 3 种关键细胞之一，来源于髓系，并分泌多种生长因子，包括转化生长因子 β（transforming growth factor beta，TGF-β）、PDGF 和血管内皮生长因子（VEGF）（图 2.1）。这些细胞与中性粒细胞和血小板结合，是组织伤口愈合的主要参与者，它们一起（而不仅仅是与 PRP 中的血小板）能够进一步促进血管生成，从而导致新骨和组织的形成[23-26, 29]。迄今为止，已经有大量研究调查了 PRF 在各种情况下的再生潜力。在组织工程方面，为了使各种生物活性支架的再生潜力最大化，通常认为 3 个关键组成部分对于改善组织修复是必不可少的，包括：①能够支持组织生长的三维基质；②能够促进组织生长的局部获取的细胞；③能够在生物材料表面增强细胞招募和分化的生物活性生长因子。而在 PRF，这 3 个属性都得到满足，其中：①纤维蛋白充当支架表面材料；②细胞包括白细胞、巨噬细胞、中性粒细胞和血小板，它们能够吸引和招募未来的再生细胞到缺陷部位；③纤维蛋白充当生长因子的储库，可以在 10 ~ 14 天释放出来。我们将在下文分别介绍这 3 个组分，并解释每个组分的合理性。

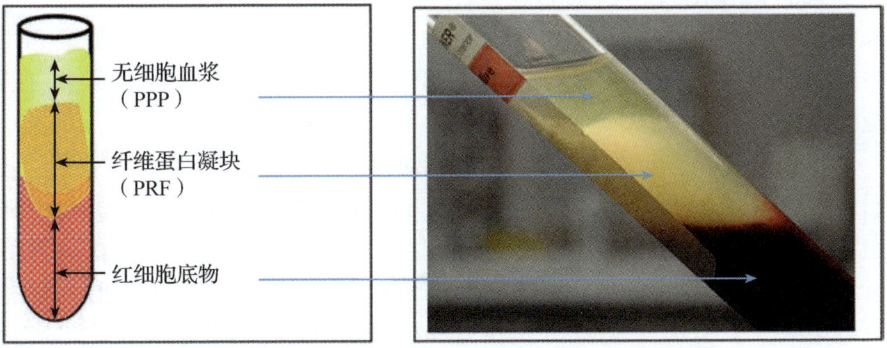

图 2.2　离心后试管中的纤维蛋白凝块

1. PRF 中的主要细胞类型

A. 血小板

血小板是 PRF 中的基础细胞之一，也是之前所称的血小板浓缩物（包括 PRP）中首次收集的细胞。有趣的是，理论上 PRF 中的血小板被大量困在纤维网内，其三维网格允许它们和相关的生长因子随时间延长逐渐缓慢地释放[20]。最近的研究表明，仅血液已足以显著改善伤口的血管生成和组织再生[33]。

血小板由骨髓中的巨核细胞形成。它们本质上是圆盘状的无核结构，寿命通常在 8 ~ 10 天。它们的细胞质包含许多颗粒，其内容物在激活时被分泌出来。α- 颗粒含有许多蛋白质，既有血小板特异性的（如 β- 血小板球蛋白），也有非血小板特异性的（纤连蛋白、血小板应答蛋白、纤维蛋白原和其他凝血因子、生长促进剂、纤维蛋白溶解抑制剂、免疫球蛋白等），均在伤口愈合过程中发挥多种作用[34, 35]。此外，血小板膜是一个磷脂双层，插入了许多分子的受体（如胶原、凝血酶），同时起到促进伤口愈合的作用。激活是启动和支持止血的基础，因为它会在受伤部位发生聚集并与各种凝血机制相互作用[34, 35]。

B. 白细胞

白细胞是 PRF 中的另一种主要细胞类型，在伤口愈合中起着重要作用。有趣的是，PRF（由于其高白细胞含量，已被特别更名为 L-PRF）与 PRP 和 PRGF（第一代血小板浓缩物）相比，除了 PRF 不使用抗凝剂外，还有一个主要区别就是 PRP 和 PRGF 中不含或含有非常少量的白细胞[36-38]。以往血小板浓缩物相关的文献通常忽视了白细胞对组织伤口愈合的影响。一些研究已经指出，白细胞在抗感染和免疫调节方面发挥了关键作用[36-38]。除了抗感染作用外，白细胞还产生大量的 VEGF 和 PDGF 等生长因子。来自白细胞的额外 VEGF 可能对促进血管生成至关重要。已经确定 PRF 中的白细胞数量约为 50%，而新的 PRF 配方进一步显示了收集更多白细胞的方法。

基础科学研究已经揭示了白细胞对组织再生强大的影响[30, 32]。它们还可以释放生长因子，在免疫防御方面发挥重要作用，同时也是控制生物材料适应新环境能力的关键调节因子。例如，研究发现，在拔除第三磨牙后，仅仅是将 PRF 支架放入拔牙窝中，就能检测到第三磨牙骨髓炎感染减少了 1/10[39]。此外，在另一项研究中，与对照患者相比，接受 PRF 治疗的患者报告有轻微疼痛，需要较少的镇痛药，主要是由于这些免疫细胞的防御作用预防了感染，促进了伤口闭合，自然减轻了患者感受到的肿胀和疼痛[40]。

最近的研究进一步表明，巨噬细胞（来源于白细胞系的白细胞）是新骨形成的必要推动力[41-45]。已经证明，在某些离体培养条件下，去除巨噬细胞导致成骨细胞矿化程度下降了 1/23，有力地证明了巨噬细胞和白细胞在骨生物学中的显著影响[43]。此外，单核细胞和巨噬细胞分别是生物材料整合到宿主组织中最重要的细胞类型之一[46]。因此，不应低估PRF基质中白细胞产生的影响，因为最近的许多基础和动物研究都已经指出它们在伤口愈合、组织再生和长期整合中的显著重要性。

2. 富血小板纤维蛋白（PRF）：一种天然纤维蛋白基质及其生物学特性

PRF最早是由Choukroun等于2001年在法国开发的[22]。由于不使用抗凝剂，血小板开始在离心过程中凝结，当移除离心管时，可以观察到纤维蛋白凝块（图2.2）。因此，这项技术需要离心机和室内的收集系统，因为不使用抗凝剂，凝血迅速形成。因此，血液采集后必须在几秒钟内进行离心。最初的PRF最早是使用非常简单的方式提取的：在10 ml离心管中取血液样本，不含抗凝剂，立即在750 g的条件下离心12 min。缺乏抗凝剂意味着与管壁接触的血液样本中的大多数血小板在几分钟内开始活化，并释放凝血级联反应。纤维蛋白原最初在离心管的上层浓缩，然后循环中的凝血酶将其转化为纤维蛋白。接着，在离心管的中部，获得了一个纤维蛋白凝块（图2.2），位于离心管底部的红细胞和顶部的无细胞血浆之间。

如前所述，这项技术的成功完全取决于血液采集及转移到离心机的速度。事实上，没有抗凝剂，血液样本几乎会在接触到离心管玻璃时就开始凝结，而且需要几分钟的离心才能将纤维蛋白原浓缩在离心管的中部和上部。快速处理是获得临床可用的PRF基质的唯一方法。如果采集血液和启动离心所需的时间过长，就会导致失败。通过将固定在纤维蛋白基质中的液体排出，操作者将获得非常耐用的自体纤维蛋白膜。

2.2 什么是纤维蛋白?

纤维蛋白是一种被称为纤维蛋白原的血浆分子的激活形式。这种可溶性的纤维分子在血浆和血小板α颗粒中都大量存在，在止血过程中对血小板聚集起着决定性作用。在凝血过程中，它会转化成类似生物胶水的物质，能够稳固初始血小板簇，因此在凝血期间形成了一道保护壁。事实上，纤维蛋白原是所有凝血反应的最终底物。作为可溶性蛋白质，纤维蛋白原在被凝血酶转化为不溶性纤维蛋白时，纤维蛋白凝胶构成了受伤部位的第一个愈合基质[47]。研究指出，单纯的纤维蛋白（各种来源）能够充当临时基质，允许细胞入侵和组织再生[48-50]。

3. 细胞因子

细胞因子和生长因子已被观察到在血小板α颗粒凝固后大量释放。它们通过特定的细胞受体发挥作用，并在伤口愈合中起主导作用。最近报道了一个有趣的发现，关于离心时间和速度对从PRF凝块释放生长因子的影响，很可能是由于白细胞数量增加及PRF凝块的松散程度更高，使得生长因子能够更好地从PRF基质中随着时间的推移释放。详细内容在本章后文讲述。以下是PRF中最常报道的生长因子。

— TGF-β1：转化生长因子β（transforming growth factor β，TGF-β）是一个包含30多个成员的庞大超家族，被称为纤维化因子[51, 52]。TGF-β超家族的参照分子是TGF-β1。体外研究表明，其效果根据应用的量、基质环境和应用的细胞类型而差异很大。例如，有研究表明它可以刺激成骨细胞的增殖，就像它可以抑制成骨细胞一样[53]。尽管在增殖方面其效应高度变异，但对于大多数细胞类型来说，它是所有细胞因子中最强大的纤维化因子，并且是组织修复和重塑期间常常从自体骨中释放的生长因子[52]。换句话说，尽管TGF-β1的调节机制特别复杂，但它诱导纤维性瘢痕化的能力可以被认为是一种炎症调节剂。

— PDGF：血小板源性生长因子（platelet-derived growth factors，PDGF）是间充质细胞系迁移、增殖和存活的基本调节因子。根据特异性受体的分布，PDGF能够在这些细胞中相应地产生诱导刺激。由于其位于重要的调节节点，它在胚胎发育和所有组织重塑机制中起着根本性作用。因此，PDGFs在生理愈合机制中起着关键作用，并且重组来源的血小板源性生长因子（rhPDGF-BB）已经商业化，并获得FDA批准，用于医学和牙科中各种缺损组织的再生。有趣的是，PDGF在PRF凝块中以自然方式产生并大量积累，随着时间从PRF中释放出来，被认为是重要的释放分子之一。

— VEGF：血管内皮生长因子（vascular endothelial growth factor，VEGF）曾被分离并证明是导致组织血管生成的最强效的生长因子[54]。它对组织重塑有明显作用，且将VEGF加入各种骨生物材料中已被证明可以增加新骨形成，表明VEGF具有快速且强效的作用[54]。

— **IGF轴**：胰岛素样生长因子（insulin-like growth factors，IGFs）Ⅰ和Ⅱ对大多数细胞类型的增殖和分化起到正调节作用，因此常作为细胞保护因子发挥作用[55]。尽管这些细胞因子是细胞增殖的介质，但它们也参与构成了程序性细胞死亡（细胞凋亡）的主要调控轴，通过诱导生存信号，能够保护细胞免受许多凋亡刺激的影响。此外，尽管IGFs在血小板脱颗粒时被释放，但它们最初在血液循环中大量存在[55]。

这三种成分的组合，包括：①宿主细胞；②三维纤维蛋白基质；③从 PRF 膜中释放的细胞因子和生长因子，通过协同作用，能够快速而有效地促进组织再生。

2.3　引入低速概念

现在更多的人认识到，最重要的刺激因素不是生长因子释放的量，而是生长因子向周围环境输送时维持一个低缓而恒定的梯度。随着 PRF 在再生医学中应用和研究的不断深入，是否可以通过优化离心方法改变 PRF 基质来改善临床应用情况引起了人们广泛的兴趣。这个假设源自最初的 PRF 基质中细胞聚集在离心管底部的事实[56]。因此人们发现，离心速度会自然地将细胞推向离心管的底部，而 PRF 从顶部 1/3 收集。当离心速度（离心力）较低时，就会防止细胞向下驱动从而益于细胞的获取。Ghanaati 等的一项经典研究证实了这一假设，该研究表明，通过将离心速度从 2700 转 / 分（750 g）降至 1300 转 / 分（200 g），可以创建更优化的 PRF 配方，使更多的白细胞更均匀地分布在 PRF 基质中[56]。这种新型 PRF 配方被命名为改良型富血小板纤维蛋白（advanced-PRF，A-PRF），A-PRF 被认为是从最初的 L-PRF 经过 13 年多的研究自然演化而来。显然，白细胞被推出纤维蛋白凝块并沉积到离心管的底部不是必要的。2016 年 8 月发表在《牙周病学杂志（*Journal of Periodontology*）》的一项最新研究，进一步揭示了通过降低离心速度和减小离心时间，可以进一步增强 A-PRF 中生长因子的释放和细胞性能。

人们提出的纤维蛋白基质可随着时间缓慢释放生长因子的原因之一是其纤维蛋白网络既能滞留蛋白质，又能容纳可向周围微环境持续释放生长因子的细胞[57-61]。因此，如果优化离心方法以包含更多细胞（尤其是白细胞），那么显然它们将在 10 天内释放更多的生长因子，并有助于组织防御和生物材料的整合，这些都是进一步增强组织再生所必需的因素。

另一个有趣的发现是，由于离心速度已经比第一个版本的 L-PRF 大幅降低，还观察到可以用更低的离心速度获得液体版本的 PRF。这种新的制剂被命名为可注射型 PRF（injectable-PRF，I-PRF），它可被注射到缺损处或与其他生物材料如骨移植物或障碍膜（类似于 PRP 但无需使用抗凝剂）结合，进一步改善组织再生。虽然相关研究仍在持续，但这种新型 I-PRF 配方已证明包含更多的白细胞，并且通过将离心速度从

2700 转 / 分降至 700 转 / 分（750 ~ 60 g），仅需 3 min 就可以检测到间充质祖细胞。以下我们总结了这两种新型“智能”血液浓缩物对白细胞数量和 VEGF 数量的影响（图 2.3）。

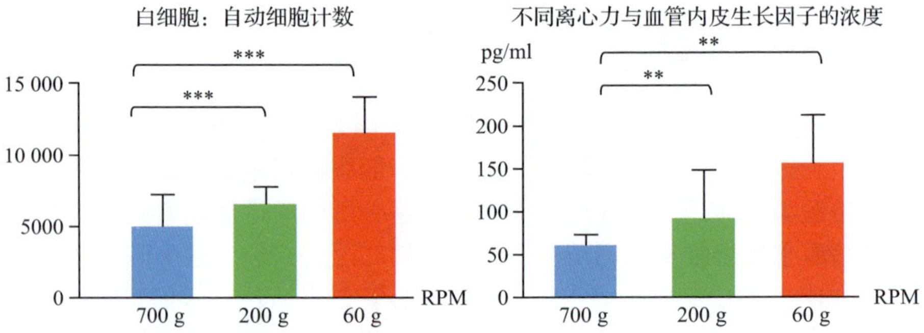

图 2.3 在较低离心力下离心的 PRF 中发现较多数量的白细胞和 VEGF

1. 改良型富血小板纤维蛋白（A-PRF）

大量证据表明，白细胞对血管形成及骨形成有显著的影响[36]。其中，单核细胞被 Soltan 等描述为骨再生的“超级细胞”[62]。粒细胞对血管形成有附加作用，并可提高单核细胞的功能。在 A-PRF 中，这两种细胞的浓度均较高。随着人们对于离心过程中离心力对白细胞损失的理解，新的方案产生了：降低转速以确保纤维蛋白基质中含有更多白细胞。此外，新方案中引入了一种特殊的玻璃管，使凝血更快，将离心时间从 12 ~ 14 min 减少到 8 min，进一步减少了由于高离心速度和长时间造成的白细胞损失。这种新的纤维蛋白凝块富含白细胞（图 2.3），其纤维蛋白基质更为疏松，允许细胞的入侵和渗透，进一步快速重新填充基质[56]。新型 PRF（A-PRF+）可以增加 TGF-β1、PDGF-AA、PDGF-AB、PDGF-BB、VEGF、IGF 和 EGF 的释放（图 2.4）。此外，随后的研究证明，与 A-PRF 接触的牙龈成纤维细胞能产生更高水平的胶原，并且与 PRP 或 L-PRF 相比，细胞对 A-PRF+ 的迁移显著增加（图 2.4）。

2. 可注射型富血小板纤维蛋白（I-PRF）

与非添加型血小板衍生物的概念相同，I-PRF 的开发是为了实现作为再生剂的目标，通过快速抽取血液并在特定的离心管中以 700 转 / 分（60 g）的极低速度离心，在更短的离心时间（3 min）内以液体形式输送。目的是在不使用抗凝剂或添加剂的情况下进行离心，同时保持分离两层的能力（图 2.5）。这种新的配方可以用于多种操作，包括与骨移植

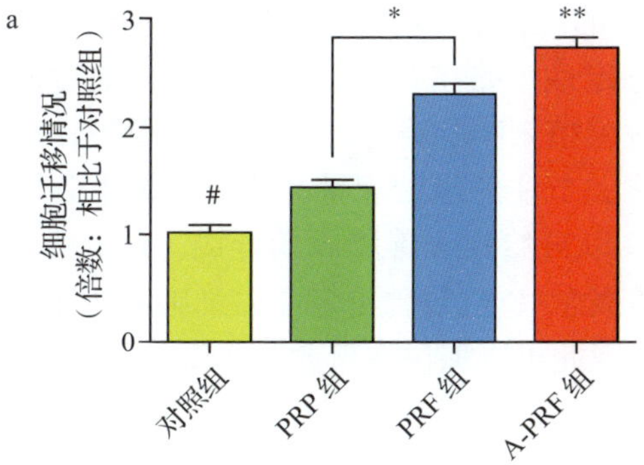

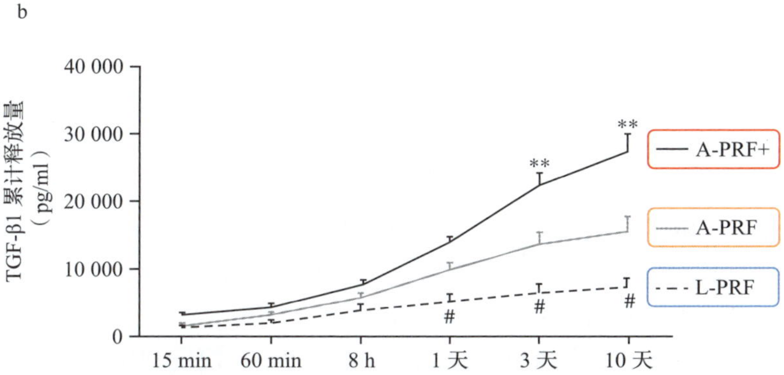

图 2.4　与 PRF 和 PRP 相比，A-PRF 的牙龈成纤维细胞迁移数量更大，并且从低速概念中释放的生长因子含量更高。（a）细胞迁移试验显示，与 PRF 和 PRP 相比，A-PRF 的牙龈成纤维细胞迁移率更高；（b）当实施低速概念时，可观察到更多的生长因子（TGF-β1）释放。PRP，富血小板血浆；PRF，富血小板纤维蛋白；A-PRF，改良型富血小板纤维蛋白；A-PRF+，新型 PRF；L-PRF，白细胞 PRF

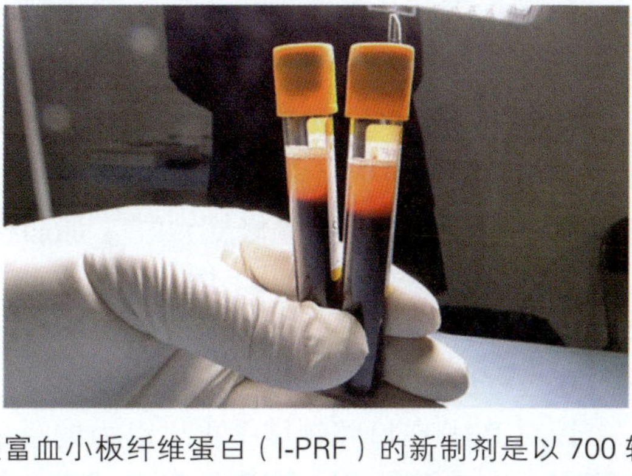

图 2.5　可注射型富血小板纤维蛋白（I-PRF）的新制剂是以 700 转 / 分的速度旋转 3 min 后在离心管的顶部 1 ml 层中发现的 PRF 液体制剂。这种液体可以收集在注射器中，并重新注射到缺损部位或与生物材料混合，以改善其生物活性

物混合以形成稳定的纤维骨移植物，经过短时间（1 ~ 2 min）的处理来改善植入物的稳定性（如在上颌窦提升术中，通过避免植入物颗粒迁移到上颌窦腔来改善植入物的稳定性）。I-PRF 单独使用也可以用于各种操作过程，包括膝关节注射以治疗骨关节炎、颞下颌关节障碍，以及各种面部美容程序，以自然地改善胶原的合成。I-PRF 的原理仍然保持不变——由于“低速概念”，它包含更多的白细胞和血浆蛋白，这些是血管形成的诱导因子，因此可以加快伤口愈合速度。

2.4 PRF 的临床应用和适应证

自最初开发以来，PRF 的临床应用在过去 15 年已在医学和口腔领域广泛开展。最值得一提的是，PRF 对软组织再生及口腔领域适应证具有重大影响。PRF 可作为一种快速且简便的程序，用于帮助各种常见的骨骼和软组织缺损的再生。

最近，本团队完成了两篇系统性综述文章，以阐明 PRF 在软组织伤口愈合及其在口腔领域中的应用。总共筛选了 164 篇关于软组织愈合的文章，将这些文章分为：①体外研究；②体内研究；③临床研究。总的来讲，86% 的文章发现当与其各自的对照组相比，使用 PRF 后伤口愈合和再生的概率显著增加。此外，PRF 现已在临床及口腔的 20 多种不同的临床操作中得到了广泛的应用，其中 7 种操作来自口腔颅颌面部。在口腔领域，PRF 最常用于处理拔牙窝[39, 63-65]、牙龈退缩[66-68]和腭部伤口闭合[69-71]。此外，PRF 还可以用来修复潜在恶性病变[72]、牙周缺损再生[73]、牙龈增生[74]及与牙周辅助加速正畸成骨手术[75]结合使用。在一般临床医学领域，PRF 已成功用于治疗难愈性腿部溃疡，包括糖尿病足溃疡、静脉性腿溃疡和慢性腿溃疡[76-80]。此外，PRF 已被用于手部溃疡[81]、面部软组织缺损[82]、腹腔镜胆囊切除术[83]、整形外科治疗深部鼻唇沟、体积不足的面部区域、面部缺陷、表浅皱纹和痤疮瘢痕[84]、诱导皮肤胶原生成[85]、阴道脱垂修复[86]、尿道皮肤瘘修复[87, 88]、脂肪移植手术[89]、慢性肩袖撕裂[90]及急性创伤性鼓膜穿孔[91]。因此，由于 PRF 能够：①加速缺损组织的血管再生；②用作能够进一步促进伤口愈合的三维纤维蛋白基质，其在各种医疗过程中的应用明显增加。

此外，第二个针对 PRF 在口腔领域中再生潜力的系统综述发现，在被调查的约 200 篇文章中（仅限临床研究），PRF 最常见的用途是：①引导骨再生术和拔牙窝愈合；②上颌窦提升术；③牙龈退缩的治疗；④牙槽骨缺损和根分叉病变中的骨再生。在所有已知的PRF临床应用中，PRF均可通过增强血管生成和抵抗口腔中的易感环境，加速组织瘢痕愈合。

在使用PRF进行软组织修复和重塑时，出现了3个关键因素。PRF能够同时支持血管、免疫和上皮覆盖的发生。纤维蛋白已被证明可以作为天然支架来引导血管生成（血管生成包括在伤口内形成新的血管）。因此，在此过程中需要一种允许内皮细胞迁移、分裂和表型改变的细胞外基质支架，从而快速实现血管生成。此外，PRF的血管生成特性可部分通过纤维蛋白网中捕获的高含量的细胞因子来解释。PRF中包含多种细胞因子和细胞外基质蛋白，为参与再生过程中的细胞和组织提供了结构和功能支持，这些分子包括胶原蛋白、蛋白聚糖、硫酸肝素、硫酸软骨素、透明质酸、弹性蛋白、纤连蛋白和层粘连蛋白。此外，一些血浆来源的蛋白质，如纤维蛋白、血栓素和纤连蛋白，也被发现是临时的细胞外基质。

在口腔实践操作中，PRF支架可以同时用作组织基质/支架（临时细胞外基质），并具有在10天内释放生长因子的能力。凝块是在PRF金属盒中制备的，该盒允许将它们的凝块轻微压缩进膜或栓塞中，以便后续使用（图2.6）。

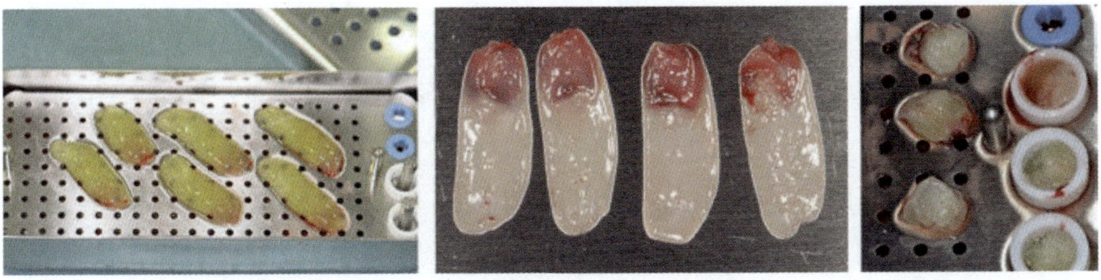

图2.6　形成的PRF凝块用于制造膜或PRF栓塞

1. 拔牙窝的处理

PRF在口腔中最常见的应用是拔牙窝的处理[39, 64, 92, 93]。拔牙后，可以使用PRF填充拔牙窝，如图2.7所示，通过利用“尽可能多”的理念填充拔牙窝。由于PRF是一个包含各种伤口愈合细胞类型的天然基质，它可增强并加速组织再生。此技术不需要使用其他屏障膜或其他生物材料来覆盖皮瓣，可以直接将PRF支架暴露在外。缝合仅用于固定拔牙窝内的PRF基质。由于牙槽骨中的材料是完全天然的，因此不需要进行初级封闭。随着时间的推移，纤维蛋白基质转化为拔牙窝内的骨组织和表面的软组织。3个月后，创口的愈合完成。使用PRF进行拔牙窝处理的另一个优势在于，PRF 可将第三磨牙拔除后骨髓炎感染减少约 1/10，并减少患者的疼痛和镇痛药的用量[39, 64, 92, 93]。

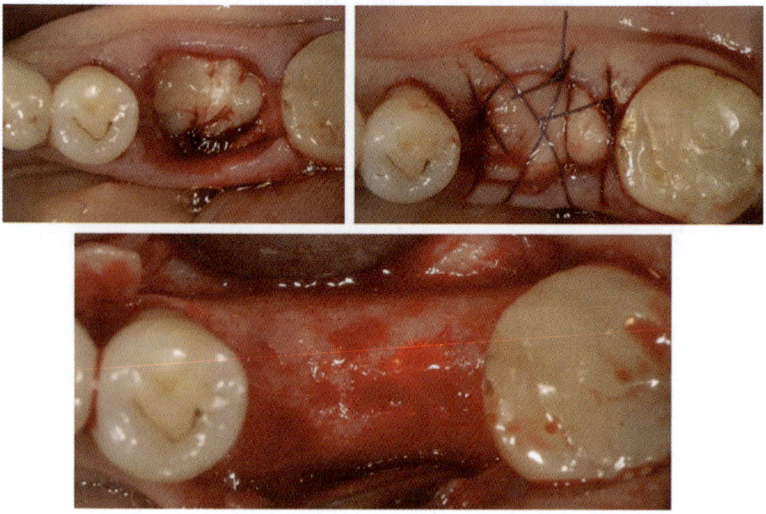

图 2.7 已用于填充拔牙窝的 PRF 栓塞，随后进行适当缝合以保持 PRF 稳定性。经过 3 个月的愈合期后，在准备种植床之前，形成新骨

2. 上颌窦提升术

使用 PRF 进行上颌窦提升的原理与拔牙窝处理相同，它充当细胞外基质蛋白的临时支架，由于同时包含自体生长因子可以促进血管的快速生成。在这里，PRF 可以单独使用或与骨移植材料混合使用。在混合使用的情况下，可以使用剪刀将 PRF 膜切成小碎片，并与骨移植材料混合。然而，与拔牙窝一样，PRF 通常单独使用。许多研究表明，当在同时植入种植体的上颌窦提升术中或在狭窄的上颌窦中使用时，PRF 可作为唯一的移植材料[94-96]。此外，PRF 可以用于修复施耐德膜，或在侧窦提升术中关闭上颌窗口（图 2.8）。

3. 软组织管理：牙龈退缩后的再生

使用 PRF 治疗牙龈退缩也是一种被牙周医生高度利用的再生手术。目前已有十多项临床研究表明，在米勒（Miller）Ⅰ类和Ⅱ类缺损中，PRF 可作为唯一的移植材料，通常具有替代腭部结缔组织移植物（connective tissue grafts，CTG）的能力[67, 97-108]。因此，PRF 可以作为治疗多个相邻牙龈退缩的替代性移植材料，无需第二个手术部位，从而降低了患者的疾病发生率。在这类手术中，尽管 PRF 有能力将根面覆盖显著提高到与

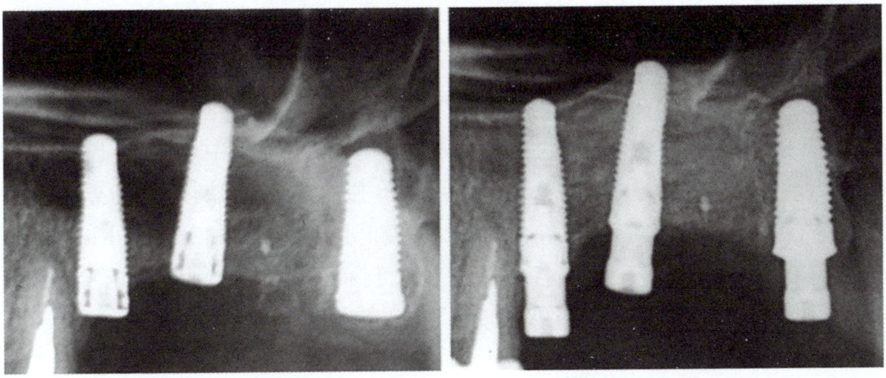

图 2.8　种植体植入上颌窦结合 PRF。在 6 个月的愈合期后，种植体顶部周围形成了新骨

CTG 相似的水平，但仍存在一个局限性，即它不一定改善角化组织的厚度。因此，在角化组织不足的临床情况下，可以将 PRF 与 CTG 结合使用，以改善组织厚度，同时改善组织血管化和再生（图 2.9 和图 2.10）。

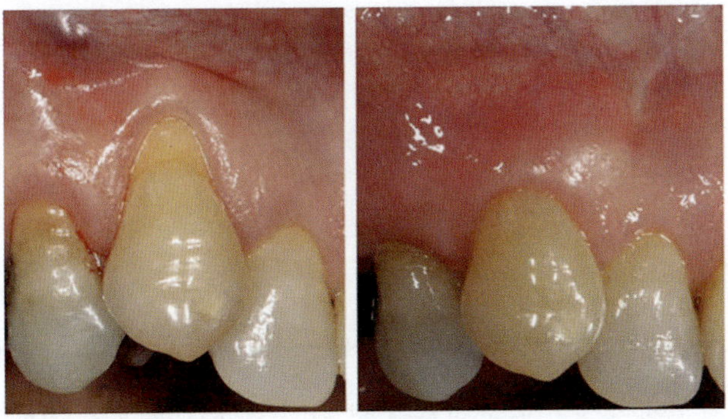

图 2.9　单独使用 PRF 治疗的上颌尖牙牙龈退缩。PRF 在 6 个月的愈合期后具有优异的伤口愈合特性，并促进了下层软组织的血管再生

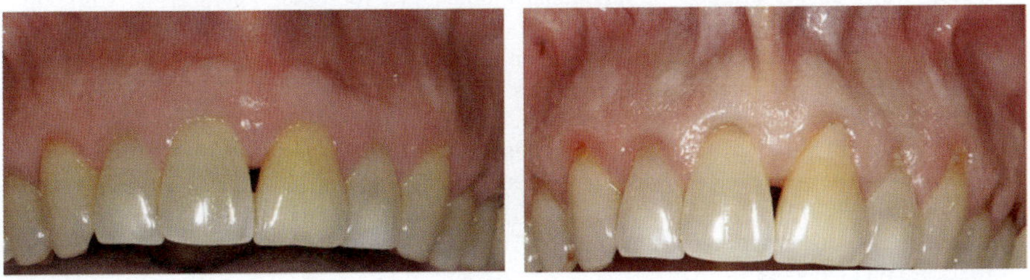

图 2.10　仅用 PRF 治疗上颌 8 颗牙齿的多发性牙龈退缩。经过 6 个月的愈合期后，PRF 治疗的所有牙齿都有良好的牙根覆盖率，并有大量角化组织

4. PRF 的骨内缺损再生

近年来，受到广泛关注的研究领域之一是使用血小板浓缩物进行骨内缺损和根分叉处的牙周再生[59, 60, 73, 109-116]。与单独的对照组相比，PRF 单独使用或与骨移植物结合使用在多项临床研究中均显示出改善的临床结果。最新的证据表明，PRF 可以单独用于骨内缺损，其成功骨再生能力与包括脱矿冻干同种异体骨移植（demineralized freeze-dried bone allografts，DFDBA）在内的各种主要植骨材料一样[117]。此外，有 3 项研究表明，PRF 显著提高了Ⅱ级根分叉病变的组织再生[118-120]。

2.5 结论

由于其易于使用和低成本，并能同时提供完全自体的生长因子来源，PRF 在再生医学中的应用在许多医学领域中显著增加。此外，我们对 PRF 再生潜力的研究取得的最新进展进一步允许调整离心速度和时间（A-PRF），以进一步增强其再生潜力，并在使用过程中提供可注射的液体制剂（I-PRF）。

经过 15 年多的研究，在 Medline 中可获取的 450 多篇相关文章，越来越多的证据支持 PRF 的使用。未来的策略正在不断发展，以进一步改善使用 PRF 的再生术后的临床结果。

参考文献

1. Coury AJ. Expediting the transition from replacement medicine to tissue engineering. Regen Biomater. 2016;3(2):111–3.
2. Dai R, et al. Adipose-derived stem cells for tissue engineering and regenerative medicine applications. Stem Cells Int. 2016;2016:6737345.
3. Rouwkema J, Khademhosseini A. Vascularization and angiogenesis in tissue engineering: beyond creating static networks. Trends Biotechnol. 2016;34(9):733–45.
4. Zhu W, et al. 3D printing of functional biomaterials for tissue engineering. Curr Opin Biotechnol. 2016;40:103–12.
5. Upputuri PK, et al. Recent developments in vascular imaging techniques in tissue engineering and regenerative medicine. Biomed Res Int. 2015;2015:783983.
6. Guo S, Dipietro LA. Factors affecting wound healing. J Dent Res. 2010;89(3):219–29.
7. Gosain A, DiPietro LA. Aging and wound healing. World J Surg. 2004;28(3):321–6.
8. Eming SA, et al. Regulation of angiogenesis: wound healing as a model. Prog Histochem Cytochem. 2007;42(3):115–70.
9. Eming SA, et al. Chronic wounds. Novel approaches in research and therapy. Hautarzt. 2007;58(11):939–44.
10. Nurden AT. Platelets, inflammation and tissue regeneration. Thromb Haemost. 2011;105(Suppl 1):S13–33.

11. de Vries RA, et al. Viability of platelets collected by apheresis versus the platelet-rich plasma technique: a direct comparison. Transfus Sci. 1993;14(4):391–8.
12. Anfossi G, et al. Influence of propranolol on platelet aggregation and thromboxane B2 production from platelet-rich plasma and whole blood. Prostaglandins Leukot Essent Fatty Acids. 1989;36(1):1–7.
13. Fijnheer R, et al. Platelet activation during preparation of platelet concentrates: a comparison of the platelet-rich plasma and the buffy coat methods. Transfusion. 1990;30(7):634–8.
14. Jameson C. Autologous platelet concentrate for the production of platelet gel. Lab Med. 2007;38:39–42.
15. Whitman DH, Berry RL, Green DM. Platelet gel: an autologous alternative to fibrin glue with applications in oral and maxillofacial surgery. J Oral Maxillofac Surg. 1997;55(11):1294–9.
16. Marx RE, et al. Platelet-rich plasma: growth factor enhancement for bone grafts. Oral Surg Oral Med Oral Pathol Oral Radiol Endod. 1998;85(6):638–46.
17. Marx RE. Platelet-rich plasma: evidence to support its use. J Oral Maxillofac Surg. 2004;62(4):489–96.
18. Lucarelli E, et al. A recently developed bifacial platelet-rich fibrin matrix. Eur Cell Mater. 2010;20:13–23.
19. Saluja H, Dehane V, Mahindra U. Platelet-rich fibrin: a second generation platelet concentrate and a new friend of oral and maxillofacial surgeons. Ann Maxillofac Surg. 2011;1(1):53–7.
20. Kobayashi E et al. Comparative release of growth factors from PRP, PRF, and advanced-PRF. Clin Oral Investig 2016.
21. Dohan Ehrenfest DM, et al. Three-dimensional architecture and cell composition of a Choukroun's platelet-rich fibrin clot and membrane. J Periodontol. 2010;81(4):546–55.
22. Choukroun J, et al. Une opportunité en Paro-implantologie: le PRF. Implantodontie. 2001;42(55):e62.
23. Choukroun J, et al. Platelet-rich fibrin (PRF): a second-generation platelet concentrate. Part IV: clinical effects on tissue healing. Oral Surg Oral Med Oral Pathol Oral Radiol Endod. 2006;101(3):e56–60.
24. Dohan DM, et al. Platelet-rich fibrin (PRF): a second-generation platelet concentrate. Part I: technological concepts and evolution. Oral Surg Oral Med Oral Pathol Oral Radiol Endod. 2006;101(3):e37–44.
25. Dohan DM, et al. Platelet-rich fibrin (PRF): a second-generation platelet concentrate. Part II: platelet-related biologic features. Oral Surg Oral Med Oral Pathol Oral Radiol Endod. 2006;101(3):e45–50.
26. Dohan DM, et al. Platelet-rich fibrin (PRF): a second-generation platelet concentrate. Part III: leucocyte activation: a new feature for platelet concentrates? Oral Surg Oral Med Oral Pathol Oral Radiol Endod. 2006;101(3):e51–5.
27. Martin P, Leibovich SJ. Inflammatory cells during wound repair: the good, the bad and the ugly. Trends Cell Biol. 2005;15(11):599–607.
28. Tsirogianni AK, Moutsopoulos NM, Moutsopoulos HM. Wound healing: immunological aspects. Injury. 2006;37(Suppl 1):S5–12.
29. Adamson R. Role of macrophages in normal wound healing: an overview. J Wound Care. 2009;18(8):349–51.
30. Davis VL, et al. Platelet-rich preparations to improve healing. Part Ⅰ: workable options for every size practice. J Oral Implantol. 2014;40(4):500–10.
31. Davis VL, et al. Platelet-rich preparations to improve healing. Part Ⅱ: platelet activation and enrichment, leukocyte inclusion, and other selection criteria. J Oral Implantol. 2014;40(4):511–21.
32. Ghasemzadeh M, Hosseini E. Intravascular leukocyte migration through platelet thrombi: directing leukocytes to sites of vascular injury. Thromb Haemost. 2015;113(6):1224–35.
33. Barbeck M, et al. Addition of blood to a phycogenic bone substitute leads to increased in vivo vascularization. Biomed Mater. 2015;10(5):055007.

34. Weibrich G, et al. Correlation of platelet concentration in platelet-rich plasma to the extraction method, age, sex, and platelet count of the donor. Int J Oral Maxillofac Implants. 2001;16(5):693–9.
35. Weibrich G, et al. Comparison of platelet, leukocyte, and growth factor levels in point-of-care platelet-enriched plasma, prepared using a modified Curasan kit, with preparations received from a local blood bank. Clin Oral Implants Res. 2003;14(3):357–62.
36. Kawazoe T, Kim HH. Tissue augmentation by white blood cell-containing platelet-rich plasma. Cell Transplant. 2012;21(2–3):601–7.
37. Perut F, et al. Preparation method and growth factor content of platelet concentrate influence the osteogenic differentiation of bone marrow stromal cells. Cytotherapy. 2013;15(7):830–9.
38. Pirraco RP, Reis RL, Marques AP. Effect of monocytes/macrophages on the early osteogenic differentiation of hBMSCs. J Tissue Eng Regen Med. 2013;7(5):392–400.
39. Hoaglin DR, Lines GK. Prevention of localized osteitis in mandibular third-molar sites using platelet-rich fibrin. Int J Dent. 2013;2013:875380.
40. Bilginaylar K, Uyanik LO. Evaluation of the effects of platelet-rich fibrin and piezosurgery on outcomes after removal of impacted mandibular third molars. Br J Oral Maxillofac Surg. 2016;54(6):629–33.
41. Winkler IG, et al. Bone marrow macrophages maintain hematopoietic stem cell (HSC) niches and their depletion mobilizes HSCs. Blood. 2010;116(23):4815–28.
42. Alexander KA, et al. Osteal macrophages promote in vivo intramembranous bone healing in a mouse tibial injury model. J Bone Miner Res. 2011;26(7):1517–32.
43. Chang MK, et al. Osteal tissue macrophages are intercalated throughout human and mouse bone lining tissues and regulate osteoblast function in vitro and in vivo. J Immunol. 2008;181(2):1232–44.
44. Pettit AR, et al. Osteal macrophages: a new twist on coupling during bone dynamics. Bone. 2008;43(6):976–82.
45. Ghanaati S, et al. Scaffold vascularization in vivo driven by primary human osteoblasts in concert with host inflammatory cells. Biomaterials. 2011;32(32):8150–60.
46. Miron RJ, Bosshardt DD. OsteoMacs: key players around bone biomaterials. Biomaterials. 2016;82:1–19.
47. Mosesson MW, Siebenlist KR, Meh DA. The structure and biological features of fibrinogen and fibrin. Ann N Y Acad Sci. 2001;936(1):11–30.
48. Chase AJ, Newby AC. Regulation of matrix metalloproteinase (matrixin) genes in blood vessels: a multi-step recruitment model for pathological remodelling. J Vasc Res. 2003;40(4):329–43.
49. Mazzucco L, Borzini P, Gope R. Platelet-derived factors involved in tissue repair-from signal to function. Transfus Med Rev. 2010;24(3):218–34.
50. Nguyen LH, et al. Vascularized bone tissue engineering: approaches for potential improvement. Tissue Eng Part B Rev. 2012;18(5):363–82.
51. Border WA, Noble NA. Transforming growth factor beta in tissue fibrosis. N Engl J Med. 1994;331(19):1286–92.
52. Bowen T, Jenkins RH, Fraser DJ. MicroRNAs, transforming growth factor beta-1, and tissue fibrosis. J Pathol. 2013;229(2):274–85.
53. Roberts, A.B., et al. Transforming growth factor ß• biochemistry and roles in embryogenesis, tissue repair and remodeling, and carcinogenesis. In: Recent Progress in Hormone Research: Proceedings of the 1987 Laurentian Hormone Conference. 2013. San Diego: Academic Press.
54. Shamloo A, Xu H, Heilshorn S. Mechanisms of vascular endothelial growth factor-induced pathfinding by endothelial sprouts in biomaterials. Tissue Eng Part A. 2012;18(3–4):320–30.
55. Giannobile WV, et al. Comparative effects of platelet-derived growth factor-BB and insulin-like growth factor-I, individually and in combination, on periodontal regeneration in *Macaca*

fascicularis. J Periodontal Res. 1996;31(5):301–12.
56. Ghanaati S, et al. Advanced platelet-rich fibrin: a new concept for cell-based tissue engineering by means of inflammatory cells. J Oral Implantol. 2014;40(6):679–89.
57. Lekovic V, et al. Platelet-rich fibrin and bovine porous bone mineral vs. platelet-rich fibrin in the treatment of intrabony periodontal defects. J Periodontal Res. 2012;47(4):409–17.
58. Panda S, et al. Platelet rich fibrin and xenograft in treatment of intrabony defect. Contemp Clin Dent. 2014;5(4):550–4.
59. Pradeep AR, et al. Comparative evaluation of autologous platelet-rich fibrin and platelet-rich plasma in the treatment of 3-wall intrabony defects in chronic periodontitis: a randomized controlled clinical trial. J Periodontol. 2012;83(12):1499–507.
60. Sharma A, Pradeep AR. Treatment of 3-wall intrabony defects in patients with chronic periodontitis with autologous platelet-rich fibrin: a randomized controlled clinical trial. J Periodontol. 2011;82(12):1705–12.
61. Kumar RV, Shubhashini N. Platelet rich fibrin: a new paradigm in periodontal regeneration. Cell Tissue Bank. 2013;14(3):453–63.
62. Soltan M, Rohrer MD, Prasad HS. Monocytes: super cells for bone regeneration. Implant Dent. 2012;21(1):13–20.
63. Sammartino G, et al. Prevention of hemorrhagic complications after dental extractions into open heart surgery patients under anticoagulant therapy: the use of leukocyte- and platelet-rich fibrin. J Oral Implantol. 2011;37(6):681–90.
64. Suttapreyasri S, Leepong N. Influence of platelet-rich fibrin on alveolar ridge preservation. J Craniofac Surg. 2013;24(4):1088–94.
65. Yelamali T, Saikrishna D. Role of platelet rich fibrin and platelet rich plasma in wound healing of extracted third molar sockets: a comparative study. J Maxillofac Oral Surg. 2015;14(2):410–6.
66. Anilkumar K, et al. Platelet-rich-fibrin: a novel root coverage approach. J Indian Soc Periodontol. 2009;13(1):50–4.
67. Jankovic S, et al. Use of platelet-rich fibrin membrane following treatment of gingival recession: a randomized clinical trial. Int J Periodontics Restorative Dent. 2012;32(2):e41–50.
68. Eren, G., et al., Cytokine (interleukin-1beta) and MMP levels in gingival crevicular fluid after use of platelet-rich fibrin or connective tissue graft in the treatment of localized gingival recessions. J Periodontal Res, 2015.
69. Jain V, et al. Role of platelet-rich-fibrin in enhancing palatal wound healing after free graft. Contemp Clin Dent. 2012;3(Suppl 2):S240–3.
70. Kulkarni MR, et al. Platelet-rich fibrin as an adjunct to palatal wound healing after harvesting a free gingival graft: a case series. J Indian Soc Periodontol. 2014;18(3):399–402.
71. Femminella B, et al. Clinical comparison of platelet-rich fibrin and a gelatin sponge in the management of palatal wounds after epithelialized free gingival graft harvest: a randomized clinical trial. J Periodontol. 2016;87(2):103–13.
72. Pathak H, et al. Treatment of oral mucosal lesions by scalpel excision and platelet-rich fibrin membrane grafting: a review of 26 sites. J Oral Maxillofac Surg. 2015;73(9):1865–74.
73. Ajwani H, et al. Comparative evaluation of platelet-rich fibrin biomaterial and open flap debridement in the treatment of two and three wall intrabony defects. J Int Oral Health. 2015;7(4):32–7.
74. di Lauro AE, et al. Soft tissue regeneration using leukocyte-platelet rich fibrin after exeresis of hyperplastic gingival lesions: two case reports. J Med Case Reports. 2015;9:252.
75. Munoz F, et al. Use of leukocyte and platelet-rich fibrin (L-PRF) in periodontally accelerated osteogenic orthodontics (PAOO): clinical effects on edema and pain. J Clin Exp Dent. 2016;8(2):e119–24.
76. Danielsen P, et al. Effect of topical autologous platelet-rich fibrin versus no intervention on epithelialization of donor sites and meshed split-thickness skin autografts: a randomized clinical trial. Plast Reconstr Surg. 2008;122(5):1431–40.
77. O'Connell SM, et al. Autologous platelet-rich fibrin matrix as cell therapy in the healing of

chronic lower-extremity ulcers. Wound Repair Regen. 2008;16(6):749–56.
78. Steenvoorde P, et al. Use of autologous platelet-rich fibrin on hard-to-heal wounds. J Wound Care. 2008;17(2):60–3.
79. Jorgensen B, et al. A pilot study to evaluate the safety and clinical performance of Leucopatch, an autologous, additive-free, platelet-rich fibrin for the treatment of recalcitrant chronic wounds. Int J Low Extrem Wounds. 2011;10(4):218–23.
80. Londahl M, et al. Use of an autologous leucocyte and platelet-rich fibrin patch on hard-to-heal DFUs: a pilot study. J Wound Care. 2015;24(4):172–4. 176-8.
81. Chignon-Sicard B, et al. Efficacy of leukocyte- and platelet-rich fibrin in wound healing: a randomized controlled clinical trial. Plast Reconstr Surg. 2012;130(6):819e–829.
82. Desai CB, et al. Use of platelet-rich fibrin over skin wounds: modified secondary intention healing. J Cutan Aesthet Surg. 2013;6(1):35–7.
83. Danielsen PL, Agren MS, Jorgensen LN. Platelet-rich fibrin versus albumin in surgical wound repair: a randomized trial with paired design. Ann Surg. 2010;251(5):825–31.
84. Sclafani AP. Safety, efficacy, and utility of platelet-rich fibrin matrix in facial plastic surgery. Arch Facial Plast Surg. 2011;13(4):247–51.
85. Sclafani AP, McCormick SA. Induction of dermal collagenesis, angiogenesis, and adipogenesis in human skin by injection of platelet-rich fibrin matrix. Arch Facial Plast Surg. 2012;14(2):132–6.
86. Gorlero F, et al. New approach in vaginal prolapse repair: mini-invasive surgery associated with application of platelet-rich fibrin. Int Urogynecol J. 2012;23(6):715–22.
87. Soyer T, et al. Use of autologous platelet rich fibrin in urethracutaneous fistula repair: preliminary report. Int Wound J. 2013;10(3):345–7.
88. Guinot A, et al. Preliminary experience with the use of an autologous platelet-rich fibrin membrane for urethroplasty coverage in distal hypospadias surgery. J Pediatr Urol. 2014;10(2):300–5.
89. Braccini F, et al. Modern lipostructure: the use of platelet rich fibrin (PRF). Rev Laryngol Otol Rhinol (Bord). 2013;134(4–5):231–5.
90. Zumstein MA, et al. Increased vascularization during early healing after biologic augmentation in repair of chronic rotator cuff tears using autologous leukocyte- and platelet-rich fibrin (L-PRF): a prospective randomized controlled pilot trial. J Shoulder Elbow Surg. 2014;23(1):3–12.
91. Habesoglu M, et al. Platelet-rich fibrin plays a role on healing of acute-traumatic ear drum perforation. J Craniofac Surg. 2014;25(6):2056–8.
92. Girish Rao S, et al. Bone regeneration in extraction sockets with autologous platelet rich fibrin gel. J Maxillofac Oral Surg. 2013;12(1):11–6.
93. Hauser F, et al. Clinical and histological evaluation of postextraction platelet-rich fibrin socket filling: a prospective randomized controlled study. Implant Dent. 2013;22(3):295–303.
94. Tajima N, et al. Evaluation of sinus floor augmentation with simultaneous implant placement using platelet-rich fibrin as sole grafting material. Int J Oral Maxillofac Implants. 2013;28(1):77–83.
95. Mazor Z, et al. Sinus floor augmentation with simultaneous implant placement using Choukroun's platelet-rich fibrin as the sole grafting material: a radiologic and histologic study at 6 months. J Periodontol. 2009;80(12):2056–64.
96. Simonpieri A, et al. Simultaneous sinus-lift and implantation using microthreaded implants and leukocyte- and platelet-rich fibrin as sole grafting material: a six-year experience. Implant Dent. 2011;20(1):2–12.
97. Agarwal SK, et al. Patient-centered evaluation of microsurgical management of gingival recession using coronally advanced flap with platelet-rich fibrin or amnion membrane: a comparative analysis. Eur J Dent. 2016;10(1):121–33.
98. Aleksic Z, et al. The use of platelet-rich fibrin membrane in gingival recession treatment. Srp Arh Celok Lek. 2010;138(1–2):11–8.
99. Aroca S, et al. Clinical evaluation of a modified coronally advanced flap alone or in combination with a platelet-rich fibrin membrane for the treatment of adjacent multiple gingival reces-

sions: a 6-month study. J Periodontol. 2009;80(2):244–52.
100. Dogan SB, et al. Concentrated growth factor in the treatment of adjacent multiple gingival recessions: a split-mouth randomized clinical trial. J Clin Periodontol. 2015;42(9):868–75.
101. Eren G, Atilla G. Platelet-rich fibrin in the treatment of localized gingival recessions: a split-mouth randomized clinical trial. Clin Oral Investig. 2014;18(8):1941–8.
102. Gupta S, et al. Clinical evaluation and comparison of the efficacy of coronally advanced flap alone and in combination with platelet rich fibrin membrane in the treatment of miller class I and II gingival recessions. Contemp Clin Dent. 2015;6(2):153–60.
103. Jankovic S, et al. The coronally advanced flap in combination with platelet-rich fibrin (PRF) and enamel matrix derivative in the treatment of gingival recession: a comparative study. Eur J Esthet Dent. 2010;5(3):260–73.
104. Keceli HG, et al. The adjunctive effect of platelet-rich fibrin to connective tissue graft in the treatment of buccal recession defects: results of a randomized parallel-group controlled trial. J Periodontol. 2015;86(11):1221–30.
105. Padma R, et al. A split mouth randomized controlled study to evaluate the adjunctive effect of platelet-rich fibrin to coronally advanced flap in Miller's class-I and II recession defects. J Indian Soc Periodontol. 2013;17(5):631–6.
106. Rajaram V, et al. Platelet rich fibrin in double lateral sliding bridge flap procedure for gingival recession coverage: an original study. J Indian Soc Periodontol. 2015;19(6):665–70.
107. Thamaraiselvan M, et al. Comparative clinical evaluation of coronally advanced flap with or without platelet rich fibrin membrane in the treatment of isolated gingival recession. J Indian Soc Periodontol. 2015;19(1):66–71.
108. Tunaliota M, et al. Clinical evaluation of autologous platelet-rich fibrin in the treatment of multiple adjacent gingival recession defects: a 12-month study. Int J Periodontics Restorative Dent. 2015;35(1):105–14.
109. Agarwal A, Gupta ND, Jain A. Platelet rich fibrin combined with decalcified freeze-dried bone allograft for the treatment of human intrabony periodontal defects: a randomized split mouth clinical trial. Acta Odontol Scand. 2016;74(1):36–43.
110. Elgendy EA, Abo Shady TE. Clinical and radiographic evaluation of nanocrystalline hydroxyapatite with or without platelet-rich fibrin membrane in the treatment of periodontal intrabony defects. J Indian Soc Periodontol. 2015;19(1):61–5.
111. Joseph VR, Sam G, Amol NV. Clinical evaluation of autologous platelet rich fibrin in horizontal alveolar bony defects. J Clin Diagn Res. 2014;8(11):ZC43–7.
112. Panda S, et al. Adjunctive effect of autologus platelet-rich fibrin to barrier membrane in the treatment of periodontal intrabony defects. J Craniofac Surg. 2016;27(3):691–6.
113. Pradeep AR, et al. Platelet-rich fibrin with 1% metformin for the treatment of intrabony defects in chronic periodontitis: a randomized controlled clinical trial. J Periodontol. 2015;86(6):729–37.
114. Shah M, et al. Comparative evaluation of platelet-rich fibrin with demineralized freeze-dried bone allograft in periodontal infrabony defects: a randomized controlled clinical study. J Indian Soc Periodontol. 2015;19(1):56–60.
115. Thorat M, Pradeep AR, Pallavi B. Clinical effect of autologous platelet-rich fibrin in the treatment of intra-bony defects: a controlled clinical trial. J Clin Periodontol. 2011;38(10):925–32.
116. Pradeep, A.R., et al., Platelet-rich fibrin combined with a porous hydroxyapatite graft for the treatment of three-wall intrabony defects in chronic periodontitis: a randomized controlled clinical trial. J Periodontol, 2012.
117. Chadwick JK, Mills MP, Mealey BL. Clinical and radiographic evaluation of demineralized freeze-dried bone allograft versus platelet-rich fibrin for the treatment of periodontal intrabony defects in humans. J Periodontol. 2016;1:12.
118. Sharma A, Pradeep AR. Autologous platelet-rich fibrin in the treatment of mandibular degree II furcation defects: a randomized clinical trial. J Periodontol. 2011;82(10):1396–403.
119. Bajaj, P., et al., Comparative evaluation of autologous platelet-rich fibrin and platelet-rich plasma in the treatment of mandibular degree II furcation defects: a randomized controlled

clinical trial. J Periodontal Res, 2013.

120. Pradeep AR, et al. Rosuvastatin 1.2 mg in situ gel combined with 1:1 mixture of autologous platelet-rich fibrin and porous hydroxyapatite bone graft in surgical treatment of mandibular class II furcation defects: a randomized clinical control trial. J Periodontol. 2016;87(1):5–13.

第 3 章
间充质干细胞和牙科先进注射生物材料

Ines Fasolino，Maria Grazia Raucci 和 Luigi Ambrosio

（张凌云，李　倩　译）

3.1 引言

口腔健康对于保证生活质量至关重要。口腔的缺陷通常会增加患心脏病等多种疾病的风险[1]。随着预期寿命的延长，新型牙槽骨替代品的需求在过去十年中增长非常迅速。因此，我们十分需要具有抗炎、抗菌和再生能力的生物材料[2]。目前看来牙槽骨吸收较多的人群患心脏病和卒中的风险比口腔健康人群高 6.6 倍。这种相关性在年轻人中更为显著，并且可能更直接，因为口腔微生物很容易传播到心脏。口腔微生物引起心脏病，尤其涉及心脏瓣膜缺陷的心脏病（例如二尖瓣脱垂），由于这些细菌可以直接定植于心脏瓣膜上，导致轻微的口腔感染可能发展为心内膜炎等严重疾病[3]。心脏与口腔之间另一个重要的直接联系是疼痛，牙疼被认为是最严重的疼痛之一。众所周知，一切强烈的疼痛刺激都会导致血管管腔狭窄，导致心脏供血量减少。同时，血管收缩会导致血压升高，增加心脏损伤的风险。因此预防细菌感染和可能导致剧烈疼痛的口腔疾病是必要的，特别是在存在心血管疾病危险因素的情况下。牙齿的缺失是由牙周炎（即牙周组织的严重炎症）、晚期龋齿病变、增龄性改变或癌症引起的[4]。因此，治疗可能导致牙齿脱落（包括牙槽骨吸收）的口腔创伤性及退行性疾病至关重要。口腔疾病包括牙周病，牙周病是牙周支持组织的感染性、复杂多因素的慢性炎症性疾病。牙周慢性炎症不仅损害骨形态，而且会导致牙槽骨高度降低[5]。慢性牙周病的发生与多种因素有关：由于牙周韧带破坏而导致的附着丧失、周围支撑骨组织的丧失、局部病损快速进展期。对于骨内深层缺损，骨的再生很难实现，因为解剖结构限制了移植材料的可及性，同时阻碍了移植材料与生理结构的整合[6]。手术仍被认为是治疗牙齿退行性疾病的首选方法。近年来，为了研发口腔组织替代物，再生医学和组织工程受到了相当大的关注。在这种背景下，组织工程的主要挑战是引入以生物材料为基础，能够诱发干细胞应答以实现口腔组织再生的技术。由于人类牙齿的再生能力非常有限，牙髓和牙周组织的修复被认为是一项巨大的临床挑战[7]。要实现牙齿的再生首先需要对与牙发生和形成相关的细胞和分子机制充分理解。众所周知，间充质细胞分化为牙髓、分泌牙本质的成牙本质细胞，以及将牙齿固定到周围牙槽骨的牙周膜细胞。继而，牙髓能够产生结缔组织，实现血管化和神经支配（conveys vascularization and innervation），还可以容纳干细胞及牙本质[4]。牙根生长、牙骨质沉积和牙周组织形成与牙髓神经化同时发生[8]。牙髓完整性至关重要，因为它提供营养支持、感知力，以及对各种病原体的防御；事实上，牙齿失活会出现严重的并发症，导致牙齿变脆甚至断裂[9]。因此，维持牙髓活力在牙体牙髓专科临床中发挥着重要作用（图 3.1）。

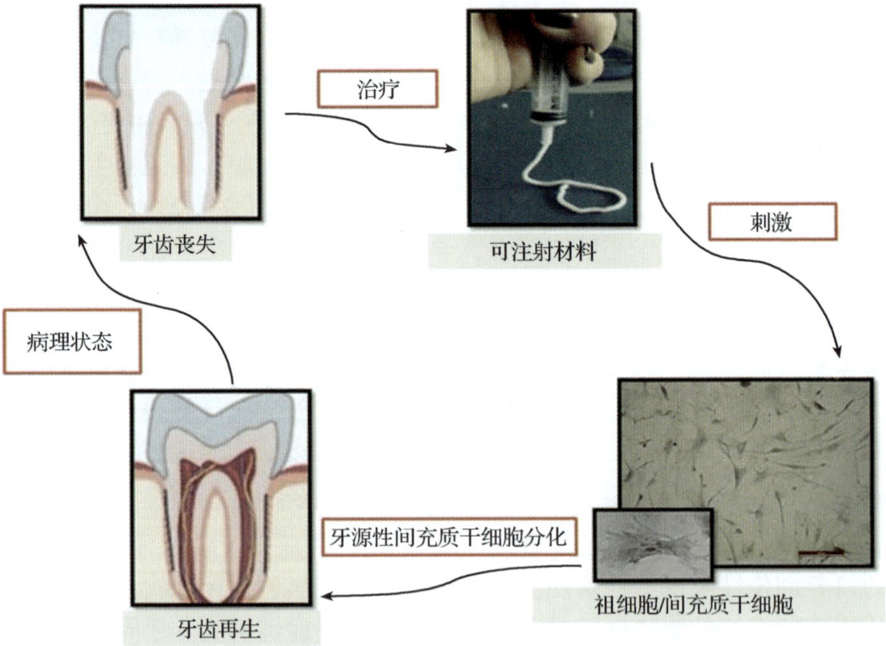

图 3.1 刺激牙齿再生的可注射材料

目前牙科再生疗法包括生物材料和种植体，其功效和耐用性尚不确定[10]。而且这些治疗方法并不能保留牙齿正常的生理功能。因此，越来越需要基于生物材料的新技术，达到形成新的牙体组织，同时牙齿生理功能尽量不变的目的[11]。牙髓手术在治疗导致组织缺失的创伤性或退行性疾病中发挥着关键作用，并不断尝试随着时间的推移而逐渐改进的技术。

自 20 世纪 90 年代以来，人们鉴定并测试了多种支持细胞附着、生长和分化的材料，以及新型干细胞系和生物活性分子，以促进创伤和（或）疾病损伤的组织再生。在这种情况下，牙科再生疗法中的支架材料可以修复因炎症和（或）创伤而受损的牙体组织。炎症常常引起牙髓坏死，从而导致成牙本质细胞死亡和牙折。由于牙本质的存在，牙齿结构很难再生。事实上，牙本质是仅由成牙本质细胞产生的物质，因此牙本质样组织只能由成牙本质细胞样细胞释放。研究人员通过结合组织再生的 3 个关键要素，即干细胞、生物活性分子（例如生长因子）和支架，开发了牙本质样组织再生的新实验模型[12]。模仿细胞外基质的支架能够提供机械支撑，促进生物反应并调节生物活性分子效应[13]。

各种各样的聚合物支架，包含合成型支架（例如聚乳酸）和天然型支架（例如胶原蛋白），从通过盐浸、溶剂浇铸和气体发泡获得的多孔结构到通过静电纺丝、自组装和相分离获得的纳米纤维支架，已成功实现牙髓 - 牙本质复合物的再生[14-16]。在再生医学中，医疗策略通常是利用具有特定生物活性、可生物降解的合成支架或天然支架与细胞和（或）生物分子相结合，以替代受损的组织部位。过去 50 年的医学研究已经确定了可以替代组织功能的不同生物材料。从 20 世纪 50 年代开始，主要使用对局部组织具有良好效果的金属植入物和相关装置。在整个 20 世纪 70 年代和 80 年代，聚合物和合成材料被广泛使用来增强细胞生物应答。最近，人们对设计天然且可降解的支架材料兴趣倍增。随着时间的推移，这些支架材料不断实现更多功能。它们结构更立体，生物相容性更高，能够完全再生[17]。

组织工程学最初提出使用浓缩血小板，促进术后恢复，给患者带来很多好处。这些血小板浓缩物富含促进组织再生的生长因子。许多作者强调了在组织修复过程中使用生长因子的优势。首次发表的研究是关于使用血小板凝胶中含有的生长因子（growth factor，GF），这种凝胶称为富血小板血浆（platelet-rich plasma，PRP），其获取方法复杂且昂贵[18, 19]。然后 PRP 演变为含有更高浓度生长因子的富生长因子血浆（plasma rich in growth factor，PRGF），而且 PRGF 的获取速度相对较快。Marrelli 等已经证实用 PRF 填充大的溶骨腔可促进完全骨重建[20]。Tatullo 等已经证明 PRF 具有与血管新生能力相关的骨诱导潜力，并证实了这与促进全能干细胞迁移和手术部位前成骨细胞激活的生长因子（GF）浓度有关[21]。事实上，

PRF 当被用作膜或移植材料时会促进细胞行为，例如成骨细胞增殖，从而促进矿化组织形成[22]。与再生牙髓病学中支架和（或）干细胞的使用相关的最新研究集中在可注射材料的合成上，因为这些材料除了在增殖、黏附和分化方面诱导细胞应答外，还能够控制生长因子的递送，可注射材料比其他材料更能有效地促进血管化。胶原蛋白部分水解产生的明胶由于其生物降解性、生物相容性和抗免疫原性等实用特性，作为组织再生的生物材料发挥着关键作用[12]。最近的研究结果表明，应用藻酸盐和（或）壳聚糖（天然聚合物）也可获得可注射生物材料支架，用于再生牙齿的临床应用，包括促进牙本质壁增厚、根尖诱导，以及在相同情况下形成修复性牙骨质样组织[23, 24]。

3.2 间充质干细胞：牙科组织再生的工具

许多研究已经证实间充质干细胞（mesenchymal stem cell，MSC）具有生成包括口腔组织在内的多种组织类型的能力。有大量报道表明，从骨髓中分离的间充质干细胞结合支架和生长因子可在多种体内和体外实验模型中促进骨修复[25]。这些研究证实，口腔中的间充质干细胞可以成为牙本质、牙骨质和牙周膜等结缔组织形成的来源[26]。如今，再生医学的前沿是以个性化理想支架为代表，该支架可增强间充质干细胞在细胞生长、扩散、黏附和分化方面的功能。表型上，MSC 表达 CD13、CD29、CD44、CD59、CD73、CD90、CD105、CD146 和 STRO-1 表面抗原，但不表达 CD45（白细胞标志物）、CD34（原始造血祖细胞和内皮细胞标志物）、CD14 和 CD11（单核细胞和巨噬细胞标志物）、CD79 和 CD19（B 细胞标志物）或人类白细胞抗原（HLA）Ⅱ类。对口腔来源的间充质干细胞的研究始于 2000 年，口腔组织对牙医来说似乎很容易获得，而且是间充质干细胞的丰富来源[27]。近来为了达到组织再生的目的，大多数方法都是使用更容易获取且含量丰富的间充质干细胞：由于容易获取，口腔成为间充质干细胞的重要来源。在口腔中，由于干细胞能够无限地自我更新并分化成多种特化细胞表型，因此组织再生的能力自然存在。然而，这些再生机制随着年龄的增长而减弱，细胞逐渐失去修复受损组织的能力[28]。

再生医学引入了生物材料、生长因子和干细胞的组合，以避免受损组织缺乏“自我更新”能力[29]。最近，研究已经明确了各种具有最佳物理和机械特性的材料。这些用于组织工程方法的生物材料支架是使用各种具有生物相容和生物降解性的天然或合成聚合物生产的。支架特性对于增强间充质干细胞的生物应答至关重要（图 3.2）。此外，用于再生医学的干细胞应符合以下特征：数量丰富、能够分化为多种细胞谱系、通过微创技术即可获取、生产过程符合良好生产规范（GMP）、移植过程安全[30, 31]。

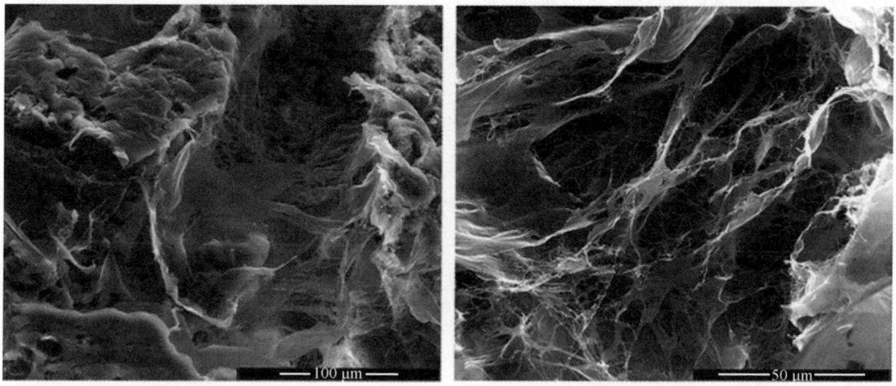

图 3.2　细胞与支架材料之间的相互作用——用于牙齿再生的 hMSCs 在生物支架材料上培养 21 天后

在过去的 10 年中，人们发现了 3 种可用于组织修复的干细胞类型：①源自胚胎的胚胎干细胞（embryonic stem cell，ESC）；②源自成体组织的成体干细胞；③通过对体细胞进行基因操作人工诱导获得的多能干细胞（induced pluripotent stem cells，iPSC）[32]。ESC 和 iPSC 是全能干细胞，因为它们可以分化为形成三胚层的所有类型的细胞。相比之下，成体干细胞是多潜能的，因为它们只能分化成有限的细胞类型。已知每个组织都由一个名为“干细胞龛”的特定区域组成，其中含有成体干细胞。1974 年 Friedenstein 等首次从骨髓中分离出间充质干细胞[33]。目前，MSCs 可以从外周血、脐带血、羊膜、成人结缔组织、脂肪和牙体组织等不同组织中分离出来[34]。在特定生物材料存在的情况下，MSCs 是治疗牙齿损伤的有利选择，因为这些生物材料可以操纵干细胞的命运，从而实现高质量的组织再生[35]。如今，在骨组织工程中，将细胞封装在水凝胶生物材料中是主要挑战，同时将干细胞封装在水凝胶中还能阻止宿主的促炎症反应。除了控制干细胞的命运外，生物材料在调节间充质干细胞的生理功能（如生存和宿主免疫系统控制）方面发挥着关键作用[36]。

众所周知，肿瘤坏死因子 α（tumor necrosis factor alpha，TNF-α）和干扰素 γ（interferon gamma，IFN-γ）等促炎介质会诱导成骨下调，从而抑制 MSC 介导的骨再生[37]。因此，通过使用封装水凝胶生物材料可以保护 MSC 免受宿主免疫细胞 / 细胞因子的干扰，并调节免疫细胞和 MSC 之间的相互作用。因此，在临床前研究中，人们在若干免疫功能受抑制的动物模型中，测试了不同类型支架材料与多种来源干细胞系及生长因子的联合使用对于骨再生效果的影响[12]。

大多数研究[38, 39]都集中在支架的修饰上，以增强成牙分化和生物矿化。目前，基质硬度对 MSC 成牙分化的影响在很大程度上仍不清楚。然而，Engler 等的一项研究表明，基质的弹性以正相关的方式影响 MSC 向成骨细胞样表型的分化，硬度最大的基质最能支持 MSC 成骨分化[40]。最近，间充质干细胞样细胞表现出致瘤潜力，但将它们以更安全的方式植入人体可以使细胞失去致癌活性[41]。为此，在最近的一项研究中，对将原代人牙龈成纤维细胞和附加型质粒载体进行结合产生的 iPSC 进行了评估。这种 iPSC 是一种有前景的干细胞来源，可用于评估未来干细胞（SC）的临床应用潜力。

人们在动物模型上进行了从口腔分离的 MSC 在体内应用的大量评估。从牙龈中分离的间充质干细胞表现出与其他来源的间充质干细胞类似的自我更新和多能分化能力[42]。此外，从唾液腺分离的间充质干细胞可以在体外分化为唾液腺导管细胞及产生黏蛋白和淀粉酶的腺泡细胞[43]。从骨膜分离的间充质干细胞也能够分化成骨组织细胞[44]。与骨髓这种不易获取的组织不同，口面部组织是最容易获取的干细胞来源。间充质干细胞也可以从根尖囊肿中分离出来，称为人根尖囊肿间充质干细胞（human periapical cyst-mesenchymal stem cells，hPCy-MSCs），从而克服了手术方法的困难，甚至不需拔除牙齿或取牙髓[45]。从根尖囊肿中获得的间充质干细胞扩增简单，该来源的成体干细胞在口腔组织再生领域很有前景。

因此，基于干细胞的疗法是牙科领域非常有前途的长期替代疗法，因为它们可以恢复牙体组织，保持牙齿的结构完整性和生理功能。体内研究证实基于干细胞的牙科疗法不仅在动物模型中取得了成功，而且在人体实验中也取得了成功。干细胞在口腔科有多种应用，例如牙髓活力重建和新牙本质形成。基于干细胞的策略已开始应用于牙体牙髓专业的临床工作。牙齿缺失后治疗的主要目标是通过使用基于干细胞的方法使整个牙齿得以再生。在应用这些新方法的过程中，各种口腔干细胞群由于其来源不同，在异位移植后细胞的行为也不尽相同。此外，神经支配和血管化控制干细胞龛的稳态，从而影响干细胞的命运和行为[46]。尽管干细胞疗法在向临床转化的过程中仍存在局限性，但是这些新兴策略代表了口腔科的未来发展方向，将使全世界数百万患者受益。由于细胞注射疗法的局限性，组织再生生物学机制的研究至关重要。在口腔再生医学中，最有潜力的干细胞仍然是人口腔黏膜及牙龈来源的间充质干细胞，因为它们具有免疫调节和抗炎特性。事实上，间充质干细胞可以通过诱导 T 细胞凋亡来调节免疫反应的强度，因此当利用生物材料进行组织工程应用时，其在抗炎作用方面具有巨大的治疗潜力[28]。为了生成新的口腔组织，MSC 将被分离，扩增培养，最后接种在天然或合成支架之内或之上，继而形成新的三维组织，随即将新形成的“类器官”移植到患者体内。另一种方式是将支架直接植入口腔缺损处，从而使体细胞可以填充支架，从而达到在原位形成新组织的目的。在这种背景下，许多作者强调了在细胞疗法中生物分子的相关协同作用，以实现功能正常的牙体组织再生。

3.3 牙科注射支架：最新技术

3.3.1 可注射聚合物支架

目前尚不存在参与牙髓 - 牙本质复合体功能再生的单一可植入支架。基于组织工程的再生牙髓治疗策略的可注射支架非常有前途。可注射生物材料使用时可以掺入和释放一些治疗介质，例如对口腔有消毒作用的抗菌剂和抗炎药，以及可以触发干细胞分化以帮助牙髓 - 牙本质复合体再生的生物活性分子。近期研究发现，随着时间的推移，可注射的静电纺丝支架[47]也表现出优异的结构稳定性，更有可能克服与大孔支架初期测试相关的适应性问题[14, 15]。值得注意的是，与使用不可注射支架相比，使用可注射水凝胶聚合物显示出优势，因为它们能够进行管内递送，从而允许干细胞龛形成[16, 48]。此外，抗生素等药物也可以掺入可注射水凝胶聚合物中，从而治疗口腔感染。不仅如此，生长因子可以封装到水凝胶中，以促进与牙本质 - 牙髓复合体相关组织的新血管形成和再生[49, 50]。最近，一些证据表明一种名为 Puramatrix™ 的基于水凝胶的纳米纤维支架具有良好临床应用前景。Puramatrix™ 是一种通过肽生物激活的水凝胶，在与生理条件相互作用时，聚合并形成可生物降解的纳米纤维水凝胶支架[16]。这种机制有利于临床应用，不仅需要生物相容性基质，而且可以快速形成。实验结果表明，Puramatrix™ 支持体外牙髓干细胞（dental pulp stem cells，DPSCs）的存活和增殖[48]。市售的肽水凝胶支架 PuraMatrix™ 是一种合成基质，包含 4 种氨基酸（R-A-D-A）和水的重复聚合物，当人脐静脉内皮细胞（human umbilic vein endothelial cells，HUVEC）与DPSCs共培养时，它可以支持毛细血管网络的发育。此外，一些报告表明，由于HUVEC与成骨细胞的直接细胞间接触，HUVEC对于DPSCs的矿化具有诱导作用。体内研究证实，PuraMatrix™的移植可以使根管内的牙髓样组织部分再生。PuraMatrix™水凝胶通过预血管化过程，可以影响细胞内结构从而促进血管化，因为当只有根尖区域有血液供应时，全长牙髓的再生会受到抑制。因此，像PuraMatrix™这样的注射系统对于牙髓再生的临床转化能力特别有吸引力，因为它可以通过与生长因子或药物及细胞简单混合而轻松实现。此外，PuraMatrix™通过注射可以适应多变的牙髓腔形态[51]。在牙髓组织工程支架的设计中，天然生物聚合物凝胶（胶原、基质凝胶、PuraMatrix™和透明质酸）不能单纯通过调整基质组成和结构来调整机械性能，为了克服天然凝胶的这些相关缺点，半合成水凝胶已经实现。例如，基于聚乙二醇（polyethylene glycol，PEG）纤维蛋白原（PEG-fibrinogen，PF）的支架能够通过添加控制水凝胶交联程度的交联剂来保留机械性能，同时保持恒定的纤维蛋白原主链。

PEG-纤维蛋白原的这些机械特性赋予了其结构生物功能特征，从而影响牙齿干细胞和祖细胞的黏附、增殖和分化。总的来说，可注射的PF水凝胶具有细胞相容性，可增加牙源性分化，但促进增殖的程度较小。值得注意的是，可注射的PF水凝胶能够上调*Col Ⅰ*基因表达，ColⅠ蛋白是脱矿牙本质细胞外基质最重要的组成部分之一。这些PF特性表明，水凝胶作为支架可以支持新的管状牙本质和牙髓组织复合物形成，用于牙髓再生[52]。

骨膜下隧道注射是一种以微创方式实现骨再生的方法。然而，由于用于该方案的大多数可注射骨替代材料的可塑性差，该技术尚未得到广泛应用。为了解决这个问题，最近的一项研究开发了一种可注射的溶胶-凝胶，即可逆热敏藻酸盐水凝胶。利用溶胶-凝胶转化获得的可流动材料通过注射器针头注射到体内组织中，在体温下，生物材料原位转化为凝胶形式并在骨表面保持稳定。基于藻酸盐的水凝胶显示出与成骨相匹配的28天降解时间，并通过静电相互作用保存重组人骨形态发生蛋白2（recombinant human bone morphogenetic protein，rhBMP-2），从而持续释放rhBMP-2。BMP-2在这种藻酸盐基水凝胶存在下可以保持生物活性，在15天内增加人骨髓间充质干细胞（human bone marrow-derived mesenchymal stem cells，hBMSCs）的碱性磷酸酶（alkaline phosphatase，ALP）活性，并促进矿化过程。藻酸盐水凝胶和 BMP-2 的存在也可以诱导成熟成骨细胞的标志物，例如骨桥蛋白和骨钙蛋白的表达[53]。

在最近的研究中，有报道表明在干细胞和羟基磷灰石（HA）存在的条件下，由壳聚糖制成的支架也可以在体内形成牙本质 - 牙髓复合体[24]。在一项具体研究中，通过冷冻干燥工艺制造了多孔壳聚糖 / 胶原支架，然后加载编码人骨形态发生蛋白 7（bone morphogenetic protein-7，*BMP-7*）基因的质粒载体。这些支架在体外和体内都增强了牙源干细胞在口腔组织再生方面的反应。基于壳聚糖 / 胶原的支架尤其在体外和体内增强了 DPSCs 向成牙本质细胞样表型的分化。此外，负载有编码人骨形态发生蛋白 7（*BMP-7*）基因的质粒载体的壳聚糖 / 胶原表现出良好的基因载体性能[54]。

3.3.2 可注射磷酸钙支架

自 1982 年以来，磷酸钙骨水泥（calcium phosphate cements，CSCs）因其性能可作为可注射性骨替代材料得到了广泛的研究。事实上，CSCs 具有与骨矿物质成分相似的化学成分、经过验证的生物相容性、骨传导能力和快速凝固时间（< 5 min）。此外，CPCs 表现出比磷灰石更高的溶解度并且吸收更为迅速。因此，近年来，CPCs 在骨矫形和颅颌面应用中引起了相当大的关注[55]。

在这种情况下，一些作者提出使用牙釉质基质衍生物（enamel matrix derivatives，EMD）与可注射骨水泥相结合来再生牙周组织。通过结合 EMD 和磷酸钙（CaP），可以获得协同效应，既能刺激牙周软组织愈合也能促进骨再生。该模式的成本效益高，特别容易在患者中应用[56]。为了实现移植物的快速吸收，科学家采用低分子聚乳酸 - 羟基乙酸共聚物[poly（lactic-co-glycolic acid），PLGA]来调整 CaP 水泥。在该装置中，CaP 的作用很像为伤口提供稳定作用的“膜”。除了作为伤口稳定剂外，CaP 由于其骨传导特性，也是牙骨质形成和骨再生的主要决定因素。由于使用可注射磷酸钙水泥可加速骨形成，其与 EMD 相结合是牙周组织骨组织再生的一种有前景的治疗策略[56]。

另一项针对狗的实验研究首次证明，磷酸钙陶瓷和聚合物载体能组成可注射骨替代品，当将该替代品立即放入新鲜的拔牙窝时有助于种植体周围的骨再生[57]。

继羟基磷灰石（hydroxyapatite，HA）、β- 磷酸三钙（β-tricalcium phosphate，β-TCP）和 HA/β-TCP 组合等磷酸钙基陶瓷因其化学成分与骨矿物质高度相似而取代自体骨移植物之后，一种基于BCP颗粒与纤维素水凝胶的即用型可注射骨替代物（injectable bone substitute，IBS）已经开发出来[58]。这种IBS已被列为在牙骨再生中具有骨传导特性的创新生物材料之一。IBS的疗效与3个月愈合期后植入的传统植入物相当，因此支持其在临床中使用。此外，IBS诱导形成的骨含有与基底骨相同的Ca和P含量证实了其骨传导潜力。因此，IBS可以满足即刻植入的要求。因此，可注射骨替代品（IBS）的优势明显，拔牙后立即放置入拔牙窝，这些复合生物材料就能够促进骨再生[59]。因此，可注射复合生物材料在诸如牙槽窝填充和植入前重建等临床应用中正逐渐变得至关重要。新型细胞聚集体负载大孔支架将二氧化钛（TiO_2）的骨诱导特性与羟基磷灰石-明胶纳米复合材料（hydroxyapatite-gelatin nanocomposites，HA-GEL）相结合，用于颅面缺损的再生。一项体内研究证明了这些富含大孔（TiO_2）的HA-GEL支架的适用性，因为它们能够促进颅面缺损模型中的骨整合和新骨组织的产生[60]。

3.3.3 可注射聚合物支架用于牙本质重建

牙齿再生中最困难的挑战是重建牙本质组织。由于龋齿的高患病率，牙本质问题涉及整个成年人群和60% ~ 70%的儿童群体[61]。在牙齿中，牙本质的作用至关重要，因为牙本质为脆弱的牙髓组织提供强大的机械支撑和保护。当牙本质受损失去结构完整性时，牙髓将暴露并可能受到牙周炎和其他感染的影响[62]。目前治疗牙本质疾病的牙科治疗包括盖髓和根管治疗[63]。然而，这些治疗会导致一些副作用，例如牙齿变色、脆性增加和牙齿脱落[64]。因此，非常需要新的牙本质修复替代疗法。牙本质很难再生，因为牙本质基质仅由成牙本质细胞分泌，该细胞是终末分化细胞。该细胞群的数量有限并且分离起来很复杂。组织工程建议使用可在牙源性刺激下分化的干细胞进行牙本质再生。为此，多孔支架作为仿生牙源微环境已被探索，旨在指导成牙本质细胞样表型细胞系中的干细胞分化。新的替代受损牙本质的方法是应用牙髓干细胞（dental pulp stem cells，DPSC）、来自根尖乳头的干细胞（stem cells from the apical part of the papilla，SCAP），以及来自人脱落乳牙的干细胞（stem cells from human exfoliated deciduous teeth，SHED），在良好的微环境中，这些细胞构成了对于细胞附着、增殖和分化有益的支架。为了促进细胞接种、黏附和分化方面的生物反应，支架必须具有特定的特征，例如高孔隙率和高孔隙互连性，这样支架才能更好地模拟ECM[65]。明胶、胶原蛋白、壳聚糖和透明质酸等天然生物材料已被研究用于口腔组织再生，但它们存在一些物理特性方面的缺点，例如机械性能差和降解动力学不受控制。为了克服天然生物材料的缺点，组织工程越来越多地引入了具有可定制降解率和高加工性能的合成聚合物。因此，具有高孔隙率和良好互连孔的三维（3D）大孔隙率和纳米纤维聚左旋乳酸（poly-L-lactic acid，PLLA）支架被研发用于增强人牙髓干细胞（human dental pulp stem cells，hDPSCs）的牙源性分化[66]。由于缺损尺寸小且缺损形状不规则，注射制剂更适合牙本质缺损。为此，有研究探讨了干细胞合并可注射支架材料的临床转化以用于牙髓再生的可能性。作者证明，脱落乳牙（exfoliated deciduous teeth，SHED）干细胞与 Puramatrix™（肽水凝胶）混合 7 天后，或与重组人Ⅰ型胶原蛋白（rhCollagen）混合 14 天后注射到人前磨牙的根管中，可以产生有功能的牙髓组织。在免疫缺陷小鼠皮下植入自组装肽水凝胶（Puramatrix™）和 rhCollagen Ⅰ型，可以诱导形成牙髓样组织，该组织由成牙本质细胞组成，能够在整个根管中生成新的管状牙本质。令人惊讶的是，新形成的组织显示出与人牙髓组织相似的细胞结构和血管化程度。此外，新设计的牙髓能够产生新的牙本质。没有周围牙齿结构的自组装肽水凝胶（Puramatrix™）和 rhCollagen Ⅰ型支架无法促进成牙本质细胞分化，因为牙本质衍生的信号分子是必需的[67, 68]。有趣的是，支架增加了牙本质唾液酸磷蛋白（dentin sialophosphoprotein，DSPP）的表达，这是成牙本质细胞分化的第一个标志物。DSPP 的过表达预示了矿化的过程[69]。此外，支架的物理特性直接有助于牙髓组织再生。牙本质刺激在牙髓再生中起着关键作用，因为牙本质含有功能性促血管生成因子和诱导血管生成的趋化因子[70]。

对于牙科组织工程，可注射支架比可植入三维支架更有效，因为牙齿缺损通常很小且形状不规则。多孔微球被提议作为用于组织修复的可注射细胞载体[71]。事实上，在一项研究中，由可生物降解且生物相容的聚（L-乳酸）-嵌段-聚（L-赖氨酸）共聚物制成的新型可注射纳米纤维海绵状微球（nanofibrous spongy microspheres，NF-SMS）被测试作为细胞载体来再生牙本质[65]。NF-SMS 的仿生纳米纤维特征和多孔结构显著改善了 hDPSC 在细胞附着、增殖和牙源性分化方面的生物应答。NF-SMS 孔的直径为 10 ~ 20 μm，有利于细胞向内部空间的渗透。高孔隙互连增强了细胞间相互作用，从而促进了若干分化相关通路的激活。在研究中也确实观察到细胞间相互作用、DSPP 的表达和成牙本质细胞的成熟。值得注意的是，NF-SMS 不仅增加了 DSPP 的表达，还增加了其他重要的成骨标志物的水平，例如成骨分化的早期标志物 ALP，它可以调节有机和无机磷酸盐代谢[71]。NF-SMS 也可以诱导骨钙素（osteocalcin，OCN）的表达，OCN 是牙源分化过程中重要的矿化晚期标志物。一些研究报道了各种支架（例如明胶、胶原海绵、多孔陶瓷或纤维钛网）对 hDPSC 的影响，以形成结缔组织而非牙本质样组织[65]，但在 NF-SMS 的存在下新形成的组织体积最大。总之，可注射的 NF-SMS 可以创造一个有利于 hDPSC 增殖、牙源分化和牙本质组织再生的微环境。因此，NF-SMS 作为一种具有很高修复潜力的注射性细胞载体，在临床应用中具有很强的应用价值[71]。

3.4 溶胶 - 凝胶法制备磷酸钙可注射生物材料

溶胶 - 凝胶法最近引起了广泛的关注，因为与固相反应、湿法沉淀和水热合成等传统方法相比，它能够提高所得羟基磷灰石（HA）的化学均匀性。事实上，溶胶 - 凝胶法改善了 HA 的合成条件，因此与等离子喷涂法相关的缺陷相比，溶胶 - 凝胶法提供了更好的结构完整性[72]。此外，在此过程中使用的较低温度允许在各种形状的材料中包含不耐热药物和生物活性分子（即生长因子、肽、树枝状聚合物、抗生素）[72]。此外，杂化有机 - 无机材料可以通过溶胶 - 凝胶法使用 3 种不同的方法形成。第一种是基于有机分子在液体溶胶 - 凝胶中的溶解[72]。第二种是将多孔凝胶浸渍在有机溶液中。在第三种方法中，无机前体要么已经具有有机基团，要么在液体溶液中发生反应以在混合凝胶中形成化学键。溶胶 - 凝胶法由 4 个步骤组成：①无机网络的演变；②胶态悬浮液的形成（溶胶）；③溶胶凝胶化在连续液相中形成网络（凝胶）；④“老化”步骤（溶胶 - 凝胶衍生材料排出液相）。通过溶胶 - 凝胶技术可以形成各种多孔材料，其孔径大小取决于水解的时间和温度，以及所使用的催化剂的种类等因素。溶胶 - 凝胶法可用于合成基于羟基磷灰石（hydroxyapatite，HA）的可注射材料，因为可以获得能快速提高人造 / 天然骨界面稳定性的纳米颗粒[72]。羟基磷灰石长期以来一直是医学应用中研究最多的生物材料之一，因为它具有高生物相容性，并且是骨骼和牙齿矿物质部分的主要成分[73]。为了克服溶胶 - 凝胶法制备 HA 的局限性，如磷酸盐可能水解、原料成本高、pH 控制严格、搅拌剧烈和时间长，可以使用非醇盐基溶胶 - 凝胶法，其中钙和磷酸盐前体分别是四水合硝酸钙和五氧化二磷[72]。聚己内酯 / 羟基磷灰石（polycaprolactone/hydroxyapatite，PCL/HA）等有机 - 无机复合材料可以采用溶胶 - 凝胶法合成。溶胶 - 凝胶工艺允许在分子水平上将钙和磷前体与聚合物链混合，以获得分散性增强并在无机相和聚合物基质之间作用良好的复合材料。研究观察到使用溶胶 - 凝胶技术合成的纳米级羟基磷灰石颗粒在聚合物基质中均匀分布（图 3.3）。纳米级羟基磷灰石颗粒的均匀分布增强了复合材料的生物活性和骨修复能力。因为这些材料能够增加成骨细胞黏附、增殖并抑制破骨细胞功能[72]。此外，与传统磷灰石相比，涂有纳米级羟基磷灰石颗粒的金属可诱导新骨形成。研究已经开发出基于含锶羟基磷灰石（Sr-HA）和碳纳米管（carbon nanotube，CNT）的创新可注射复合材料，作为治疗重塑受损骨骼的增强成分。除了生产羟基磷灰石 - 碳纳米管（HA-CNT）复合材料的传统工艺外，溶胶 - 凝胶法等创新技术可以通过加入锶来增加骨矿物质密度并减少骨吸收[2]。众所周知，锶（Sr）在刺激骨形成和减少骨吸收方面发挥着关键作用。此外，Sr 还能够增强生物材料的生物活性和生物相容性。生产 HA-CNT 复合材料的传统工艺基于物理化学共混方法，包括球磨[74]和在溶剂中混合[75]。最初，溶胶 - 凝胶法用于由正硅酸四乙酯［TEOS，$Si(OC_2H_5)_4$］与水和互溶剂混合形成均匀溶液来制备硅酸盐。最近，出现了新的试剂，因此可以使用这种方法合成新型无机氧化物和有机 - 无机杂化材料。此外，溶胶 - 凝胶技术提供了在较低温条件下合成的可能，从而防止底物和（或）耐热药物和生长因子的机械降解。因此，文献报道溶胶 - 凝胶工艺在较低温度下热处理后可以获得高质量的 HA 涂层。HA 的合成需要最终产物中 Ca 和 P 之间的摩尔比正确，为 1.67。溶胶 - 凝胶 HA 合成采用了钙和磷前体之间的多种组合。然而，磷酸钙（CaP）材料的抗压强度有限，其用途仅限于非承压应用，如颌面手术或颅面缺损修复和牙科填充[2]。在此基础上，最近的研究旨在研究合成基于含锶羟基磷灰石（Sr-HA）和碳纳米管作为增强成分的可注射复合材料（图 3.4）。碳纳米管作为增强成分没有严重毒性，并且对成骨细胞的附着和铺展具有促进作用[76]。Nayak 等[77]还表明，CNT 薄膜的表面粗糙度可能会对材料表面上的蛋白质吸附产生影响，从而改善 hMSCs 增殖和分化成骨谱系的生物反应。此外，最近的一项研究[78]报道，多壁碳纳米管（multi-walled carbon nanotube，MWCNT）对体内破骨细胞骨吸收，以及对体外破骨细胞生成中涉及的必需转录因子具有抑制作用。用 CNT 材料增强的可注射锶改性钙磷凝胶能够诱导成骨标志物表达，例如磷酸酶（phosphatase activity，ALP）活性，这是最广泛使用的成骨分化标志物之一，被认为是矿化开始的必要先决条件[2]。此外，一些成骨相关分子（如 OPN 和 OCN）的表达在

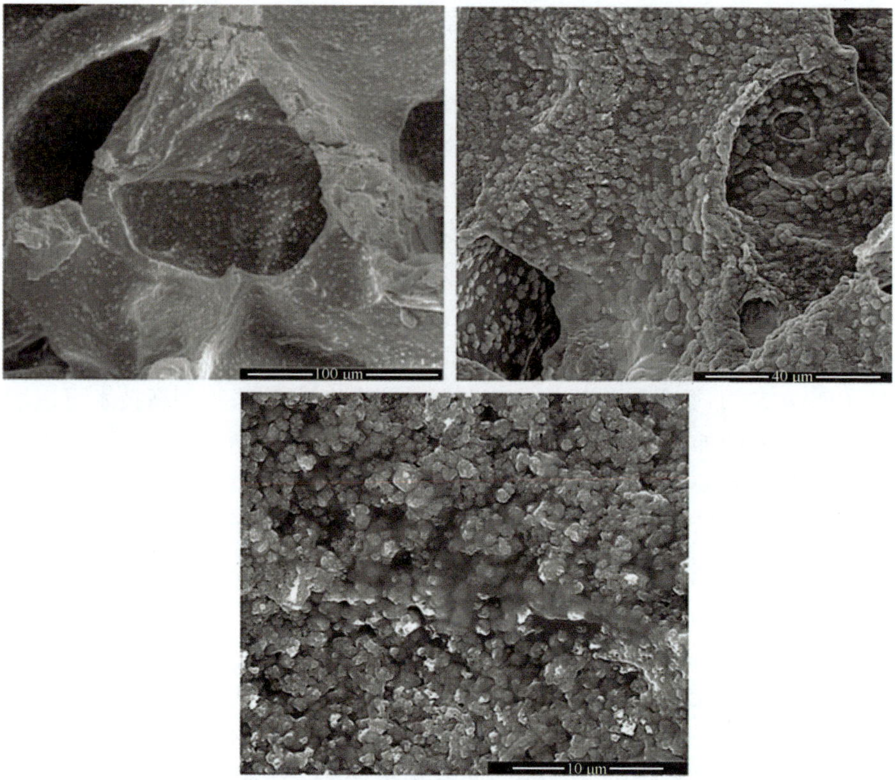

图 3.3　应用溶胶 - 凝胶技术和杂化材料合成得到羟基磷灰石颗粒在聚合物基体中的分布

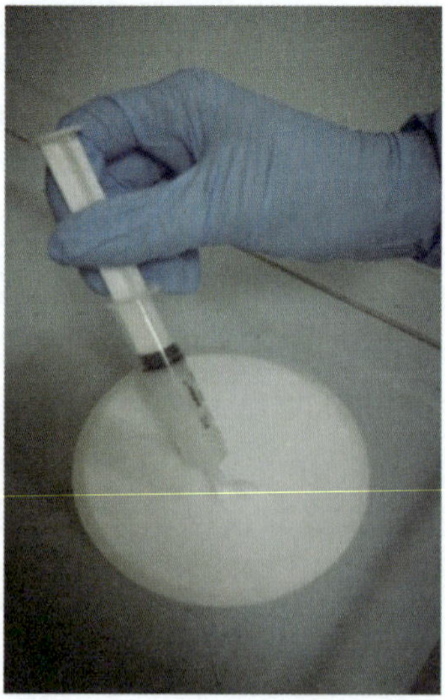

图 3.4　可注射的锶改性磷酸钙

可注射的 CNT 增强锶改性磷酸钙凝胶的存在下得到促进，从而证实了这些生物材料支持 MSC 向成骨细胞样表型分化的能力[79]。这些结果表明，可注射水凝胶在牙髓再生中的应用潜力，该水凝胶可以分散在封闭的小空间内，例如根管系统。可注射生物材料也可以参与血管生成过程，因为它们促进细胞 - 细胞和细胞 - 细胞外基质的串扰。该功能在牙髓再生中发挥着关键作用，因为这些可注射支架可以在 DPSC 和 HUVEC 之间产生相互作用，从而重塑毛细血管样结构。然而，在体外构建稳定的血管网络很困难，因为内皮细胞（endothelial cell，EC）的生存、增殖、迁移和血管形态发生需要特定的环境元素，例如特定的 pH 范围、信号分子和生长因子。

3.5　结论

生物医学的主要挑战是通过使用创新支架从初始干细胞系开始再生所有组织类型。这一目标为基于干细胞的新组织再生疗法打开了大门。基于支架和干细胞组合的新疗法可以改善超过 20 亿接受再生手术的患者的生活质量预期。在牙科领域，目标是用牙齿及口腔来源的间充质干细胞替代受损或退化的组织。因此，可注射生物材料的使用对于牙髓和骨组织工程尤其有吸引力，因为它们可以对生长因子、药物和细胞进行简单的混合配制。总之，可注射生物材料的可调性使其适合诱导人类牙齿间充质干细胞的牙源分化和矿化。

参考文献

1. Drangsholt MT. A new causal model of dental diseases associated with endocarditis. Ann Periodontol. 1998;3(1):184–96.
2. Raucci MG, Alvarez-Perez M, Giugliano D, Zeppetelli S, Ambrosio L. Properties of carbon nanotube-dispersed Sr-hydroxyapatite injectable material for bone defects. Regen Biomater. 2016;3(1):13–23. doi:10.1093/rb/rbv026.
3. Wennström A, Boman UW, Ahlqwist M, Björkelund C, Hakeberg M. Perceived mental stress in relation to oral health over time in middle-aged Swedish women. Community Dent Health. 2015;32(4):241–6.
4. Miran S, Mitsiadis TA, Pagella P. Innovative dental stem cell-based research approaches: the future of dentistry. Stem Cells Int. 2016;2016:7231038.
5. Salaria SK, Ghuman SK, Kumar S, Sharma G. Management of localized advance loss of periodontal support associated grade II furcation and intrabony defect in chronic periodontitis patient through amalgamation of platelet-rich fibrin and hydroxyapatite bioactive glass composite granules. Contemp Clin Dent. 2016;7(3):405–8.

6. Gupta G. Clinical and radiographic evaluation of intra-bony defects in localized aggressive periodontitis patients with platelet rich plasma/hydroxyapatite graft: a comparative controlled clinical trial. Contemp Clin Dent. 2014;5(4):445–51.
7. Mitsiadis TA, Orsini G, Jimenez-Rojo L. Stemcell-based approaches in dentistry. Eur Cells Mater. 2015;30:248–57.
8. Mitsiadis TA, Harada H. Regenerated teeth:the future of tooth replacement. An update Regen Med. 2015;10(1):5–8.
9. Ricketts D. Management of the deep carious lesion and the vital pulp dentine complex. Br Dent J. 2001;191(11):606–10.
10. Jiménez-Rojo L, Granchi Z, Woloszyk A, Filatova A, Pagella P, Mitsiadis TA. Regenerative dentistry: stem cells meet nanotechnology (chapter 1). Boca Raton: Pan Stanford; 2016.
11. Pagella P, Neto E, Lamghari M, Mitsiadis TA. Investigation of orofacial stem cell niches and their innervation through microfluidic devices. Eur Cells Mater. 2015;29:213–23.
12. Albuquerque MT, Valera MC, Nakashima M, Nör JE, Bottino MC. Tissue-engineering-based strategies for regenerative endodontics. J Dent Res. 2014;93(12):1222–31.
13. Bottino MC, Thomas V, Schmidt G, Vohra YK, Chu TM, Kowolik MJ, et al. Recent advances in the development of GTR/GBR membranes for periodontal regeneration—a materials perspective. Dent Mater. 2012;28:703–21.
14. Cordeiro MM, Dong Z, Kaneko T, Zhang Z, Miyazawa M, Shi S, et al. Dental pulp tissue engineering with stem cells from exfoliated deciduous teeth. J Endod. 2008;34:962–9.
15. Huang GT. Pulp and dentin tissue engineering and regeneration: current progress. Regen Med. 2009;4:697–707.
16. Rosa V, Zhang Z, Grande RH, Nör JE. Dental pulp tissue engineering in full-length human root canals. J Dent Res. 2013;92:970–5.
17. Abou Neel EA, Chrzanowski W, Salih VM, Kim HW, Knowles JC. Tissue engineering in dentistry. J Dent. 2014;42(8):915–28.
18. Whitman DH, Berry R, Green D. Platelet gel: an autologous alternative to fibrin glue with applications in oral and maxillofacial surgery. J Oral Maxillofac Surg. 1997;55:1294–9.
19. Marx RE, Carlson ER, Eichstaedt RM, et al. Platelet-rich plasma: growth factor enhancement for bone grafts. Oral Surg Oral Med Oral Pathol Oral Radiol Endod. 1998;85:638–46.
20. Marrelli M, Pacifici A, Di Giorgio G, Cassetta M, Stefanelli LV, Gargari M, Promenzio L, Annibali S, Cristalli MP, Chiaravalloti E, Pacifici L, Tatullo M. Diagnosis and treatment of a rare case of adenomatoid odontogenic tumor in a young patient affected by attenuated familial adenomatosis polyposis (aFAP): case report and 5 year follow-up. Eur Rev Med Pharmacol Sci. 2014;18(2):265–9.
21. Tatullo M, Marrelli M, Cassetta M, Pacifici A, Stefanelli LV, Scacco S, Dipalma G, Pacifici L, Inchingolo F. Platelet rich fibrin (P.R.F.) in reconstructive surgery of atrophied maxillary bones: clinical and histological evaluations. Int J Med Sci. 2012;9(10):872–80.
22. TatulloM, MarrelliM, PaduanoF. The regenerative medicine in oral and maxillofacial surgery: the most important innovations in the clinical application of mesenchymal stem cells. Int J Med Sci2015;12(1):72–77. doi:10.7150/ijms.10706. eCollection 2015.
23. Dobie K, Smith G, Sloan AJ, Smith AJ. Effects of alginate hydrogels and TGF-β1 on human dental pulp repair in vitro. Connect Tiss Res. 2002;43:387–90.
24. Yang X, Han G, Pang X, Fan M. Chitosan/collagen scaffold containing bone morphogenetic protein-7 DNA supports dental pulp stem cell differentiation in vitro and in vivo. J Biomed Mater Res A. 2012; doi:10.1002/jbm.a.34064.
25. van den Dolder J, Farber E, Spauwen PH, Jansen JA. Bone tissue reconstruction using titanium fiber mesh combined with rat bone marrow stromal cells. Biomaterials. 2003;24:1745–50.
26. Seo BM, Miura M, Gronthos S, Bartold PM, Batouli S, Brahim J, Young M, Robey PG, Wang CY, Shi S. Investigation of multipotent postnatal stem cells from human periodontal ligament. Lancet. 2004;364:149–55.
27. Murphy MB, Moncivais K, Caplan AI. Mesenchymal stem cells: environmentally responsive therapeutics for regenerative medicine. Exp Mol Med. 2013;45:e54.

28. Moshaverinia A, Chen C, Xu X, Ansari S, Zadeh HH, Schricker SR, Paine ML, Moradian-Oldak J, Khademhosseini A, Snead ML, Shi S. Regulation of the stem cell-host immune system interplay using hydrogel coencapsulation system with an anti-inflammatory drug. Adv Funct Mater. 2015;25(15):2296–307.
29. Sundelacruz S, Kaplan DL. Stem cell- and scaffold-based tissue engineering approaches to osteochondral regenerative medicine. Semin Cell Dev Biol. 2009;20:646–55.
30. Gimble JM, Katz AJ, Bunnell BA. Adipose-derived stem cells for regenerative medicine. Circ Res. 2007;100:1249–60.
31. Gimble JM. Adipose tissue-derived therapeutics. Expert Opin Biol Ther. 2003;3:705–13.
32. Yu J, Vodyanik MA, Smuga-Otto K, Antosiewicz-Bourget J, Frane JL, Tian S, Nie J, Jonsdottir GA, Ruotti V, Stewart R, Slukvin II, Thomson JA. Induced pluripotent stem cell lines derived from human somatic cells. Science. 2007;318:1917–20.
33. Izadpanah R, Trygg C, Patel B, Kriedt C, Dufour J, Gimble JM, Bunnell BA. Biologic properties of mesenchymal stem cells derived from bone marrow and adipose tissue. J Cell Biochem. 2006 Dec 1;99(5):1285–97.
34. Nagamura-Inoue T, He H. Umbilical cord-derived mesenchymal stem cells: their advantages and potential clinical utility. World J Stem Cells. 2014;6(2):195–202.
35. Xiao L, Nasu M. From regenerative dentistry to regenerative medicine: progress, challenges, and potential applications of oral stem cells. Stem Cells Cloning. 2014;7:89–99.
36. AndersonHJ, SahooJK, UlijnRV, DalbyMJ. Mesenchymal stem cell fate: applying biomaterials for control of stem cell behavior. Front Bioeng Biotechnol2016 13;4:38. doi: 10.3389/fbioe.2016.00038. eCollection 2016.
37. Kovach TK, Dighe AS, Lobo PI, Cui Q. Interactions between MSCs and immune cells: implications for bone healing. J Immunol Res. 2015;2015:752510. doi:10.1155/2015/752510. Epub 2015 Apr 27.
38. Qu T, Jing J, Jiang Y, Taylor RJ, Feng JQ, Geiger B, Liu X. Magnesium-containing nanostructured hybrid scaffolds for enhanced dent in regeneration. Tissue Eng Part A. 2014;20(17–18):2422–33.
39. Qu T, Liu X. Nano-structured gelatin/bioactive glass hybrid scaffolds for the enhancement of odontogenic differentiation of human dental pulp stem cells. J Mater Chem B Mater Biol Med. 2013;1(37):4764–72.
40. Engler AJ, Sen S, Sweeney HL, Discher DE. Matrix elasticity directs stem cell lineage specification. Cell. 2006;126:677–89.
41. Lian Q, Zhang Y, Zhang J, Zhang HK, Wu X, Zhang Y, Lam FF, Kang S, Xia JC, Lai WH, Au KW, Chow YY, Siu CW, Lee CN, Tse HF. Functional mesenchymal stem cells derived from human induced pluripotent stem cells attenuate limb ischemia in mice. Circulation. 2010;121:1113–23.
42. Zhang QZ, Nguyen AL, Yu WH, Le AD. Human oral mucosa and gingiva: a unique reservoir for mesenchymal stem cells. J Dent Res. 2012;91:1011–8.
43. Kishi T, Takao T, Fujita K, Taniguchi H. Clonal proliferation of multipotent stem/progenitor cells in the neonatal and adult salivary glands. Biochem Biophys Res Commun. 2006;340:544–52.
44. De Bari C, Dell'Accio F, Vanlauwe J, Eyckmans J, Khan IM, Archer CW, Jones EA, McGonagle D, Mitsiadis TA, Pitzalis C, Luyten FP. Mesenchymal multipotency of adult human periosteal cells demonstrated by single-cell lineage analysis. Arthritis Rheum. 2006;54:1209–21.
45. Marrelli M, Paduano F, Tatullo M. Cells isolated from human periapical cysts express mesenchymal stem cell-like properties. Int J Biol Sci. 2013;9:1070–8.
46. Kumarand A, Brockes JP. Nerve dependence in tissue,organ, and appendage regeneration. Trends Neurosci. 2012;35(11):691–9.
47. Baylan N, Bhat S, Ditto M, Lawrence JG, Lecka-Czernik B, Yildirim-Ayan E. Polycaprolactone nanofiber interspersed collagen type-I scaffold for bone regeneration: a unique injectable osteogenic scaffold. Biomed Mater. 2013;8:045011.

48. Cavalcanti BN, Zeitlin BD, Nör JE. A hydrogel scaffold that maintains viability and supports differentiation of dental pulp stem cells. Dent Mater. 2013;29(1): 97–102.
49. Ishimatsu H, Kitamura C, Morotomi T, Tabata Y, Nishihara T, Chen KK, et al. Formation of dentinal bridge on surface of regenerated dental pulp in dentin defects by controlled release of fibroblast growth factor-2 from gelatin hydrogels. J Endod. 2009;35:858–65.
50. Nagy MM, Tawfik HE, Hashem AA, Abu-Seida AM. Regenerative potential of immature permanent teeth with necrotic pulps after different regenerative protocols. J Endod. 2014;40:192–8.
51. Dissanayaka WL, Hargreaves KM, Jin L, Samaranayake LP, Zhang C. The interplay of dental pulp stem cells and endothelial cells in an injectable peptide hydrogel on angiogenesis and pulp regeneration in vivo. Tissue Eng Part A. 2015;21(3–4):550–63.
52. Lu Q, Pandya M, Rufaihah AJ, Rosa V, Tong HJ, Seliktar D, Toh WS. Modulation of dental pulp stem cell odontogenesis in a tunable PEG-fibrinogen hydrogel system. Stem Cells Int. 2015;2015:525367.
53. Li Y, Fang X, Jiang T. Minimally traumatic alveolar ridge augmentation with a tunnel injectable thermo-sensitive alginate scaffold. J Appl Oral Sci. 2015;23(2):215–23.
54. Koop R, Merheb J, Quirynen M. Periodontal regeneration with enamel matrix derivative in reconstructive periodontal therapy: a systematic review. J Periodontol. 2012;83:707–20.
55. Prieto EM, Page JM, Harmata AJ, Guelcher SA. Injectable foams for regenerative medicine. Wiley Interdiscip Rev Nanomed Nanobiotechnol. 2014;6:136–54.
56. Oortgiesen DA, Meijer GJ, Bronckers AL, Walboomers XF, Jansen JA. Regeneration of the periodontium using enamel matrix derivative in combination with an injectable bone cement. Clin Oral Investig. 2013;17(2):411–21.
57. Boix D, Gauthier O, Guicheux J, Pilet P, Weiss P, Grimandi G, Daculsi G. Alveolar bone regeneration for immediate implant placement using an injectable bone substitute: an experimental study in dogs. J Periodontol. 2004;75(5):663–71.
58. Liu Q, Cen L, Yin S, Chen L, Liu G, Chang J, Cui L. A comparative study of proliferation and osteogenic differentiation of adipose-derived stem cells on akermanite and beta-TCP ceramics. Biomaterials. 2008;29(36):4792–9.
59. Daculsi G, Uzel AP, Weiss P, Goyenvalle E, Aguado E. Developments ininjectable multiphasic biomaterials. The performance of microporous biphasic calcium phosphate granules and hydrogels. J Mater Sci Mater Med. 2010;21(3):855–61.
60. Ferreira JR, Padilla R, Urkasemsin G, Yoon K, Goeckner K, Hu WS, Ko CC. Titanium-enriched hydroxyapatite-gelatin scaffolds with osteogenically differentiated progenitor cell aggregates for calvaria bone regeneration. Tissue Eng Part A. 2013;19:1803–16.
61. Joshi N, Sujan S, Joshi K, Parekh H, Dave B. Prevalence, severity and related factors ofdentalcaries in school going children of Vadodara city—an epidemiological study. J Int Oral Health. 2013;5:35.
62. Srivastava R, Gupta SK, Mathur VP, Goswami A, Nongkynrih B. Prevalence of dental caries and periodontal diseases, and their association with socio-demographic risk factors among older persons in Delhi, India: a community-based study. Southeast Asian J Trop Med Public Health. 2013;44:523.
63. Hodgdon A. Dental and related infections. Emerg Med Clin North Am. 2013;31(2):465–80.
64. Huang GT. Dental pulp and dentin tissue engineering and regeneration: advancement and challenge. Front Biosci (Elite Ed). 2011;3:788–800.
65. Fonzar F, Fonzar A, Buttolo P, Worthington HV, Esposito M. The prognosis ofroot canal therapy: a 10-year retrospective cohort study on 411 patients with1175 endodontically treated teeth. Eur J Oral Implantol. 2009;2(3):201–8.
66. Kuang R, Zhang Z, Jin X, Hu J, Gupte MJ, Ni L, Ma PX. Nanofibrous spongy microspheres enhance odontogenic differentiation of human dental pulp stem cells. Adv Healthc Mater. 2015;4(13):1993–2000.
67. Wang J, Liu X, Jin X, Ma H, Hu J, Ni L, Ma PX. The odontogenic differentiation of human dental pulp stem cells on nanofibrous poly(L-lactic acid) scaffolds in vitro and in vivo. Acta Biomater. 2010;6(10):3856–63.

68. Casagrande L, Demarco FF, Zhang Z, Araujo FB, Shi S, Nör JE. Dentin-derived BMP-2 and odontoblast differentiation. J Dent Res. 2010;89:603–8.
69. Suzuki S, Sreenath T, Haruyama N, Honeycutt C, Terse A, Cho A, et al. Dentin sialoprotein and dentin phosphoprotein have distinct roles in dentin mineralization. Matrix Biol. 2009;28:221–9.
70. Zhang R, Cooper PR, Smith G, Nör JE, Smith AJ. Angiogenic activity of dentin matrix components. J Endod. 2011;37:26–30.
71. Fang J, Zhang Y, Yan S, Liu Z, He S, Cui L, Yin J. Poly(L-glutamicacid)/chitosan polyelectrolyte complex porous microspheres as cell microcarriers for cartilage regeneration. Acta Biomater. 2014;10(1):276–88.
72. D'Antò V, Raucci MG, Guarino V, Martina S, Valletta R, Ambrosio L. Behaviour of human mesenchymal stem cells on chemically synthesized HA-PCL scaffolds for hard tissue regeneration. J Tissue Eng Regen Med. 2016;10(2):E147–54.
73. Pepla E, Besharat LK, Palaia G, Tenore G, Migliau G. Nano-hydroxyapatite and its applications in preventive, restorative and regenerative dentistry: a review of literature. Ann Stomatol. 2014;5(3):108–14.
74. Balazsi C, Konya Z, Weber F, et al. Preparation and characterization of carbon nanotube reinforced silicon nitride composites. Mater Sci Eng C. 2003;23:1133–7.
75. Xia Z, Riester L, Curtin WA, et al. Direct observation of toughening mechanisms in carbon nanotube ceramic matrix composites. Acta Mater. 2004;52:931–44.
76. Nassar EJ, Ciuffi KJ, Calefi PS, Rocha LA, De Faria EH, eSilva MLA, Luz PP, Bandeira LC, Cestari A; Fernandes CN. Biomaterials and sol–gel process: a methodology for the preparation of functional materials (Chapter 1). Biomater Sci Eng. 2016. doi:10.5772/23202.
77. Aoki N, Yokoyama A, Nodasaka Y, et al. Cell culture on a carbon nanotube scaffold. Biomed Nanotech. 2005;1:402–5.
78. Nayak TR, Jian L, Phua LC, et al. Thin films of functionalized multiwalled carbon nanotubes as suitable scaffold materials for stem cells proliferation and bone formation. ACS Nano. 2010;4:7717–24.
79. Narita N, Kobayashi Y, Nakamura H, et al. Multiwalled carbon nanotubes specifically inhibit osteoclast differentiation and function. Nano Lett. 2009;9:1406–13.

第 4 章
骨组织工程与再生医学中的先进材料

Antonio Apicella，Davide Apicella，Jamaluddin Syed 和 Raffaella Aversa

（张云帆，柳大为　译）

4.1 引言

创新指产生新产品、设备或消费服务的创造力，能够增加投资资本的回报价值。现如今，制造业厂商意识到创新和创造力是发掘增长和释放潜力的关键因素。在生物医学应用领域也同样如此。

我们的理念是通过系统方法探索创新领域，寻找适合产业化应用的解决方案。使用基于人工智能的特定软件的新技术，进行集成设计并测试它们的适用性（集成设计方法）。

这种进化型设计强调了通过自身可持续系统的复杂性驱动的自适应平行演化，来研究新材料、技术，以及设计进展的概念。

值得一提的是，我们关注到这样一个事实，即每年进入纳米和先进材料领域的不同学科的研究人员数量持续增长。在国际舞台上，关于纳米材料越来越多的令人兴奋的新想法和新机遇正在逐步变为现实。

我们认为仿生、生物力学和组织工程是与提升新型修复体植入物可靠性相关的三个交叉学科领域。

这些学科的交叉点也是创新热点：纳米技术、生物学与结构设计共同定义了一个广阔并具有巨大创新潜力的研究领域，如智能多功能纳米材料、3D 金属打印工艺、结构分析及仿生修复体系统。

从这种自然逐步改进型方法开始，我们认为，在生物医学领域等复杂系统中寻找创新时，重要的是平衡两个冲突目标：利用现有的具有价值的解决方案，还是探索全新的研究空间。

模仿自然进化的机制，即生物种群通过选择、基因交叉和突变代代相传来适应环境，我们应该在创建过程中评估候选设计和设计变量的目标函数值的适合性[1]。

由于生物测试和数学方法密切相关，将体外和体内试验与计算机模拟相结合是我们课题组一直采用的可靠方法[2-9]。

我们采用的创新性方法将仿生学、生物力学研究与用于再生医学的成骨细胞和干细胞培养的新型复合纳米材料相结合。这些新型材料能提供与生物力学适配和营养丰富的微环境。

新型陶瓷 - 聚合物杂化纳米复合材料已采用仿生有限元分析（finite element analysis，FEA）、计算机断层扫描解剖表征与重建，以及组织工程支架的计算机辅助设计进行平行研究。

我们的多学科方法包括仿生学、生物力学和组织工程，这些领域与设计生物力学活性骨组织支架密切相关。在进行支架体内骨化和矿化实验时会遵循仿生和生物力学方法。

机体活动产生的机械信号驱动骨骼的生长、骨化及稳态维持。生物组织生长的数学模型与局部几何特征和应变分布相关。通过传统和创新方案结合的方式，进行体内试验的多阶段连续描述，将有限元分析与局部骨骼形态、骨组织力学与软骨内骨化模式相联系[2-8, 10, 11]。这些新方案使用了新的生物结构复合材料。考虑到骨自然进化的过程，它是一种由无机纳米羟基磷灰石晶体强化的相互缔结的有机成分（胶原蛋白）构成的复合生物材料，有机相与无机相在纳米尺度上相结合，决定了其纳米结构特征和力学性能[12-14]。

正确选择基材，进行后续研发需要了解其结构和性能之间的关系。生物力学和仿生学可以提升先进材料和新技术的潜力。

随着人工智能的不断进步，“硅基”的人工合成计算能力缩短了评估设计思想可靠性的决策时间[2, 4, 6, 8, 9, 15, 16]。

本章评估了复合材料用于骨组织修复的进展，以及控制材料纳米结构的化学过程。该研究涵盖以下科学领域。

- 生物力学　人体骨骼的生物仿真建模研究。
- 仿生学　利用医学纳米技术开发受自然启发的材料。
- 由多孔结构纳米复合材料和杂化基质组成，能够促进骨整合的生物力学活性支架。

4.1.1　生物仿真的进展

关于下颌骨[2, 4-8, 10, 11, 15, 17]和牙齿[3, 9, 18, 19]的数学、生物力学和形态学建模的开创性研究表明，该方法可以成功地应用于骨组织工程。最新纳米材料学的技术进展已将仿生和组织工程圈定为新兴领域，可能会发展出新的修复系统[2, 4, 15, 20, 21]，恢复组织工程骨的生物力学、结构、功能和美学完整性。

研究这些内容的仿生学就成为了生物学和工程学之间的自然联系，从而能够改进生物启发材料生产的生物学标准与模型，并充分设计修复体系统。然而，了解骨骼的基本力学和适应性能对于设计生物力学和生物学干扰最小的新型仿生修复体至关重要。

自古以来，我们身体的某些部分在缺损时就会被人造修复体所取代。所选用的材料应避免在与人体组织或体液接触时出现任何不良反应。

生物材料的选择与生物相容性及替代的器官或骨骼功能相关。然而，只有在过去的 20 年里，通过纳米涂层和表面改性，这些界面效应的研究才得以进展[22-27]。

4.1.2 新型生物材料

活体组织对植入合成材料的反应有多种模式，但通常局限于界面处的反应。

Hutmacher[28]、Jones 和 Clare[29]，以及 Hoppe 等[30]定义的 3 个术语描述了生物材料的组织反应行为：

- 生物惰性，例如牙科应用的氧化铝。
- 生物降解性，例如磷酸三钙。
- 生物活性，例如金属种植体表面的羟基磷灰石涂层、生物玻璃。

此外，如能考虑到生物力学性能对细胞生长和分化的作用，可以实现材料进一步的提升。纳米生物陶瓷已被证明通过生物力学的相互作用帮助骨组织自然愈合。这些材料被报道能够促进组织再生和生理功能的恢复[4, 5, 8, 31-34]。

4.1.3 组织工程新观点

骨植入物需要维持更长的成功存续时间而不进行手术再干预[35-39]。因此，研发具有高耐久性和生物相容性的材料和修复系统是十分重要的[20, 40-44]。

复合材料和产品开发的进化设计路径如图 4.1 所示。如新型仿生陶瓷 - 聚合物杂化材料[4, 5, 8, 34, 45]，囊括了一些相关研究及产业化实践。

开发金属增材制造技术在新产品生产中的潜力[4]，以及将计算机、体外和体内测试相结合的高度非线性生物真实性建模[2, 15]。

支架材料和修复体应与植入骨区域相匹配（即相近的材料弹性模量和植入修复体形状）。

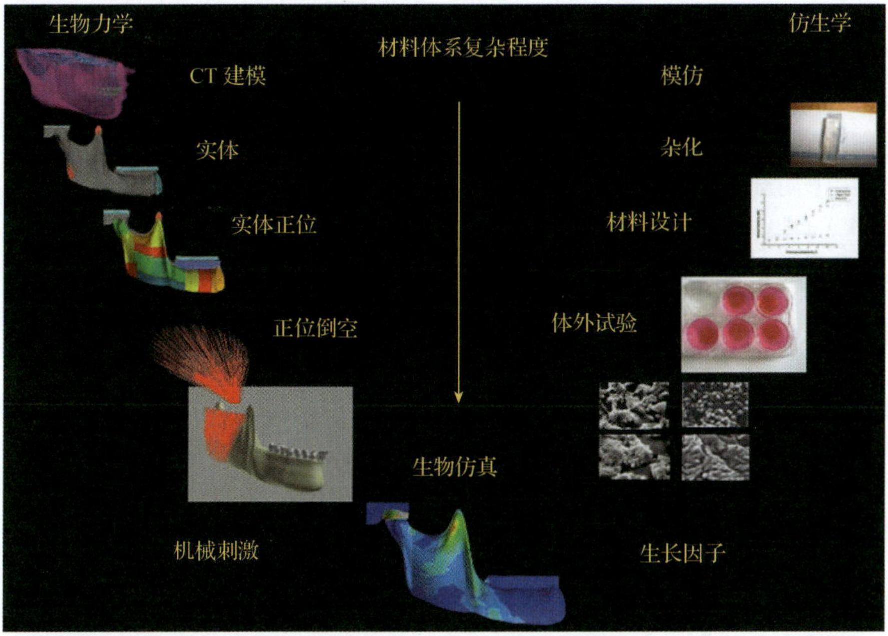

图 4.1 生物医学修复领域进化设计过程中的协同研究进展

目前的植入材料具有比骨骼更高的硬度，它们改变了骨应力生理分布，阻碍应力骨传导，导致应力屏蔽、骨吸收及种植体松动[19, 21, 46, 47]。

由于强度与硬度与骨骼相匹配，特制材料可用于服役时间更长的生物力学适配种植体，具有巨大前景[2, 4, 5, 8]。

此外，干细胞在三维陶瓷支架中的黏附、分化和生长也受益于生物力学整合概念。这一新策略可将健康细胞直接植入骨缺损区域[48-51]。

我们的团队正在开发临床可行且有效的策略，将传统的生物陶瓷种植体与干细胞生长分化知识相结合。即在生物陶瓷纳米复合材料中培养的干细胞可用于大范围骨修复，大概率能够实现功能的全面恢复及新骨在杂化支架中的整合。

4.1.4 仿生

天然的高强度复合材料，如海胆齿、珍珠母或骨本身，其力学特性源于纳米结构。有机相在纳米尺度上起到高度耗能的塑性网络作用，抑制裂纹扩展（高弹性）。

骨的适应性表现在微观尺度上，这是由于骨形成和骨吸收机制之间的耦合。

此过程有赖于破骨细胞吸收成骨细胞与前体细胞重新生成成骨细胞的骨代谢动态平衡。耦合过程可以被认为是一种复杂的动态重塑机制，涉及不同类型细胞、生化和力学刺激的相互作用。骨改建“非同步地发生在骨骼”[52]中的许多部位，原因在于特定生理负荷水平的力学刺激是作用于局部的。成骨细胞在特定的生化及机械刺激下成熟，转化为矿化成骨的骨细胞。如果破骨细胞没有得到正常生理状态下的机械刺激，则可能出现骨吸收，正如种植体植入后可能发生的那样。

4.1.5 生物工程及生物活性支架

理想的骨支架材料应具备足够的刚性且有弹性，以便立即取代缺损处骨的功能[34, 53-55]。基于骨再生标准，我们开发了新的生物活性材料，旨在通过促进成骨细胞增殖和干细胞分化来促进骨组织的形成[34, 45]。

与天然骨组织相似纳米结构的材料是骨修复中最具前景的选择之一[4, 19, 56]。

模拟骨骼力学特征的新型高生物活性无定形气相二氧化硅纳米复合材料已被报道作为潜在的候选支架材料。

气相二氧化硅纳米颗粒的存在增加了聚合物羟基和二氧化硅纳米颗粒氧原子间的氢键，从而提高了聚合物网络的自组织性能[7]。

材料内部的强氢键增加了纳米复合材料的硬度的同时保持了颜色透明，并获得了良好的纳米颗粒分布和机械强度[4-8, 10, 11, 34]。其高硬度克服了水凝胶在骨组织工程中应用的主要问题。

早期研究证实，杂化纳米复合材料具有适配的仿生和骨传导性能，可以作为具有生物力学活性的支架材料[4-6, 8, 9, 34]。

如前所述，生理状态下的骨形成与改建，协同塑造了骨发挥正常功能的形态。相反，在骨中使用高刚性金属种植体，即使功能得到了恢复，应力和应变分布的生物力学平衡也会发生显著变化[9, 15, 19]。

外力负荷导致骨变形，产生成骨细胞可以感知和响应的机械信号。

骨形成和改建由以下阈值信号驱动和调控[12-14, 57, 58]。骨重建过程通过清除受损组织并用新骨替换来修复损伤。此外，过度或不足的力学负荷会改变这种重塑过程[57]。Wolff[58]的早期研究表明，骨对外界的力学应答可能会导致其结构的改变。Frost[12]描述了特定负荷下骨组织反应的数学关系，定量地阐释了骨形变[14]。骨改建过程通过新生结构骨修复受损组织来完成。

4.1.6　生物仿真模型及有限元分析

健康骨的生长的生理机制可被描述为生物学和工程学之间的迭代过程。对生物体系进行逆向工程获得的知识可以向生物学提供反馈，从而使我们对医学应用工程进一步发展的可能途径有更确定和完整的理解。

我们的研究使用了新的诊断及工程手段，如上颌骨区域核磁共振或 CT 分割和实体 CAD 重建（即 Materialize Mimics 和 3Matics），这些手段可准确描述软硬组织精细的解剖结构。

因此，生物学知识与临床的结合是至关重要的。从骨、牙周膜和牙槽骨的生物力学建模开始，构建更加可靠的生物仿真模型，通过有限元分析来深入了解生物对不断变化的生物力学环境的反应。

在研究中生物手段和数字手段可以紧密交织，将体内、外试验与计算机模拟相结合是一种具有前景的策略（图 4.2）。

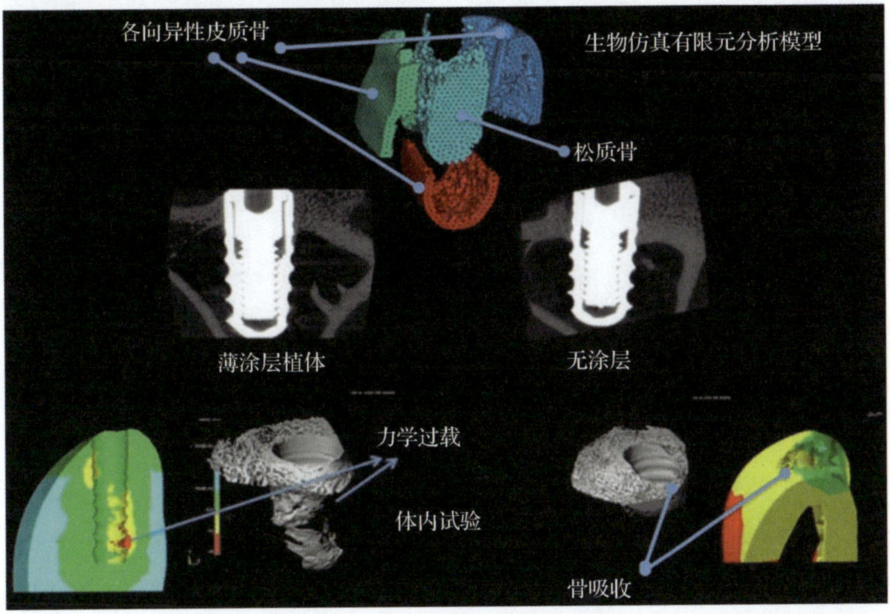

图 4.2　成骨活性涂层钛种植体（左）与无活性涂层钛种植体（右）在体水平及计算机模拟的骨传导作用评价

然而，在数字模型的发展及其实际应用过程中，还有若干关键部分有待探索。

应对涉及干细胞的组织工程进行平行的生物实验及有限元分析模拟，

从而进一步研究影响支架和修复体系统生物效能的几个同时相互作用的力学变量。

在变载荷环境下，对应力和应变的分布采用特定的数字化软件评估[2, 4, 5, 8]。有限元分析的数字化模型已经被体内或体外试验证实是确定最佳修复设计及材料选择的利器（图 4.3）。

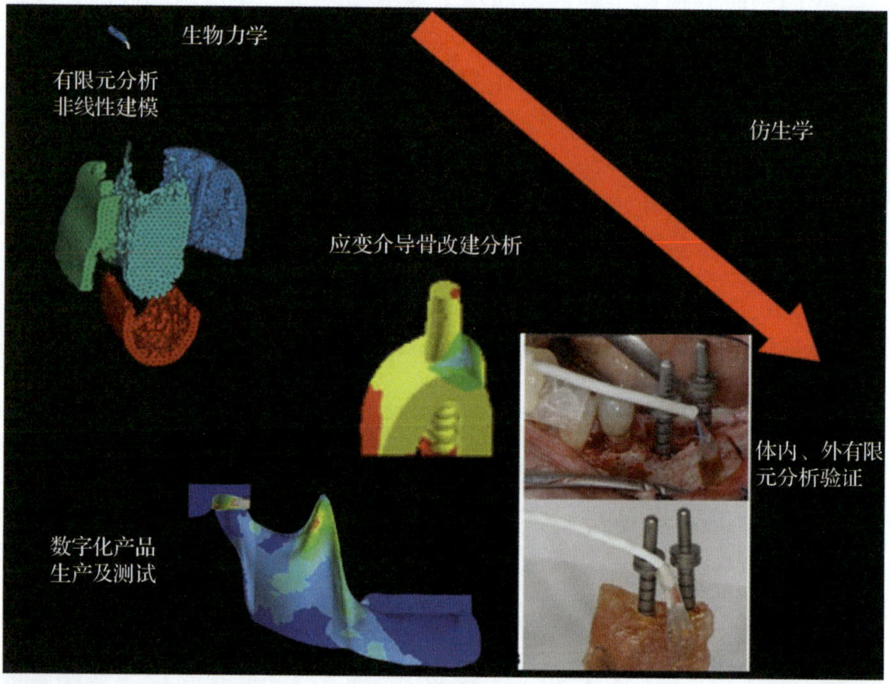

图 4.3　生物力学、仿生学和生物仿真协同策略：一种用于新型修复体设计的数字化工具

4.1.7　仿生学 / 生物力学方法

首先，在“生物力学和仿生方法”部分中，我们在人体液的模拟环境中对亲水性复合材料进行了生理、力学及物理层面的表征。

20% 的细胞外液分布在血管外（如淋巴和组织液），而 80% 分布在血管内（血液）。水分子根据浓度差在组织之间自由扩散，维持组织中溶质对水分子的吸引力（渗透作用）。渗透与扩散作用在聚合材料中同样存在[59, 60]。

渗透分子与溶质的扩散和吸附情况决定了聚合材料的渗透压[59]。本课题组开发的亲水性复合材料可受到生理盐溶液环境的强烈影响。图 4.4 显示了当材料暴露于水性介质时发生的显著溶胀[4-8, 10, 11]。

样品最初处于玻璃态，但当材料被浸入蒸馏水或生理盐溶液中时，会逐渐溶胀。这种现象是由于材料中水分子的吸附与扩散，最终在橡胶态下达到溶胀平衡（图 4.4 右）。

未受影响的玻璃态内核与周围溶胀的外壳间可见清晰的界面，逐渐向玻璃态核内前移（图 4.4 左）。

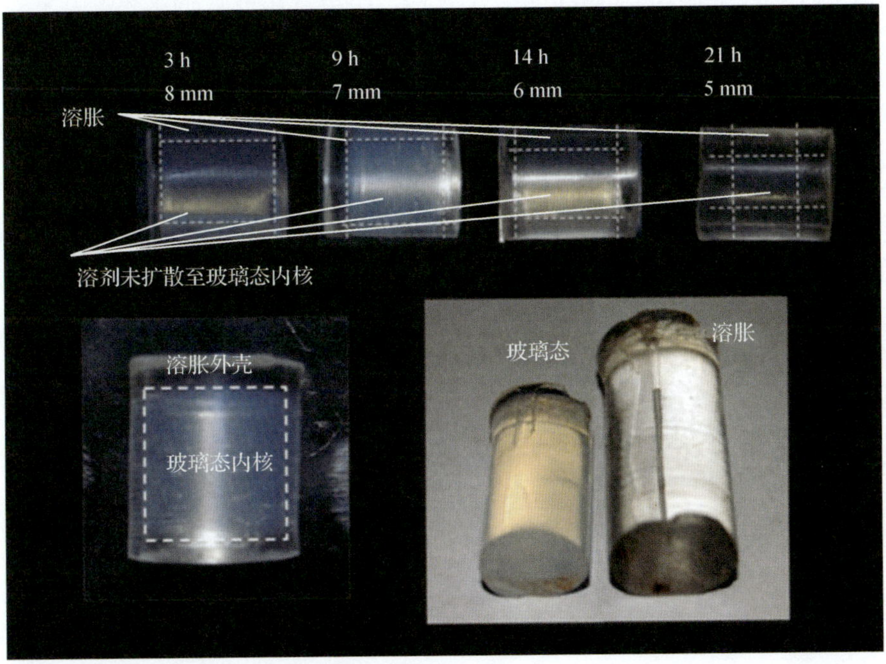

图 4.4　亲水杂化纳米复合材料在水中的溶胀行为

这种吸附行为已在文献[60, 61]中进行了深入的探讨，并将其命名为Ⅱ类吸附，以便与普通的菲克扩散区别开来。

4.2　玻璃态与橡胶凝胶态的力学特性

在 37 ℃，10 Hz 的条件下通过动态力学分析仪分别对干燥和吸水（低渗或等渗）饱和，含 5% ~ 25% 体积分数的纳米二氧化硅的 pHEMA 纳米复合材料样品进行等温剪切测试。

干燥样品的剪切模量为 0.8 ~ 9 GPa。通过生理盐溶液浸泡增塑后，材料的弹性剪切模量降至 0.01 ~ 0.1 GPa，表现出橡胶态的特征。

更低盐浓度的低渗溶液处理可使材料拥有更高的塑化水平及更低的模量。选择等渗和低渗氯化钠（0.5 mol/L 和 0.15 mol/L NaCl）溶液来模拟不同患者体内的细胞外环境，因为细胞外液中水的比例可能因性别和体脂率而不同（即，女性体脂率高于男性，平均水含量可能比同龄男性少 5%）。

样品本质上表现出弹性行为，因为黏性成分在所有组分中所占比例可忽略不计。pHEMA 纳米二氧化硅复合材料的剪切模量不遵循描述颗粒复合材料的经典 Halpin-Kardos [62] 方程，而呈现出线性的纳米二氧化硅含量依赖。

这种行为证实了纳米二氧化硅 pHEMA 复合材料的杂化特性。

接下来通过线性拟合对干燥和溶胀的样品的剪切模量进行计算（图 4.5 曲线）。

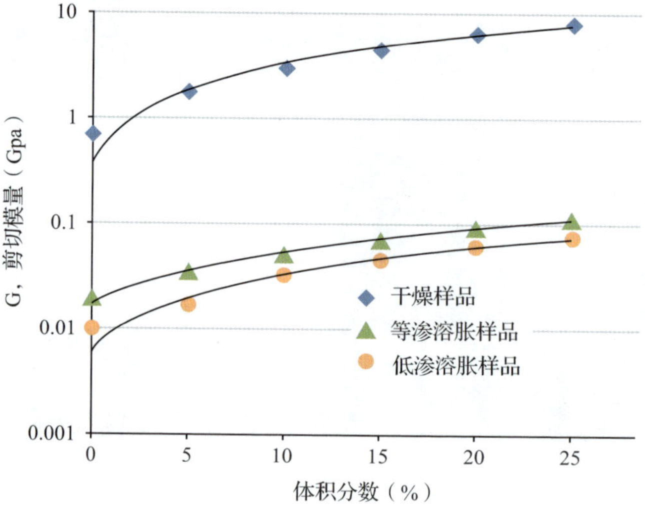

图 4.5 干燥或在低渗 / 等渗溶液中溶胀平衡（橡胶态）的亲水纳米复合材料的剪切模量（实线表示线性拟合）

这种复合体系是满足骨填充材料要求的良好备选，因其具有如下特性：

- 当处于干燥的玻璃态时，G=2 ~ 4 GPa，这与骨骼的硬度相当（在外科手术的早期阶段，高机械强度的支架是更优的选择）
- 溶胀后 G=10 ~ 40 MPa（相当于软骨和韧带，有利于支架的骨整合）

（译者注：1 GPa=1000 MPa）

4.3　吸附动力学及溶胀测试

Aversa 和 Apicella[59]，以及 Aversa 等[6]已报道了 5% 纳米填料的干燥样品的溶胀情况。溶胀动力学被描述为时间平方根的函数（图 4.5）。

我们监测了研究中亲水材料溶胀前沿在受限Ⅱ类非经典吸附状态下随时间的变化[61, 63]。残余未溶胀的玻璃态内核的厚度（图 4.7）和总厚度沿 Z 轴增加，材料块在两个正交轴（X 和 Y）的长度变化如图 4.7 所示。

37℃下材料经过 100 h 达到溶胀平衡。

在等渗水溶液中复合纳米材料吸收了其干重 42% ~ 45% 的水，剪切模量降低至 15 ~ 25 MPa（图 4.5）。

溶胀动力学是通过测量玻璃态内核厚度的减小速率与总溶胀厚度的增加速率而给出的。溶胀前沿根据受限弛豫介导的非经典吸附机制，即“Ⅱ类吸附”[63]，以恒定速率推进。低渗溶液中材料初始溶胀速率较快，约 0.13 mm/h，等渗溶液的起始溶胀速率较慢，约 0.10 mm/h。

随着溶胀的进行，水分子在溶胀的外层中形成扩散阻力，从而降低溶胀率[61]。这使得材料中产生了浓度梯度，即使当溶胀前沿相遇后，也会使样品重量上升，从约 25% 逐渐稳定增加至最终溶胀平衡值，即在低渗和等渗溶液中分别为 45% 和 42%（图 4.6 右侧纵轴）。

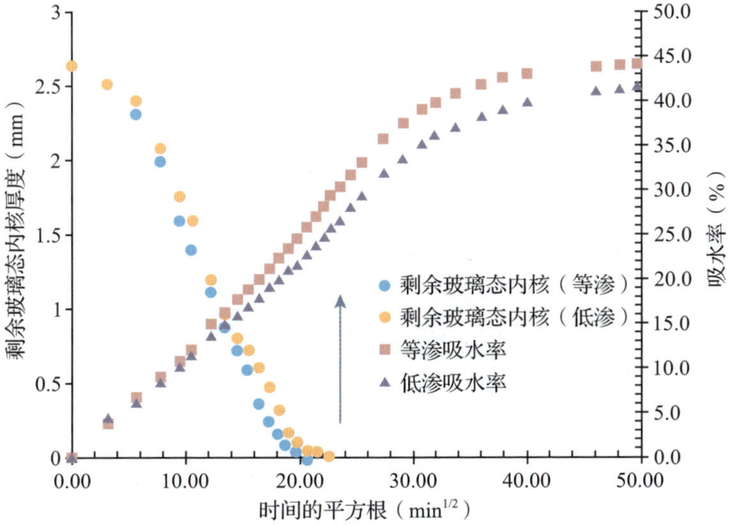

图 4.6　在 0.05 M（低渗）和 0.15 M（等渗）NaCl 溶液中，体积分数为 5% 的纳米复合材料溶胀和吸附动力学可描述为关于时间平方根的函数

这种对水的进一步吸收增加了材料块沿 X 和 Y 轴方向的尺寸膨胀（图 4.7）。

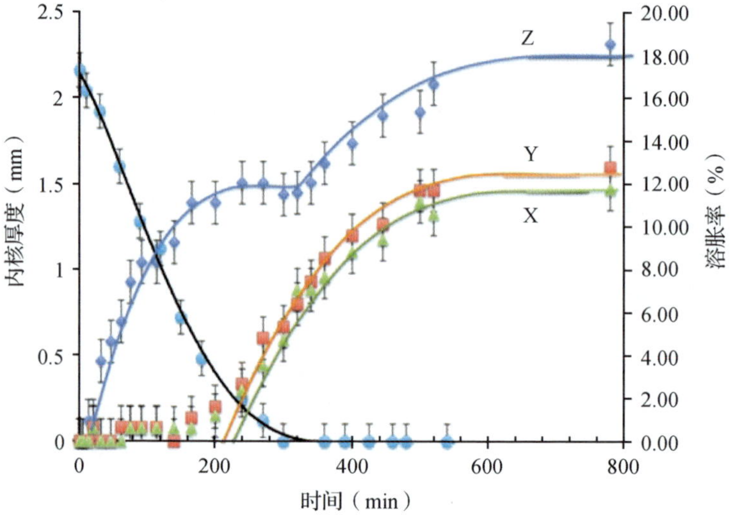

图 4.7 0.15 M（等渗）生理 NaCl 溶液中体积分数为 5% 的二氧化硅杂化纳米复合材料的溶胀率（右轴）及玻璃态内核厚度（左轴）

溶胀曲线在 Z 轴方向（厚度）达到 12% 的第一平台，与玻璃态内核消失相对应，然后再次增加到 18% 的最终值。

4.4 讨论

得益于这种特殊的溶胀行为，该复合材料可以作为兼具生物相容性和力学生物活性的支架。

支架一经植入骨内，材料溶胀的应力可对骨产生机械刺激，有利于成骨细胞适应性定向生长，并最终促进干细胞分化。

使用生物力学适配的杂化水凝胶作为支架材料可能会改善仿生修复软骨和韧带的生物力学性能[2, 3, 5, 17, 18, 21]。适应性可使骨组织能够从生物力学适配和具有生物活性的支架材料与新型牙颌修复体的结合中获益。新型改良钛种植体已发展出陶瓷 - 聚合物溶胀元件。溶胀元件在稳定骨内种植体的同时，也创造了生物力学活性界面，为骨生长提供所需刺激。

骨骼中的应力应变水平可发生变化以适应生理状态。体内试验证实，本材料有着更好的促进早期骨整合的能力[45]。

新开发的联合诊断 - 工程工具，如本课题组研究中使用的工具（如颌面部核磁共振或 CT 分割及实体 CAD 重建），可以以极小的误差详细呈现软硬组织的解剖结构。因此，生物学知识与临床的结合是至关重要的。从骨、牙周膜和牙槽骨的生物力学建模开始，构建更加可靠的生物仿真模型，通过有限元分析来深入了解机体对不断变化的生物力学环境的反应。

仿生复合材料包被种植体相较于无包被种植体在骨内生长[25]及种植体表面沉积（以骨整合种植体长度百分比评价）水平，在体内试验的前两个月和 6 个月分别显著提高了约 100% 和 30%[45]。

通过使用有限元分析计算，在具有膨胀元件的新型钛种植体骨界面的生理应变分布证实了体内试验兔股骨中种植体周边骨内生长的显微 CT 重建结果。骨的适应性避免了种植体周围复合支架区域的骨吸收。有限元分析成功预测了低于骨生理应力下限的区域与显微 CT 中观察到的刚性种植体骨吸收区域之间的对应关系（图 4.1 右）。种植体周围骨的彩色应变图揭示了生物活性钛 - 骨界面的关键作用，同时试验观察到的骨生长情况验证了计算机模拟结果，证实了复合纳米界面的存在可加速骨量的增长。

正在进行的研究也发现，机械刺激可对间充质组织的分化和发育产生显著影响。

4.4.1　生物仿真模型中应考虑的骨整合机制

种植体的骨整合对后期修复至关重要。稳定的功能性骨结合具备以下形态学特征。

- 骨组织与种植体直接接触，接触界面不含上皮组织、纤维组织。
- 存在原发骨与生物材料接触。
- 钛植入物表面继发性骨沉积层位于原发骨外部。
- 种植体周围骨密度与正常骨组织无明显差异。
- 骨髓腔的产生与扩大，消耗了较少承担负荷区域组织的额外能量储备。
- 皮质骨密度提高，与特定种植体形状决定的应变分布模式相关。
- 从种植体周围紧密的骨质中放射状分离出来的坚固骨小梁结构。
- 上皮下结缔组织中骨壁的存在，为龈沟上皮形成及营养供给提供条件。

口腔和骨科的临床研究表明，成熟的矿化基质可增加早期骨结合阶段的机械稳定性（初期稳定性）。本课题组所研究的复合支架界面，由于其亲水性，可从外部液体环境中大量吸收水，导致最初的玻璃态杂化材料发生显著溶胀（图 4.8），增强种植体初期稳定性。

因此，仿生生物力学活性支架可实现两种生物力学功能，第一种功能可增强种植体植入后的稳定性（种植体植入后若干小时后即可提早负载），而第二种功能可在种植体周围区域施加力学刺激。

支架的体积溶胀有效地提高了种植体的初期稳定性，并证实了杂化纳米复合材料具有良好的生物活性（图 4.8 右及图 4.9）。

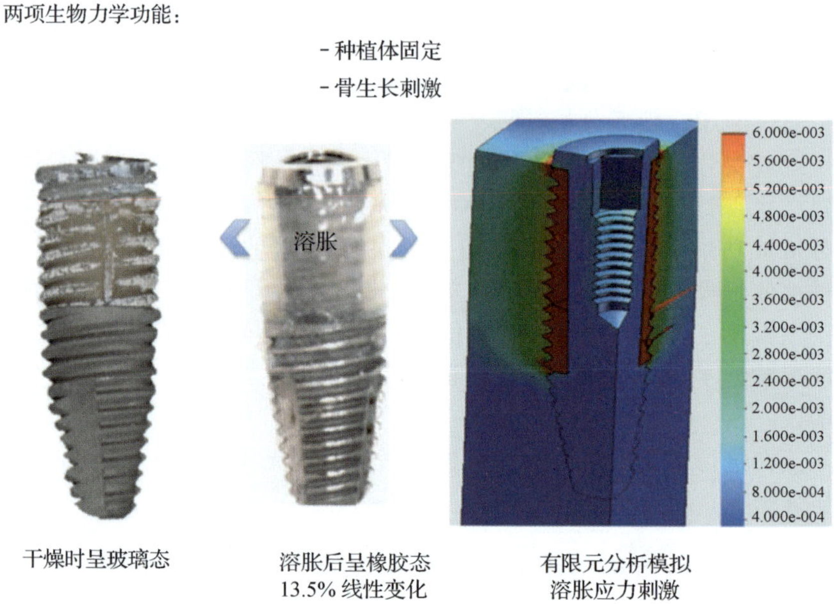

图 4.8 杂化可膨胀支架改良钛种植体改善初期稳定性及骨诱导的机制

Frost[13]对 Wolff[58]的观察结果进行了量化。在临界应变水平以上（> 3000 με）或以下（< 50 με），骨骼生长会受到影响（图 4.10）。生理应变范围内的力学刺激有利于骨的生长和再生。

为了保持种植体负荷下的稳定性，促进种植体周边成骨细胞分泌产生细胞外基质十分重要。

可膨胀支架包裹于钛种植体的上部，当系统处于液体环境中时，可增加种植后的脱位扭矩。

植入后在不同时间测量脱位扭矩，结果显示，脱位扭矩 24 h 内增加了 100% 以上。此外，即使仅在植入 1 h 后，脱位扭矩也从 43 N 提高到 62 N（提高约 25%）。前期一篇论文[5]已报道，固位力的提高是直接与杂化材料支架的溶胀动力学相关的。

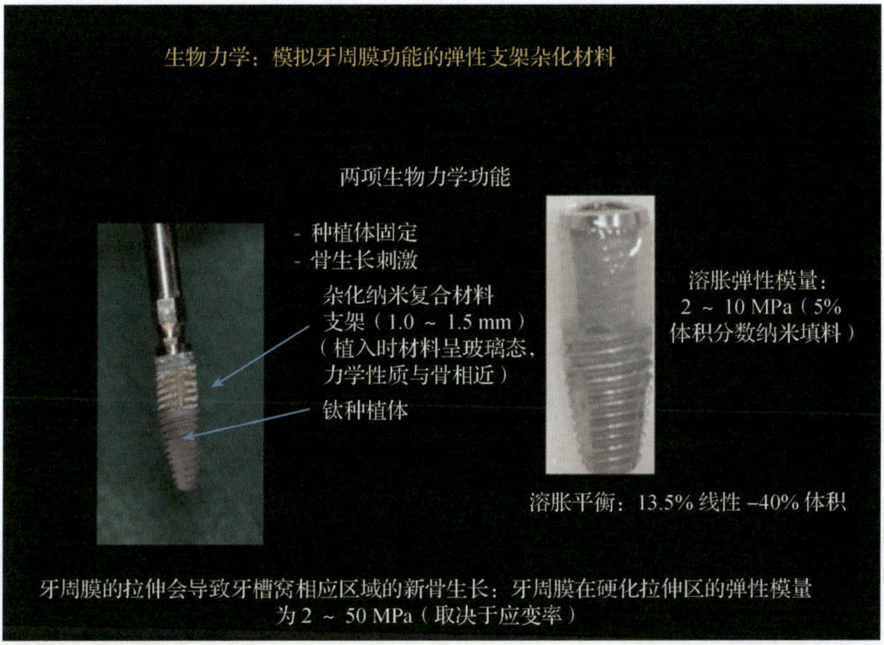

图 4.9　新型陶瓷 - 聚合物杂化纳米复合材料的生物力学功能在仿生口腔钛种植体开发中的应用[4]

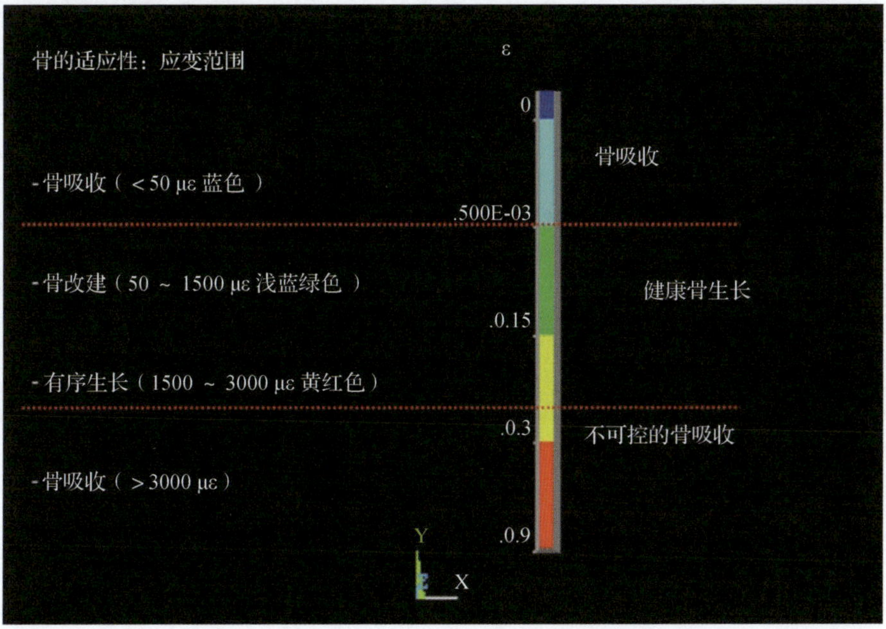

图 4.10　Frost[13] 骨生理自适应窗口：外力作用下骨结构的适应性

从图 4.3 右侧的彩色应变图（红色为种植体的杂化支架部分）可以得知，种植体稳定性的提高是由于溶胀的橡胶态杂化支架产生了显著的压缩应变。因此，种植体在牙槽窝内就会受到骨的约束作用，从而提高种植体的固位和稳定性。在溶胀程度不断增加的情况下，需要使用更大的脱位扭矩来拔出种植体，这一结论也得到了实验结果的支持。

此外，如图 4.8 右侧的 Von Mises 应变彩图所示，种植体周围的约束骨受到了溶胀应变的影响。该图使用的色标与图 4.10 中的色标相同，即骨生理的自适应窗口，健康骨生长和再生对应黄色和绿色，骨吸收对应蓝色和红色。

在与种植体直径相等的距离内，骨受到生理应变的影响。因此，在种植体周围的环形区域内，可能会产生骨诱导效应，种植体的骨结合也会更加迅速（图 4.11）。

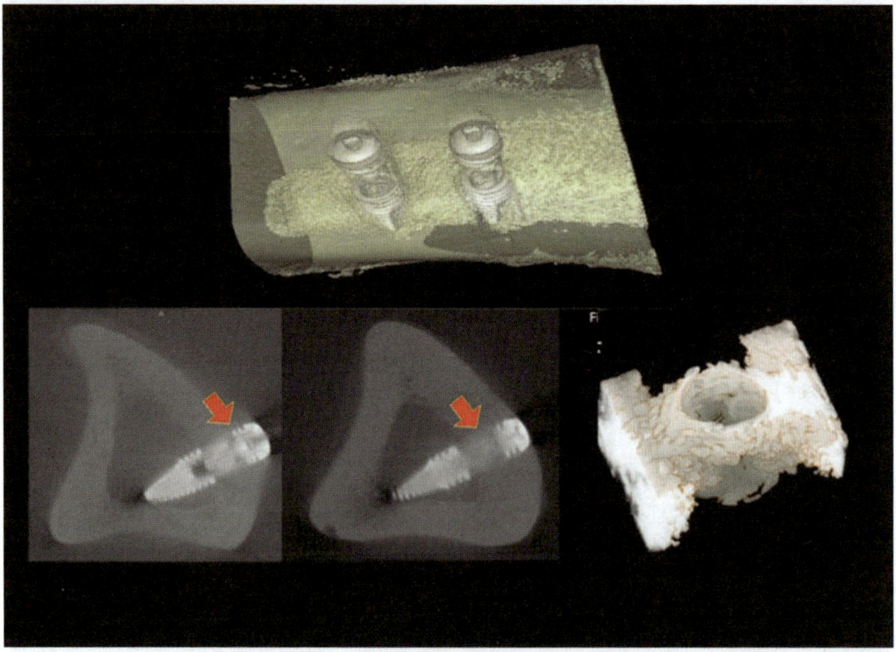

图 4.11 皮质骨（a）和松质骨（b）层面种植体骨接触（BIC）与相对骨密度相似，种植体附近的骨显示出相似的特征（c）[45]

Micro CT 结果证实了上述推测。在皮质骨（a）和松质骨（b）中，种植体骨接触（bone implant contact，BIC）和相对骨密度相近，表明种植体与原始骨结合良好。

令人惊讶的是，在种植体周围新形成的骨质显示出与前者相似的特征（c），这表明可溶胀的杂化支架材料产生了生物力学刺激效果。

结论

如需验证种植修复系统的临床效率并评估其长期可靠性，就必须充分了解生物医学先进材料中影响生物力学行为的物理变量。

即使是在非同质系统的情况下，有限元分析工具使得生物材料研究人员也能够对前沿修复系统中的生物学和力学行为进行全面的评估。

如果通过适当的生物实验进行验证，有限元分析将有助于优化修复设计及材料选用。此外，此方法还能在给定的负载条件下预测骨折的位置（[4-8, 10, 11]；Mullender 和 Huiskes，1995）

基于增材制造技术的新制造工艺及对生物力学和仿生学的研究可为种植体建立新的设计标准[2, 15, 20]。本课题组已着手开展研究，构建可正确模拟股骨生物力学行为的生物仿真有限元模型（图 4.1），开发这些新材料和设计技术隐藏的潜力。

作为本文介绍的理论方法的一个实例，作者通过逐步改进型设计实现了设计驱动型创新。这种逐步改进型设计结合了既往基于修复体和电子束熔融（electron beam melting，EBM）钛粉增材制造技术的新制造工艺，以及种植体周围骨的生物力学和仿生学的研究成果。作者开展这些研究的目的是挖掘这些先进材料和制造技术迄今尚未开发的潜力，用于设计和制造定制的创新型“仿生修复体系统”，使其更好地与骨的生物学与生物力学相适配。

为获得能够在骨再生中发挥重要作用的支架和骨替代物，生物材料领域新材料新技术的开发是必要的。支架需要具备特定的固有特点，满足生物学、力学和几何学要求，才能作为真正的骨替代材料发挥作用。包括：

- 生物学要求　候选支架须能使细胞黏附并均匀分布，促进新组织生长，并有助于营养物质和化学信号的传递。通过控制支架的孔隙率可以实现这一目标。
- 力学要求　候选支架须保持一定的力学性能，使成骨细胞能够接受生理条件下可产生生物活性的材料形变。适当调整杂化陶瓷 - 聚合物比例（在作者的研究中，无定形纳米二氧化硅的体积比例为 10%），有助于实现这一目标。

传统种植的协同临床观察可用于验证有限元模型的生物仿真度，进行体外及计算机辅助模拟成骨细胞集落生长的比较，使得我们能够产生许多新想法来构建模型、设计和制造具有与细胞互作能力更强的先进性能的新型纳米支架。这对于设计和制造复杂的骨组织支架有很大帮助。

参考文献

1. Apicella A. Scienza e Tecnologia dei Materiali: Approccio Biomimetico per un uso Sostenibile dei Materiali; 2008. 1st edn. p. 118. Giannini. ISBN-10: 887431390X.
2. Apicella D, Aversa R, Ferro V, Ianniello D, Apicella A. The importance of cortical bone orthotropicity, maximum stiffness direction and thickness on the reliability of mandible numerical models. J Biomed Mater Res. 2010;93:150–63. doi:10.1002/jbm.b.31569.
3. Apicella D, Aversa R, Tatullo M, Simeone M, Sayed S, Marrelli M, Apicella A. Direct restoration modalities of fractured central maxillary incisors: a multi-levels validated finite elements analysis with in vivo strain measurements. Dent Mater. 2015;31(12):e289–305. doi:10.1016/j.dental.2015.09.016.
4. Aversa R, Petrescu RVV, Petrescu FIT, Apicella A. Biomimetic and evolutionary design driven innovation in sustainable products development. Am J Eng Appl Sci. 2016;9(4):1027–36. doi:10.3844/ajeassp.2016.1027.1036.
5. Aversa R, RVV P, Antonio A, FIT P. Mitochondria are naturally micro robots-a review. Am J Eng Applied Sci. 2016:991–1002. doi:10.3844/ajeassp.2016.991.1002.
6. Aversa R, RVV P, Antonio A, FIT P. Physiologic human fluids and swelling behavior of hydrophilic biocompatible hybrid ceramo-polymeric materials. Am J Eng Applied Sci. 2016:962–72. doi:10.3844/ajeassp.2016.962.972.
7. Aversa R, Sorrentino R, Apicella A. Bio-mechanically active ceramic-polymeric hybrid scaffolds for tissue engineering. In: Proceedings of the International Conference on Biological Sciences and Technology, (BST' 16), Atlantis Press; 2016. pp. 308–318. doi:10.2991/bst-16.2016.46.
8. Aversa R, Petrescu FIT, Petrescu RVV, Apicella A. Biofidel FEA modeling of customized hybrid biological hip joint design part ii: flexible stem trabecular prostheses. Am J Biochem Biotechnol. 2016;12(4):277–85. doi:10.3844/ajbbsp.2016.277.285.
9. Sorrentino R, Apicella D, Riccio C, Gherlone ED, Zarone F, et al. Nonlinear visco-elastic finite element analysis of different porcelain veneers configuration. J Biomed Mater Res. 2009;91:727–36. doi:10.1002/jbm.b.31449.
10. Aversa R, FIT P, RVV P, Apicella A. Biomimetic FEA bone modeling for customized hybrid biological prostheses development. AJAS. 2016:1060–7. doi:10.3844/ajassp.2016.1060.1067.
11. Aversa R, Apicella A, Petrescu RVV, Petrescu FIT. Physiologic human fluids and swelling behavior of hydrophilic biocompatible hybrid ceramo-polymeric materials. Am J Eng Appl Sci. 2016;9(4):962–72. doi:10.3844/ajeassp.2016.962.972.
12. Frost HM. Mathematical elements of lamellar bone remodeling. Springfield: Charles C Thomas; 1964. p. 22–5.
13. Frost HM. Structural adaptations to mechanical usage (SATMU). 2. Redifining Wolff's law: the bone remodelling problem. Anat Rec. 1990;226:414–22.
14. Frost HM. A 2003 update of bone physiology and Wolff's law for clinicians. Angle Orthod. 2004;74:3–15.

15. Aversa R, Apicella D, Perillo L, Sorrentino R, Zarone F, et al. Non-linear elastic three-dimensional finite element analysis on the effect of endocrown material rigidity on alveolar bone remodeling process. Dental Mater. 2009;25:678–90. doi:10.1016/j.dental.2008.10.015.
16. Syed J, Sahar N, Aversa R, Petrescu RVV, Apicella D, et al. Periodontal bone substitutes application techniques and cost evaluation: a review. Am J Eng Appl Sci. 2016; doi:10.3844/ofsp.10849.
17. Schwartz-Dabney CL, Dechow PC. Variation in cortical material properties throughout the human dentate mandible. Am J Phys Anthropol. 2003;120:252–77.
18. Apicella D, Veltri M, Balleri P, Apicella A, Ferrari M. Influence of abutment material on the fracture strength and failure modes of abutment-fixture assemblies when loaded in a bio-faithful simulation. Clin Oral Implants Res. 2011;22(2):182–8. doi:10.1111/j.1600-0501.2010.01979.x.
19. Sorrentino R, Aversa R, Ferro V, Auriemma T, Zarone F, et al. Three-dimensional finite element analysis of strain and stress distributions in endodontically treated maxillary central incisors restored with different post, core and crown materials. Dent Mater. 2007;23:983–93. doi:10.1016/j.dental.2006.08.006.
20. Annunziata M, Aversa R, Apicella A, Annunziata A, Apicella D, et al. *In vitro* biological response to a light-cured composite when used for cementation of composite inlays. Dental Mater. 2006;22:1081–5. doi:10.1016/j.dental.2005.08.009.
21. Perillo L, Sorrentino R, Apicella D, Quaranta A, Gherlone E, Ferrari M, Aversa R, Apicella A. Nonlinear visco-elastic finite element analysis of porcelain veneers: a submodelling approach to strain and stress distributions in adhesive and resin cement. J Adhes Dent. 2010;12(5):403–13.
22. Annunziata M, Guida L, Perillo L, Aversa R, Passaro I, et al. Biological response of human bone marrow stromal cells to sandblasted titanium nitride-coated implant surfaces. J Mater Sci Mater Med. 2008;19:3585–91. doi:10.1007/s10856-008-3514-2.
23. Chen Q, Zhu C, Thouas GA. Progress and challenges in biomaterials used for bone tissue engineering: bioactive glasses and elastomeric composites. Progress Biomater. 2012;1:1–22. doi:10.1186/2194-0517-1-2.
24. Čepelak I, Dodig S, Čulić O. Magnesium-more than a common cation. Med Sci. 2013;39:47–68.
25. Comerun HU. Six-year results with a microporous-coated metal hip prosthesis. Clin Orthop. 1986;208:81.
26. Cormack AN, Tilocca A. Structure and biological activity of glasses and ceramics. Philos Trans Math Phys Eng Sci. 2012;370:1271–80. doi:10.1098/rsta.2011.0371.
27. Heinemann S, Heinemann C, Wenisch S, Alt V, Worch H, et al. Calcium phosphate phases integrated in silica/collagen nanocomposite xerogels enhance the bioactivity and ultimately manipulate the osteoblast/osteoclast ratio in a human co-culture model. Acta Biomater. 2013;9:4878–88. doi:10.1016/j.actbio.2012.10.010.
28. Hutmacher DW. Scaffolds in tissue engineering bone and cartilage. Biomaterials. 2000;21:2529–43. doi:10.1016/S0142-9612(00)00121-6.
29. Jones JR, Clare AG. Bio-glasses: an introduction. 1st ed. Chichester: Wiley; 2012.
30. Hoppe A, Güldal NS, Boccaccini AR. A review of the biological response to ionic dissolution products from bioactive glasses and glass-ceramics. Biomaterials. 2011;32:2757–74. doi:10.1016/j.biomaterials.2011.01.004.
31. Mano JF, Sousa RA, Boesel LF, Neves NM, Reis RL. Bioinert, biodegradable and injectable polymeric matrix composites for hard tissue replacement: state of the art and recent developments. Composi Sci Technol. 2004;64:789–817. doi:10.1016/j.compscitech.2003.09.001.
32. Morales-Hernandez DG, Genetos DC, Working DM, Murphy KC, Leich JK. Ceramic identity contributes to mechanical properties and osteoblast behavior on macroporous composite scaffolds. J Funct Biomat. 2012;23:382–97. doi:10.3390/jfb3020382.
33. Mouriño V, Cattalini JP, Boccaccini AR. Metallic ions as therapeutic agents in tissue engineering scaffolds: an overview of their biological applications and strategies for new developments. J R Soc Interface. 2012;9:401–19. doi:10.1098/rsif.2011.0611.

34. Schiraldi C, D'Agostino A, Oliva A, Flamma F, De Rosa A, et al. Development of hybrid materials based on hydroxyethylmethacrylate as supports for improving cell adhesion and proliferation. Biomaterials. 2004;25:3645–53. doi:10.1016/j.biomaterials.2003.10.059.
35. Burnstein A, Reilly DT, Martens M. Aging of bone tissue: mechanical properties. J Bone Joint Surg Am. 1976;58:82–6. PMID: 1249116
36. Oh I, Harris WH. Proximal strain distribution in the loaded femur. An in vitro comparison of the distributions in the intact femur and after insertion of different hip-replacement femoral components. J Bone Joint Surg Am. 1976;60:75–85. PMID: 624762
37. Reilly DT, Burstein AH. The mechanical properties of cortical bone. J Bone Joint Surg Am. 1974;56A(5):1001–21.
38. Reilly DT, Burnestain AH. The elastic and ultimate properties of compact bone tissue. J Biomech. 1975;8:393–405. doi:10.1016/0021-9290(75)90075-5.
39. Rohlmann A, Mossner U, Bergmann G, Kolbel R. Finite-element-analysis and experimental investigation of stresses in a femur. J Biomed Eng. 1982;4:241–6. doi:10.1016/0141-5425(82)90009-7.
40. Ashman RB, Rho JY. Elastic modulus of trabecular bone material. J Biomech. 1988;21:177–1781. doi:10.1016/0021-9290(88)90167-4.
41. Ashman RB, Cowin SC, Van Buskirk WC, Rice JC. A continuous wave technique for the measurement of the elastic properties of cortical bone. J Biomech. 1984;17:349–61. doi:10.1016/0021-9290(84)90029-0.
42. Dalstyra M, Huiskes R, Odgaard A, Van Erning L. Mechanical and textural properties of pelvic trabecular bone. J Biomech. 1993;26:349–61. doi:10.1016/0021-9290(93)90014-6.
43. Gottesman T, Hashin Z. Analysis of viscoelastic behaviour of bones on the basis of microstructure. J Biomech. 1980;13:89–96. doi:10.1016/0021-9290(80)90182-7.
44. Kummer B. Biomechanical principles of the statistics of the hip joint. A critical appraisal of a new theory. Zeitschrift fur Orthopadie und Ihre Grenzgebiete. 1986;124:179–87. doi:10.1055/s-2008-1044544.
45. Gramanzini M, Gargiulo S, Zarone F, Megna R, Apicella A, et al. Combined microcomputed tomography, biomechanical and histomorphometric analysis of the peri-implant bone: a pilot study in minipig model. Dental Mater. 2016;32:794–806. doi:10.1016/j.dental.2016.03.025.
46. Beaupre GS, Hayes WC. Finite element analysis of a three dimensional open-celled model for trabecular bone. J Biomech Eng. 1985;107:249–56. PMID: 4046566
47. Carter DR, Hayes WC. The compressive behavior of bone as a two-phase porous structure. J Bone Joint Surg. 1977;59A:954–62. PMID: 561786
48. Bonfield W, Grynpas MD, Tully AE, Bowman J, Abram J. Hydroxyapatite reinforced polyethylene—a mechanically compatible implant material for bone replacement. Biomaterials. 1981;2:185–6. doi:10.1016/0142-9612(81)90050-8.
49. Hench LL, Polak JM. Third-generation biomedical materials. Science. 2002;295:1014–7. doi:10.1126/science.1067404.
50. Hench LL, Thompson I. Twenty-first century challenges for biomaterials. J R Soc Interface. 2010;7:S379–91. doi:10.1098/rsif.2010.0151.focus.
51. Hench LL, Wilson J. An introduction to bioceramics. World Sci. 1993;1:396. doi:10.1142/2028.
52. Sims NA, Martin TJ. Coupling the activities of bone formation and resorption: a multitude of signals within the basic multicellular unit. BoneKEy Reports. 2014;3:481.
53. Kabra B, Gehrke SH, Hwang ST, Ritschel W. Modification of the dynamic swelling behavior of poly(2-hydroxyethyl methacrylate) in water. J Applied Polym Sci. 1991;42:2409–16. doi:10.1002/app.1991.070420906.
54. Montheard JP, Chatzopoulos M, Chappard D. 2-hydroxyethyl methacrylate (HEMA): chemical properties and applications in biomedical fields. J Macromol Sci Macromol Rev. 1992;32:1–34. doi:10.1080/15321799208018377.
55. Peluso G, Petillo O, Anderson JM, Ambrosio M, Nicolais L, Melone MAB, Eschbach FO, Huang SJ. The differential effects of poly(2-hydroxyethylmethacrylate) and poly(2-

hydroxyethylmethacrylate)/poly(caprolactone) polymers on cell proliferation and collagen synthesis by human lung fibroblasts. J Biomed Mater Res. 1997;34:327–36.
56. Karageorgiou V, Kaplan D. Porosity of 3D biomaterial scaffolds and osteogenesis. Biomaterials. 2005;26:5474–91. doi:10.1016/j.biomaterials.2005.02.002.
57. Frost HM. Wolff's law and bone's structural adaptations to mechanical usage: an overview for clinicians. Angle Orthod. 1994;64:175–88.
58. Wolff J. 1892. Das Gesetz der transformation der Knoch
59. Aversa R, Apicella A. Osmotic tension, plasticization and viscoelastic response of amorphous poly-ether-ether-ketone (PEEK) equilibrated in humid environments. Am J Eng Appl Sci. 2016;9(3):565–73. doi:10.3844/ajeassp.2016.565.573.
60. Holley RH, Hopfenberg HB, Stannett V. Anomalous transport of hydrocarbons in polystyrene. Polymer Eng Sci. 1970;10:376–82. doi:10.1002/pen.760100612.
61. Apicella A, Hopfenberg HB. Water-swelling behavior of an ethylene–vinyl alcohol copolymer in the presence of sorbed sodium chloride. J Appl Polymer Sci. 1982;27:1139–48. doi:10.1002/app.1982.070270404.
62. Halpin JC, Kardos JL. Halpin-Tsai equations: a review. Polym Eng Sci. 1976;16(5):344–52.
63. Nicolais L, Apicella A, de Notaristefano C. Time-temperature superposition of n-hexane sorption in polystyrene. J Membr Sci. 1984;18:187–96. doi:10.1016/S0376-7388(00)85033-4.
64. Huiskes R, Weinans H, Grootenboer HJ, Dalstra M, Fudula B, Slooff TJ. Adaptive bone remodeling theory applied to prosthetic-design analysis. J Biomech. 1987;20:1135–50.

第 5 章

靶向间充质干细胞（MSCs）用于硬组织再生

Giorgio Mori，Adriana Di Benedetto，Francesca Posa 和 Lorenzo Lo Muzio

（辛天艺，杨瑞莉　译）

创伤、肿瘤、炎性疾病及自然衰老引起的骨和软骨损伤不仅会导致病患个体的衰弱，对医学来说也是一个挑战。特别是，骨骼经常发生与年龄和疾病相关的退行性变：骨质疏松症。此外，肿瘤、创伤和慢性炎症可以决定局部骨丢失。另外，中老年人致残的主要原因是关节疼痛。原发性骨关节炎引起的软骨退化、运动引起的创伤和损伤都是导致这种疼痛的可能原因[1]。由于软骨是一种几乎没有自我再生能力的组织，其完整性的任何改变都可能持续数年，最终导致进一步退化[2]。

经常出现的严重关节疼痛会使人衰弱，这种并发症促使科学家和外科医生对丢失软骨修复或再生方法进行研究和探索。鉴于软骨是一种具有独特特性的组织，迄今为止还没有取得成功。

骨组织在骨膜和骨髓中具有一致数量的成骨细胞前体，与骨组织不同，软骨主要是无血管化的基质，从而降低了组织募集内源性软骨祖细胞进行愈合的能力；它是一种柔韧的弹性组织，具有抗压性，能够分配其所承受的载荷。这使得用组织或任何其他设计的装置替换软骨变得困难[3, 4]。

在骨和软骨损伤中，区分修复和再生是很重要的。虽然伤口修复，主要是通过炎症过程募集能够调节修复过程的细胞，很容易实现[5]，但损伤组织的再生（包括结构和功能的恢复）却很难实现，尤其是在软骨中。这一过程被认为是由于驻留干细胞的激活或静息细胞的增殖及组织完整性的恢复。在这种情况下，间充质干细胞（MSC）是必要的[6, 7]。

目前临床实践用于硬组织缺损修复的方法包括自体和同种异体移植物。这些策略提供了支架支持和细胞来源，以促进新组织的形成，但这两种方法通常与术后并发症相关，如供区并发症、疼痛、骨愈合困难和感染[8, 9]。因此，由于目前的治疗方法不足，骨和软骨缺损重建对再生医学来说是一个挑战。为此，需要探索其他可能的硬组织再生策略。组织工程依靠细胞生物学和材料化学知识，开发可以替代骨植入物的三维基质。

这种方法可以通过使用干细胞，尤其是具有直接生成分化成软骨细胞和成骨细胞前体细胞能力的间充质干细胞（MSCs）来优化。MSCs 的体外分化是实现组织再生的初始步骤，但对于临界尺寸缺损的修复，必须将细胞植入三维支架中，以重建丢失的组织的结构和功能。此外，需要将新形成的骨和软骨与周围组织结合，同时在愈合过程结束时适当降解支架[10]。MSCs 是起源于中胚层的干细胞，负责分化成具有某些特性的结缔组织：肌肉组织及一些上皮组织。形成胚胎和胎儿间充质的 MSCs 在许多成体器官和组织中存在。因此，MSCs 在胚胎发育期间具有发育成不同分化组织的作用，并在整个生命过程中进行组织更新和修复。成人体内 MSCs 的存在已经在多个位置得到证实，但仍在研究中，但骨髓已被确定为主要的驻留地，在这里它们也被定义为骨髓基质细胞，其他部位，如牙齿组织、脂肪组织和外周血，也明显含有 MSC 群体[11]。组织再生领域的研究在基于活细胞的早期临床试验中取得了一些进展。然而，使用自体细胞再生骨和软骨的方法仍在研究中。因此，自体细胞再生骨仍然是修复受损骨组织的黄金标准。由于软骨细胞的增殖较低且便于采集的部位较少，软骨再生仍然落后一步。鉴于组织的形态，骨和软骨再生都是基于细胞与合适支架的整合。选择最合适的支架将带来最佳的生物学、化学和几何特性，以产生更有效的微环境，来支持新骨的形成。首先，支架的几何形状必须设计为确保气体、营养物质和代谢产物正确输送到细胞，同时在骨重建过程中提供适当的负荷支持[12]。具有适当内部孔隙率的 3D 支架将更好地模拟骨组织的自然结构和机械性能[13]。此外，支架的材料组成和表面性质将有助于 MSCs 的黏附和迁移，从而促进成骨和软骨分化。由于矿物骨基质天然由羟基磷灰石（HA）晶体中的钙组成，为了实现骨再生，已经制备了能够掺入羟基磷灰石或磷酸三钙（TCP）的生物陶瓷，以模拟组织成分并刺激 MSCs 的成骨分化[14, 15]。这些生物陶瓷也已被证明有助于体内植入支架后的整合[16]。随着 3D 打印技术的发展，聚己内酯和聚乙二醇等合成聚合物已被用于支架生产。这些材料允许结合含有细胞结合序列精氨酸 - 甘氨酸 - 天冬氨酸（arginine-glycine-aspartate，RGD）或负载调节分子（BMP-2）的肽缓慢释放，从而增强 MSCs 的成骨分化并促进矿化[17]。多项体外研究表明，不同来源的 MSCs 和成骨前体细胞在 3D 支架上培养，能够产生矿物基质[18]。有趣的是，ECM 蛋白胶原和 HA（或 TCP）的复合物最近已被用于制备支架，并显示出能够激活和加速成骨分化，并支持 MSCs 的体外骨形成[19, 20]。

然而，支架在体外生成骨组织的效果不一定与体内表现相同，因此，要将工程支架技术转化为临床应用，需要通过动物模型进行体内研究。

已经测试了用于软骨工程的不同支架材料，它们可以是天然衍生物、合成聚合物或混合物，也可以呈现不同的形式，如纤维状固体、粉末状、网状物、片状、半固体凝胶、水凝胶或胶水形式[21]。

多种材料已被用于支架制备。一些支架可能含有蛋白质，如胶原蛋白、纤维蛋白或明胶，其他支架可能由碳水化合物制成［透明质酸、藻酸盐、琼脂糖、聚乙醇酸（polyglycolic acid，PGA）或聚乳酸（poly-lactic-acid，PLA）和壳聚糖］。

软骨细胞已培养在生物基质上，如透明质酸[22, 23]或胶原膜[24]。后者于 1984 年首次进行了研究报道，是应用最广泛的[25]。胶原蛋白可以被酶识别，并随着时间的推移进行改建和降解[26]，它可以诱导移植细胞产生更多的胶原蛋白[27]。商业化的Ⅰ/Ⅲ型胶原膜构成的支架已被引入[28]。

在用于软骨再生的商业产品中，有两种基于聚乳酸（PLA）支架的系统：Bioseed®-C 和 TRUFIT CB™[29]。

BioTissue Technologies 的 Bioseed®-C 是一种由 PGA/PLA 和聚二氧烷酮（polydioxanone，PDO）制成的支架，在其上可以培养自体软骨细胞。这是一种类似于自体软骨细胞植入（autologous chondrocyte implantation，ACI）的方法；自 2002 年以来，已有 3000 多名患者接受了该方法治疗，并且在欧洲可用[30]。

与 Bioseed®-C 不同，Smith&Nephew 的 TRUFIT CB™ 系统是一种类似于骨关节转移（osteoarticular transfer system，OATS）的系统，该系统用受重负荷较低的部位的软骨替代受损软骨。该支架由聚-（D-L-丙交酯-乙交酯）［poly-（D-L-lactide-coglycolide），PDLGA）］和硫酸钙双层组成[31]。

用于软骨工程的产品种类繁多，其中许多处于临床研究阶段。大多数支架需要使用传代处理的软骨细胞，只有在少数情况下，才有可能共同培养原代软骨细胞和分化程度较低的细胞，如干细胞（特别是 MSCs）。

原代软骨细胞可以通过酶解消化来自膝关节负荷较低区域的活检样本来分离。为了获得足够数量的细胞，软骨细胞需要传代 1 ~ 4 次，但保持它们在低传代状态非常重要，以避免其去分化[32]。

在软骨细胞分化过程中，细胞形态会发生变化，细胞变成圆形的成纤维细胞样，同时特异性软骨基质的产生减少。这些变化伴随着软骨生成基因的下调和成纤维细胞或间充质基因的上调[33, 34]。所有这些变化通常发生在最初的传代中。传代次数指细胞在培养中以单层方式传代的次数，对细胞的新基质合成能力影响不大。通常情况下，优选使用传代少于 4 次的细胞[35]。

软骨细胞可以在存在或不存在血清、抗生素和抗真菌药物的情况下进行二维培养。由于存在许多相互矛盾的数据，使用补充剂的优缺点仍在研究中。一些生长因子，如成纤维细胞生长因子 2（FGF-2）、表皮生长因子（EGF）和转化生长因子 β1（TGF-β1），似乎对增加细胞增殖和增强软骨形成表型是不可或缺的[36]。

与使用分化细胞（如软骨细胞）相比，一种特别有吸引力的改善再生软骨过程的策略是使用祖细胞，特别是具有软骨分化潜力的 MSC[37, 38]。

为了获得适当的硬组织再生，MSCs 必须通过合适的技术采集、收集和分离。MSCs 由 Friedenstein 等发现。他们描述了一种来自骨髓的有核黏附细胞群，具有纤维细胞样的特性，能够分化为纤维细胞、成骨细胞、软骨细胞和脂肪细胞[39]。

一般来说，MSCs 是骨髓中占很小比例的细胞，因此据估计，人类骨髓中 MSCs 的比例为总有核细胞的 0.001% ~ 0.01%[38]。

从牙髓中可以分离出较高比例的 MSCs，从单颗牙齿中采集的组织，尽管组织体积较小，经过适当处理后可以产生大量的细胞集落[40]。

这些细胞作为 MSCs 的身份已通过其分化为神经样细胞、脂肪细胞、成牙本质细胞和成肌细胞等来确认其多能性[41]。

这些重要特征将这些细胞定义为牙髓干细胞（DPSCs）。

这些细胞位于牙齿内的软组织中，位于牙髓室的壁龛中，与正常驻留于结缔组织中的其他细胞混合，并被成牙本质细胞包围。驻留细胞包括成纤维细胞、巨噬细胞和粒细胞。

DPSCs 可以进行增殖，进行自我更新，同时可以进行分化过程，形成新的成牙本质细胞，并修复龋齿因细菌作用而受损的牙本质[42]。

DPSCs 可以很容易地从恒牙和乳牙中分离出来；DPSCs 具有多能性、高增殖率和进行成骨和软骨分化的能力。

因此，它们有用于治疗骨折和软骨损伤的潜力，具有成骨和软骨特性，以及高增殖率[43-45]。能够分化为成骨细胞和软骨细胞的 MSCs 不仅可以从牙髓中分离出来，还可以从其他牙齿组织中分离出来，如牙周膜、根尖乳头和牙槽骨；无论如何，牙蕾是牙齿的前体，或其一部分作为牙囊，作为 MSCs 的来源受到了高度关注[46]。智齿的牙蕾在青少年时可以采集，是 MSCs 的丰富来源。这种未分化的器官含有大量的干细胞，其中大多数表达间充质标志物，经过适当处理，可以表现出优异的成骨特性，是骨再生的优秀模型（图 5.1）[47]。与骨再生相比，使用 MSCs 进行软骨再生仍然处于较初步的阶段。众所周知，MSCs 的生物过程受 WNT/β- 联蛋白途径控制，该途径可促进 MSC 成骨分化。因此，在正常情况下，MSCs 的软骨形成潜力较小。因此，在分化过程中抑制 WNT 信号并联合 FGF2 可以促进软骨形成[48]。此外，基因治疗也显示出增加 MSCs 分化为软骨细胞的有效性[49]。在天然透明质酸基质和合成聚乙醇酸的可吸收复合材料支架上分化的 MSCs 获得的软骨细胞在修复人类的微骨折和大范围软骨缺损方面更有效[50]。

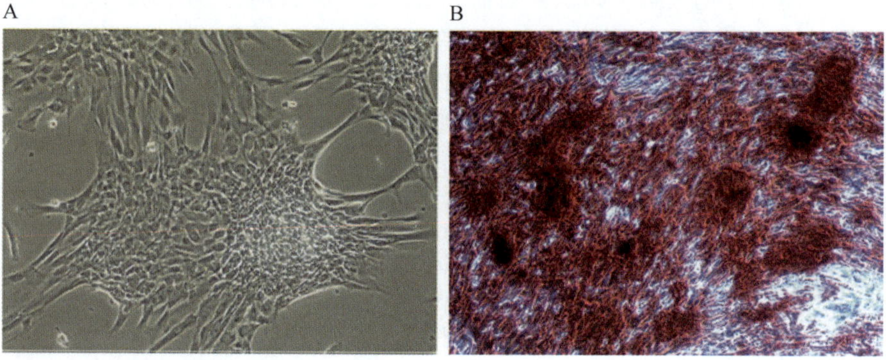

图 5.1 （A）从牙蕾中分离并在体外培养的 DBSC。细胞能够黏附在塑料上，48 ~ 72 h 后获得典型的集落形成单位外观。（B）DBSC 在矿化介质中培养 21 天，并用茜素红染色。可见染色为红色的致密结节（放大 40 倍）

5.1 骨组织修复和再生的体内模型

5.1.1 异位骨形成

异位骨形成指在不常见部位发生组织骨化。这一事件是病理性的，具有临床相关性，但已被用作从细胞和支架开始测试体内试验性骨形成的模型。皮下植入是最常用的，因为手术更容易，尤其适用于啮齿动物，原因有三：它们价格便宜，皮肤柔软，并且可以迅速通过免疫抑制进行异种移植实验。通常无菌条件下，在动物背部进行皮肤切口，并创建皮下袋，将植入物放置其中。最常见的植入细胞类型是来自骨髓的 MSCs（BMMSCs），但也开发了 DPSCs、牙周膜干细胞（periodontal ligament stem cells，PDLSCs）、脐血 MSCs 和成骨细胞系的实验模型[51]。很少有研究报道直接移植支架细胞的异位骨形成[52]，在某些情况下，一些研究发现游离细胞支架有诱导骨形成的能力，但主要是在存在 BMP-2 负载的复合材料的情况下[53, 54]。大多数研究表明，在不同类型支持物的帮助下移植细胞效果最佳，在移植前将培养扩增的细胞接种在生物材料上并加入成骨因子进行体外预分化[51, 55]。使用免疫缺陷动物，特别是大鼠和小鼠，可以植入同种异体或异种细胞，也不会产生不良影响；尤其是人类细胞的使用可能具有更重要的临床意义。皮下实验模型是用小型啮齿动物完成的；使用小型动物的优势在于科学家更容易获得，可以在相对较短的时间内评估来自同一动物的大量样本（植入物）中的骨再生和修复。此外，在该模型中，发现了源自皮下非天然存在的细胞产生的骨形成，因此，当植入异种干细胞时，我们有足够的信心确定新形成的组织是外源性的，而不是从自身衍生的。在测试具有人类干细胞的植入物时，这一方面尤其重要，并且具有重要的临床意义；然而，应该注意的是，该模型没有考虑骨骼微环境和机械载荷的影响，因此将其限制在体内评价组织再生系统的第一阶段。实际上，为了将获得的实验知识转化为真实的临床病例，有必要开发更具体的骨缺损模型。

5.1.2　颅颌面模型

5.1.2.1　下颌骨缺损模型

选择合适的动物模型进行测试取决于临床需要的骨缺损类型及需要在动物中模拟的情况。颅面骨经常因肿瘤、创伤或先天畸形而需接受手术。例如，由于肿瘤原因，下颌骨部分被切除，因此重建这一骨骼构成一个巨大的挑战。为此，已经在大鼠、狗、山羊和猴子建立了下颌缺损模型，以研究存在或不存在支架的情况下的干细胞骨再生。这些模型包括不同大小的缺损，从小鼠的 1 mm 到绵羊的 35 mm，并被定义为临界尺寸缺陷（CSD），即在动物一生中不会进行正常修复的缺损尺寸[56-58]。为了修复这种临界尺寸的缺损，三维支架是必要的，以重建丢失的骨组织的结构和功能，此外，还需要将新骨与宿主组织整合在一起，并在愈合过程结束时适当降解支架。符合这些特征且在下颌骨缺损模型中使用最常见的支架材料是掺入（HA）的生物陶瓷（TCP）。接种在这些类型支架上的 MSCs 在颌骨缺损[57, 59-61]中具有良好的骨修复潜力，其次是来源于牙齿组织的 MSCs[55, 62]。有趣的是，同样注射 ASCs（脂肪来源的干细胞）也可以改善愈合时间并促进骨组织形成[63, 64]。

5.1.2.2　牙槽骨缺损模型

牙周炎是一种以炎症和骨质流失为特征的牙周组织疾病[47]，影响健康和生活质量。专注于牙周破坏引起的牙槽骨缺损修复将是一个重要的临床目标。牙周缺损已经在动物身上通过手术构建，进行了牙周组织工程的体内研究。大多数研究是在大型动物（如狗和小型猪）中进行的，使用自体细胞进行再生，而使用裸鼠进行异种细胞植入。文献中的数据表明，来源于牙齿的自体和同种异体 MSCs，主要是牙髓和牙周膜，以及来源于骨髓的 MSCs，具有分化和再生牙周组织的能力，包括骨和牙骨质，以及具有良好定向的韧带纤维[56, 65]。

5.1.2.3 颅顶骨缺损模型

颅顶骨模型特别适合评估高复杂植入物或新型复合材料的再生能力，因为骨骼血管供应不足，骨髓存在较少[66]。这种模型最常见于啮齿类动物，如大鼠和兔子，也适用于小鼠、猪、绵羊和山羊。它被广泛使用，因为骨骼形状可以诱导一致的可重复的骨缺损，易于手术，在愈合过程中不需要固定，并且在愈合期后易于使用组织学和放射学技术进行分析。用裸鼠颅骨缺损评估 TCP 和颗粒脱蛋白牛骨制成的支架，以及人牙髓干细胞（hDPSCs）的骨再生能力，表明将细胞添加到支架中改善了骨再生过程[67]。在一项用 hDPSCs 结合 HA/TCP 支架的大鼠模型中获得了类似的结果[68]。最近的一项研究使用兔颅顶骨缺损模型测试了 TCP 和 HA 的复合陶瓷，结合重组人骨形态发生蛋白 2 型（rhBMP-2）和自体 MSCs，证明了在 rhBMP-2 和 MSCs 协同作用下 TCP 和 HA 的某些组成增强了新骨形成及支架的吸收速率[69]。该实验模型的局限性没有负载重量，因此在一些应用中，其他骨骼如下颌骨或长骨股骨或胫骨，可能是更优选择。

5.2 软骨修复与再生的体内模型

具有滋养和免疫调节活性的 MSCs[70]，可以积极影响损伤部位软骨周围未受影响细胞的命运和活性。尽管对于大动物模型的研究，MSCs 的使用备受关注，但目前关于这方面的数据很少。

如前所述，对于软骨再生中与软骨细胞一起应用的生物材料，MSCs 可以通过透明质酸（一种在软骨 ECM 中特别丰富的糖胺聚糖）或基于胶原的生物材料，递送到软骨缺损中[71, 72]。

Kasemkijwattana C 等尝试了骨髓间充质干细胞（BMMSCs）的自体植入，经过它们在胶原支架上的扩展，显示了与传统的 ACI 相比，这种方法的优势[73]。

然而，需要解决的问题是不同生物材料与相邻软骨的整合困难，以实现新合成的组织和天然组织之间的连续性，并具有长期愈合效果[74]。在这方面，最近在兔子模型中，使用掺入聚乳酸 - 羟基乙酸共聚物（PLGA）/

MCSs 双层的 MSCs 膜片获得了有希望的结果[75]。

MSCs 还可以在体外向软骨分化后用于受损部位的移植。MSCs 分化为软骨细胞的最佳方案仍在研究中，因为使用目前可用的方案可以获得肥大细胞，当移植到严重联合免疫缺陷（severe combined immunodeficiency，SCID）小鼠中时，会导致不稳定软骨的形成[76]。

另一种选择是使用软骨细胞和 MSCs 共培养。在这个方向上进行的研究已经构建表型稳定的组织，其中包含有大量的蛋白聚糖和Ⅱ型胶原。这可能在未来可以减少软骨细胞的体内植入[77]。

尽管基于支架的方法现在很普遍，但仍需要进一步研究以找到理想的基质材料。尽管软骨组织工程是一种有前景的解决方案，但迄今尚未找到长期修复软骨损伤的适当方法

5.3　临床研究

无论是骨组织工程还是软骨组织工程方法，都需要将适时分化的 MSCs 与正确的支架结合起来，这将是硬组织再生的很有前景的策略，可以生成新的、由细胞驱动的功能性组织，而不是无细胞的同种异体或异种组织移植。

多年来，临床应用研究已经证明，用自体和合适的体外分化 MSCs 与羟基磷灰石支架结合移植进行患者骨缺损的治疗是成功的。硬组织工程利用 MSCs 分化为成骨细胞或软骨细胞，并将其接种在生物相容的三维支架上，可以形成具有血管内生长的组织样结构。

目前，不同种类的支架已经用于退行性或创伤性骨缺损再生：无论是合成骨矿物质基质还是生物可吸收基质，都可以是富含生长因子（BMP）或富含血小板的血浆，以获得更有效的结果[78]。与自体骨治疗相比，分化的 MSCs 与上述支架的结合可以使再生治疗更有效。这些治疗方法具有巨大的优势，可以避免自体骨移植，保留骨骼和避免采集部位的手术后果[79]。然而，还有一些问题需要进一步研究，骨髓中的 MSCs 不容易分离和扩增；其他来源，如牙齿组织和外周血，似乎更方便。此外，对小鼠的临床前研究表明，用于骨再生的 MSCs 可能会导致异位骨形成[80]。

相比之下，软骨修复需要一种不同的方法。它可以用于患有软骨小损伤的患者，还可以使用多种方法来完成，如组织移植（自体移植或同种异体移植）或足以刺激自然修复过程的技术[2]。

为了消除对供体部位的需求及与同种异体和自体植入相关的担忧，

已经进行了许多尝试来修复或再生现有软骨，而不是替换它。建议的技术集中在改善内在的组织再生特性或软骨细胞移植上，目的是生成更多的组织。不幸的是，这些技术都没有取得完全成功，尤其是在老年患者中。

软骨再生最常见的治疗方法是穿透软骨下骨，为 MSCs 迁移及其最终分化为软骨细胞和骨细胞提供支架[81]。这种方法导致结果差异很大。

微创技术被认为是激光或电刺激，或用于刺激软骨细胞活性的药物[2]。

细胞移植，使用软骨细胞或未分化细胞，可以用来恢复丧失的软骨组织质量。需要进行小的组织活检，然后将获得的细胞通过培养进行扩增，然后将产生的细胞移植到缺损的部位。自 1968 年以来，软骨细胞移植一直是研究的对象[82，83]。

最有希望的结果是使用外科方法将骨膜瓣缝合在缺损处作为培养注射软骨细胞的屏障[84]。这个过程被称为自体软骨细胞植入（ACI），是用透明软骨或与宿主组织整合的混合型新生软骨填充缺损[85]。Brittberg 于 1987 年首次应用 ACI 后，该方法已经发展和变化[86，87]，因为与骨膜使用相关的问题通常表现为肥大[88]。

为了在移植后将分化的细胞容纳在特定的区域并使其均匀分布，可以使用由多孔材料制成的支架代替组织瓣。该技术无创，降低了与供体部位使用相关的发病率，并提供了一种对于细胞黏附过程至关重要的附着基质[89]。

研究人员试图通过组织工程在体外重建软骨组织，这是一项将细胞和生物材料相结合的技术，提供了细胞可以在三维和生理条件下生长的支架[90]。

在二维条件下培养的软骨细胞分化，倾向于呈现更扁平的外观，并产生胶原蛋白Ⅰ代替胶原蛋白Ⅱ。如果在三维系统中培养，细胞会保持其表型和功能[91]。3D 培养产生与天然软骨相似的微环境，有利于细胞 - 细胞和细胞 - 基质相互作用的形成，这是 3D 培养与 2D 培养的区别。理想的支架应该在新软骨形成过程中充当细胞的支撑，然后被新合成的基质取代，最重要应该具有生物相容性。

支架也可以在没有细胞的情况下使用，以促进细胞迁移而增强再生。

参考文献

1. Buckwalter JA, Mankin HJ. Articular cartilage: degeneration and osteoarthritis, repair, regeneration, and transplantation. Instr Course Lect. 1998a;47:487–504.
2. O'Driscoll SW. The healing and regeneration of articular cartilage. J Bone Joint Surg Am. 1998;80(12):1795–812.
3. Buckwalter JA, Mankin HJ. Articular cartilage: tissue design and chondrocyte-matrix interactions. Instr Course Lect. 1998b;47:477–86.

4. Cohen NP, Foster RJ, Mow VC. Composition and dynamics of articular cartilage: structure, function, and maintaining healthy state. J Orthop Sports Phys Ther. 1998;28(4):203–15.
5. Martin P. Wound healing—aiming for perfect skin regeneration. Science. 1997;276(5309):75–81.
6. Akimenko MA, Mari-Beffa M, Becerra J, Geraudie J. Old questions, new tools, and some answers to the mystery of fin regeneration. Dev Dyn. 2003;226(2):190–201.
7. Li Q, Yang H, Zhong TP. Regeneration across metazoan phylogeny: lessons from model organisms. J Genet Genomics. 2015;42(2):57–70.
8. Mankin HJ, Hornicek FJ, Raskin KA. Infection in massive bone allografts. Clin Orthop Relat Res. 2005;432:210–6.
9. Schwartz CE, Martha JF, Kowalski P, Wang DA, Bode R, Li L, Kim DH. Prospective evaluation of chronic pain associated with posterior autologous iliac crest bone graft harvest and its effect on postoperative outcome. Health Qual Life Outcomes. 2009;7:49.
10. Bhumiratana S, Vunjak-Novakovic G. Concise review: personalized human bone grafts for reconstructing head and face. Stem Cells Transl Med. 2012;1(1):64–9.
11. Carbone A, Valente M, Annacontini L, Castellani S, Di Gioia S, Parisi D, Rucci M, Belgiovine G, Colombo C, Di Benedetto A, et al. Adipose-derived mesenchymal stromal (stem) cells differentiate to osteoblast and chondroblast lineages upon incubation with conditioned media from dental pulp stem cell-derived osteoblasts and auricle cartilage chondrocytes. J Biol Regul Homeost Agents. 2016;30(1):111–22.
12. Taboas JM, Maddox RD, Krebsbach PH, Hollister SJ. Indirect solid free form fabrication of local and global porous, biomimetic and composite 3D polymer-ceramic scaffolds. Biomaterials. 2003;24(1):181–94.
13. Cipitria A, Lange C, Schell H, Wagermaier W, Reichert JC, Hutmacher DW, Fratzl P, Duda GN. Porous scaffold architecture guides tissue formation. J Bone Miner Res. 2012;27(6):1275–88.
14. Chuenjitkuntaworn B, Osathanon T, Nowwarote N, Supaphol P, Pavasant P. The efficacy of polycaprolactone/hydroxyapatite scaffold in combination with mesenchymal stem cells for bone tissue engineering. J Biomed Mater Res A. 2016;104(1):264–71.
15. Minton J, Janney C, Akbarzadeh R, Focke C, Subramanian A, Smith T, McKinney J, Liu J, Schmitz J, James PF, et al. Solvent-free polymer/bioceramic scaffolds for bone tissue engineering: fabrication, analysis, and cell growth. J Biomater Sci Polym Ed. 2014;25(16):1856–74.
16. Mastrogiacomo M, Muraglia A, Komlev V, Peyrin F, Rustichelli F, Crovace A, Cancedda R. Tissue engineering of bone: search for a better scaffold. Orthod Craniofac Res. 2005;8(4):277–84.
17. Hosseinkhani M, Mehrabani D, Karimfar MH, Bakhtiyari S, Manafi A, Shirazi R. Tissue engineered scaffolds in regenerative medicine. World J Plast Surg. 2014;3(1):3–7.
18. Gupta A, Woods MD, Illingworth KD, Niemeier R, Schafer I, Cady C, Filip P, El-Amin 3rd SF. Single walled carbon nanotube composites for bone tissue engineering. J Orthop Res. 2013;31(9):1374–81.
19. Ning L, Malmstrom H, Ren YF. Porous collagen-hydroxyapatite scaffolds with mesenchymal stem cells for bone regeneration. J Oral Implantol. 2015;41(1):45–9.
20. Perez RA, Ginebra MP. Injectable collagen/alpha-tricalcium phosphate cement: collagen-mineral phase interactions and cell response. J Mater Sci Mater Med. 2013;24(2):381–93.
21. Filardo G, Kon E, Roffi A, Di Martino A, Marcacci M. Scaffold-based repair for cartilage healing: a systematic review and technical note. Arthroscopy. 2013;29(1):174–86.
22. Grigolo B, Roseti L, Fiorini M, Fini M, Giavaresi G, Aldini NN, Giardino R, Facchini A. Transplantation of chondrocytes seeded on a hyaluronan derivative (hyaff-11) into cartilage defects in rabbits. Biomaterials. 2001;22(17):2417–24.
23. Marcacci M, Zaffagnini S, Kon E, Visani A, Iacono F, Loreti I. Arthroscopic autologous chondrocyte transplantation: technical note. Knee Surg Sports Traumatol Arthrosc. 2002;10(3):154–9.
24. Cherubino P, Grassi FA, Bulgheroni P, Ronga M. Autologous chondrocyte implantation using a bilayer collagen membrane: a preliminary report. J Orthop Surg (Hong Kong). 2003;11(1):10–5.

25. Kimura T, Yasui N, Ohsawa S, Ono K. Chondrocytes embedded in collagen gels maintain cartilage phenotype during long-term cultures. Clin Orthop. 1984;186(231):231–9.
26. Speer DP, Chvapil M, Vorz RG, Holmes MD. Enhancement of healing in osteochondral defects by collagen sponge implants. Clin Orthop Relat Res. 1979;144:326–35.
27. Grande D, Halberstadt C, Naughton G, Schwartz R, Manji R. Evaluation of matrix scaffolds for tissue engineering of articular cartilage grafts. J Biomed Mater Res. 1997;34(2):211–20.
28. Gooding CR, Bartlett W, Bentley G, Skinner JA, Carrington R, Flanagan A. A prospective, randomised study comparing two techniques of autologous chondrocyte implantation for osteochondral defects in the knee: periosteum covered versus type Ⅰ/Ⅲ collagen covered. Knee. 2006;13(3):203–10.
29. Narayanan G, Vernekar VN, Kuyinu EL, Laurencin CT. Poly (lactic acid)-based biomaterials for orthopaedic regenerative engineering. Adv Drug Deliv Rev. 2016.
30. BIOSEED®-C I. 2016. Treatment with BIOSEED®-C. http://biotissuech/bioseed/patients/bioseed-c/treatment-with-bioseed-c/.
31. Melton JT, Wilson AJ, Chapman-Sheath P, Cossey AJ. TruFit CB bone plug: chondral repair, scaffold design, surgical technique and early experiences. Expert Rev Med Devices. 2010;7(3): 333–41.
32. Schnabel M, Marlovits S, Eckhoff G, Fichtel I, Gotzen L, Vecsei V, Schlegel J. Dedifferentiation-associated changes in morphology and gene expression in primary human articular chondrocytes in cell culture. Osteoarthr Cartil. 2002;10(1):62–70.
33. Darling EM, Athanasiou KA. Rapid phenotypic changes in passaged articular chondrocyte subpopulations. J Orthop Res. 2005;23(2):425–32.
34. Hamada T, Sakai T, Hiraiwa H, Nakashima M, Ono Y, Mitsuyama H, Ishiguro N. Surface markers and gene expression to characterize the differentiation of monolayer expanded human articular chondrocytes. Nagoya J Med Sci. 2013;75(1–2):101–11.
35. Giovannini S, Diaz-Romero J, Aigner T, Mainil-Varlet P, Nesic D. Population doublings and percentage of S100-positive cells as predictors of in vitro chondrogenicity of expanded human articular chondrocytes. J Cell Physiol. 2010;222:411–20.
36. Forriol F. Growth factors in cartilage and meniscus repair. Injury. 2009;40(Suppl 3):S12–6.
37. Cucchiarini M, Venkatesan JK, Ekici M, Schmitt G, Madry H. Human mesenchymal stem cells overexpressing therapeutic genes: from basic science to clinical applications for articular cartilage repair. Biomed Mater Eng. 2012;22(4):197–208.
38. Pittenger MF, Mackay AM, Beck SC, Jaiswal RK, Douglas R, Mosca JD, Moorman MA, Simonetti DW, Craig S, Marshak DR. Multilineage potential of adult human mesenchymal stem cells. Science (New York, NY). 1999;284(5411):143–7.
39. Friedenstein AJ, Petrakova KV, Kurolesova AI, Frolova GP. Heterotopic of bone marrow. Analysis of precursor cells for osteogenic and hematopoietic tissues. Transplantation. 1968;6(2):230–47.
40. Ren H, Sang Y, Zhang F, Liu Z, Qi N, Chen Y. Comparative analysis of human mesenchymal stem cells from umbilical cord, dental pulp, and menstrual blood as sources for cell therapy. Stem Cells Int. 2016;2016:3516574.
41. Iohara K, Zheng L, Ito M, Tomokiyo A, Matsushita K, Nakashima M. Side population cells isolated from porcine dental pulp tissue with self-renewal and multipotency for dentinogenesis, chondrogenesis, adipogenesis, and neurogenesis. Stem cells (Dayton, Ohio). 2006;24(11):2493–503.
42. About I. Dentin–pulp regeneration: the primordial role of the microenvironment and its modification by traumatic injuries and bioactive materials. Endod Top. 2013;28(1):61–89.
43. Gronthos S, Brahim J, Li W, Fisher LW, Cherman N, Boyde A, DenBesten P, Robey PG, Shi S. Stem cell properties of human dental pulp stem cells. J Dent Res. 2002;81(8):531–5.
44. Mori G, Brunetti G, Oranger A, Carbone C, Ballini A, Lo Muzio L, Colucci S, Mori C, Grassi FR, Grano M. Dental pulp stem cells: osteogenic differentiation and gene expression. Ann N Y Acad Sci. 2011;1237:47–52.
45. Mori G, Centonze M, Brunetti G, Ballini A, Oranger A, Mori C, Lo Muzio L, Tete S, Ciccolella F, Colucci S, et al. Osteogenic properties of human dental pulp stem cells. J Biol Regul Homeost Agents. 2010;24(2):167–75.

46. Mori G, Ballini A, Carbone C, Oranger A, Brunetti G, Di Benedetto A, Rapone B, Cantore S, Di Comite M, Colucci S, et al. Osteogenic differentiation of dental follicle stem cells. Int J Med Sci. 2012;9(6):480–7.
47. Di Benedetto A, Brunetti G, Posa F, Ballini A, Grassi FR, Colaianni G, Colucci S, Rossi E, Cavalcanti-Adam EA, Lo Muzio L, et al. Osteogenic differentiation of mesenchymal stem cells from dental bud: role of integrins and cadherins. Stem Cell Res. 2015;15(3):618–28.
48. Narcisi R, Cleary MA, Brama PA, Hoogduijn MJ, Tuysuz N, ten Berge D, van Osch GJ. Long-term expansion, enhanced chondrogenic potential, and suppression of endochondral ossification of adult human MSCs via WNT signaling modulation. Stem cell reports. 2015;4(3):459–72.
49. Tang Y, Wang B. Gene- and stem cell-based therapeutics for cartilage regeneration and repair. Stem Cell Res Ther. 2015;6:78.
50. Dewan AK, Gibson MA, Elisseeff JH, Trice ME. Evolution of autologous chondrocyte repair and comparison to other cartilage repair techniques. Biomed Res Int. 2014;2014:11.
51. Scott MA, Levi B, Askarinam A, Nguyen A, Rackohn T, Ting K, Soo C, James AW. Brief review of models of ectopic bone formation. Stem Cells Dev. 2012;21(5):655–67.
52. Ma D, Ren L, Liu Y, Chen F, Zhang J, Xue Z, Mao T. Engineering scaffold-free bone tissue using bone marrow stromal cell sheets. J Orthop Res. 2010;28(5):697–702.
53. Kempen DH, Lu L, Hefferan TE, Creemers LB, Heijink A, Maran A, Dhert WJ, Yaszemski MJ. Enhanced bone morphogenetic protein-2-induced ectopic and orthotopic bone formation by intermittent parathyroid hormone (1-34) administration. Tissue Eng A. 2010;16(12):3769–77.
54. Park JC, So SS, Jung IH, Yun JH, Choi SH, Cho KS, Kim CS. Induction of bone formation by Escherichia Coli-expressed recombinant human bone morphogenetic protein-2 using block-type macroporous biphasic calcium phosphate in orthotopic and ectopic rat models. J Periodontal Res. 2011;46(6):682–90.
55. Morad G, Kheiri L, Khojasteh A. Dental pulp stem cells for in vivo bone regeneration: a systematic review of literature. Arch Oral Biol. 2013;58(12):1818–27.
56. Liu N, Lyu X, Fan H, Shi J, Hu J, Luo E. Animal models for craniofacial reconstruction by stem/stromal cells. Curr Stem Cell Res Ther. 2014;9(3):174–86.
57. Mardas N, Dereka X, Donos N, Dard M. Experimental model for bone regeneration in oral and cranio-maxillo-facial surgery. J Investig Surg. 2014;27(1):32–49.
58. Vertenten G, Gasthuys F, Cornelissen M, Schacht E, Vlaminck L. Enhancing bone healing and regeneration: present and future perspectives in veterinary orthopaedics. Vet Comp Orthop Traumatol. 2010;23(3):153–62.
59. Cheng G, Li Z, Xing X, Li DQ, Li ZB. Multiple inoculations of bone marrow stromal cells into beta-tricalcium phosphate/chitosan scaffolds enhances the formation and reconstruction of new bone. Int J Oral Maxillofac Implants. 2016;31(1):204–15.
60. Ren T, Ren J, Jia X, Pan K. The bone formation in vitro and mandibular defect repair using PLGA porous scaffolds. J Biomed Mater Res A. 2005;74(4):562–9.
61. Wang X, Xing H, Zhang G, Wu X, Zou X, Feng L, Wang D, Li M, Zhao J, Du J, et al. Restoration of a critical mandibular bone defect using human alveolar bone-derived stem cells and porous Nano-HA/collagen/PLA scaffold. Stem Cells Int. 2016;2016:8741641.
62. Kuo TF, Lee SY, Wu HD, Poma M, Wu YW, Yang JC. An in vivo swine study for xeno-grafts of calcium sulfate-based bone grafts with human dental pulp stem cells (hDPSCs). Mater Sci Eng C Mater Biol Appl. 2015;50:19–23.
63. Bressan E, Botticelli D, Sivolella S, Bengazi F, Guazzo R, Sbricoli L, Ricci S, Ferroni L, Gardin C, Velez JU, et al. Adipose-derived stem cells as a tool for dental implant Osseointegration: an experimental study in the dog. Int J Mol Cell Med. 2015;4(4):197–208.
64. Feng Z, Liu J, Shen C, Lu N, Zhang Y, Yang Y, Qi F. Biotin-avidin mediates the binding of adipose-derived stem cells to a porous beta-tricalcium phosphate scaffold: mandibular regeneration. Exp Ther Med. 2016;11(3):737–46.
65. Trofin EA, Monsarrat P, Kemoun P. Cell therapy of periodontium: from animal to human? Front Physiol. 2013;4:325.

66. Schmitz JP, Hollinger JO. The critical size defect as an experimental model for craniomandibulofacial nonunions. Clin Orthop Relat Res. 1986;205:299–308.
67. Annibali S, Bellavia D, Ottolenghi L, Cicconetti A, Cristalli MP, Quaranta R, Pilloni A. Micro-CT and PET analysis of bone regeneration induced by biodegradable scaffolds as carriers for dental pulp stem cells in a rat model of calvarial "critical size" defect: preliminary data. J Biomed Mater Res B Appl Biomater. 2014;102(4):815–25.
68. Asutay F, Polat S, Gul M, Subasi C, Kahraman SA, Karaoz E. The effects of dental pulp stem cells on bone regeneration in rat calvarial defect model: micro-computed tomography and histomorphometric analysis. Arch Oral Biol. 2015;60(12):1729–35.
69. Kim BS, Choi MK, Yoon JH, Lee J. Evaluation of bone regeneration with biphasic calcium phosphate substitute implanted with bone morphogenetic protein 2 and mesenchymal stem cells in a rabbit calvarial defect model. Oral Surg Oral Med Oral Pathol Oral Radiol. 2015;120(1):2–9.
70. Aggarwal S, Pittenger MF. Human mesenchymal stem cells modulate allogeneic immune cell responses. Blood. 2005;105(4):1815–22.
71. Glowacki J, Mizuno S. Collagen scaffolds for tissue engineering. Biopolymers. 2008;89(5):338–44.
72. Tognana E, Borrione A, De Luca C, Pavesio A. Hyalograft C: hyaluronan-based scaffolds in tissue-engineered cartilage. Cells Tissues Organs. 2007;186(2):97–103.
73. Kasemkijwattana C, Hongeng S, Kesprayura S, Rungsinaporn V, Chaipinyo K, Chansiri K. Autologous bone marrow mesenchymal stem cells implantation for cartilage defects: two cases report. J Med Assoc Thail. 2011;94(3):395–400.
74. Zscharnack M, Hepp P, Richter R, Aigner T, Schulz R, Somerson J, Josten C, Bader A, Marquass B. Repair of chronic osteochondral defects using predifferentiated mesenchymal stem cells in an ovine model. Am J Sports Med. 2010;38(9):1857–69.
75. Qi Y, Du Y, Li W, Dai X, Zhao T, Yan W. Cartilage repair using mesenchymal stem cell (MSC) sheet and MSCs-loaded bilayer PLGA scaffold in a rabbit model. Knee Surg Sports Traumatol Arthrosc. 2014;22(6):1424–33.
76. Pelttari K, Winter A, Steck E, Goetzke K, Hennig T, Ochs BG, Aigner T, Richter W. Premature induction of hypertrophy during in vitro chondrogenesis of human mesenchymal stem cells correlates with calcification and vascular invasion after ectopic transplantation in SCID mice. Arthritis Rheum. 2006;54(10):3254–66.
77. Nazempour A, Van Wie BJ. Chondrocytes, mesenchymal stem cells, and their combination in articular cartilage regenerative medicine. Ann Biomed Eng. 2016;44(5):1325–54.
78. Giannoudis PV, Einhorn TA. Bone morphogenetic proteins in musculoskeletal medicine. Injury. 2009;40(Suppl 3):S1–3.
79. Quarto R, Mastrogiacomo M, Cancedda R, Kutepov SM, Mukhachev V, Lavroukov A, Kon E, Marcacci M. Repair of large bone defects with the use of autologous bone marrow stromal cells. N Engl J Med. 2001;344(5):385–6.
80. Tasso R, Ulivi V, Reverberi D, Lo Sicco C, Descalzi F, Cancedda R. In vivo implanted bone marrow-derived mesenchymal stem cells trigger a cascade of cellular events leading to the formation of an ectopic bone regenerative niche. Stem Cells Dev. 2013;22(24):3178–91.
81. Shapiro F, Koide S, Glimcher MJ. Cell origin and differentiation in the repair of full-thickness defects of articular cartilage. J Bone Joint Surg Am. 1993;75(4):532–53.
82. Aston JE, Bentley G. Repair of articular surfaces by allografts of articular and growth-plate cartilage. J Bone Joint Surg Br. 1986;68(1):29–35.
83. Wakitani S, Goto T, Young RG, Mansour JM, Goldberg VM, Caplan AI. Repair of large full-thickness articular cartilage defects with allograft articular chondrocytes embedded in a collagen gel. Tissue Eng. 1998;4(4):429–44.
84. Gillogly SD, Voight M, Blackburn T. Treatment of articular cartilage defects of the knee with autologous chondrocyte implantation. J Orthop Sports Phys Ther. 1998;28(4):241–51.
85. Roberts S, McCall IW, Darby AJ, Menage J, Evans H, Harrison PE, Richardson JB. Autologous chondrocyte implantation for cartilage repair: monitoring its success by magnetic resonance imaging and histology. Arthritis Res Ther. 2003;5(1):R60–73.

86. Brittberg M, Lindahl A, Nilsson A, Ohlsson C, Isaksson O, Peterson L. Treatment of deep cartilage defects in the knee with autologous chondrocyte transplantation. N Engl J Med. 1994;331(14):889–95.
87. Peterson L, Minas T, Brittberg M, Lindahl A. Treatment of osteochondritis dissecans of the knee with autologous chondrocyte transplantation: results at two to ten years. J Bone Joint Surg Am. 2003;85-A(Suppl 2):17–24.
88. Niemeyer P, Pestka JM, Kreuz PC, Erggelet C, Schmal H, Suedkamp NP, Steinwachs M. Characteristic complications after autologous chondrocyte implantation for cartilage defects of the knee joint. Am J Sports Med. 2008;36(11):2091–9.
89. Thomson RC, Wake MC, Yaszemski MJ, Mikos AG. Biodegradable polymer scaffolds to regenerate organs. In: Peppas NA, Langer RS, editors. Biopolymers Ⅱ. Berlin: Springer; 1995. p. 245–74.
90. Yang S, Leong K-F, Du Z, Chua C-K. The design of scaffolds for use in tissue engineering. Part I traditional factors. Tiss Eng. 2001;7(6):679–89.
91. Takahashi T, Ogasawara T, Asawa Y, Mori Y, Uchinuma E, Takato T, Hoshi K. Three-dimensional microenvironments retain chondrocyte phenotypes during proliferation culture. Tissue Eng. 2007;13(7):1583–92.

第 6 章
间充质干细胞在牙科的应用：现状和未来展望

Filiberto Mastrangelo，Giorgio Gastaldi 和 Enrico Gherlone

（庄子萌，杨瑞莉　译）

6.1 引言

关于干细胞的研究已经证明，干细胞具有自我更新和分化的特性，能够用于器官和组织修复。干细胞能产生不同类型的细胞，从而为组织缺损再生和治疗更多疾病提供新策略。在多种口腔和颌面部组织中发现了成体间充质干 / 基质细胞（MSCs），经过适当的重编程可以诱导其成为多能干细胞（iPS），这为新的生物技术和组织工程提供了理想的来源，为重建手术提供了临床实用性和牙科应用的新工具。

肌肉和骨骼组织退行性病变治疗策略的需求不断增长，特别是考虑到全世界老龄人口不断增加。根据最近的数据分析，在未来 20 年内，预计美国 65 岁以上人口数量将翻倍，85 岁以上的人口数量将增加到现在的 4 倍[1]。在德国，约有 150 万人因退行性关节疾病而正在接受治疗，每年有 11 万美国人出现无法愈合的骨缺损。

为了进行骨骼重建，整形外科医生采用自体或异体组织，以及人工异体植入物。然而，由于自体移植的供体部位并发症、异体移植物的免疫原性，以及异体植入物的松动，手术的成功率受限[2]。1968 年，E.Haeckel 在“Natural History of Creation”中首次使用术语“stem”（stammzelle）——干细胞，以指代从中发展出各种不同细胞类型的祖先单细胞。

据推测，所有多细胞生物都是从干细胞进化而来的[3]。在各种正常和病理条件下，人们假设存在许多干细胞。1961 年，E.McCulloch 和 J.E.Till 在小鼠模型中，在大规模放疗进行骨髓移植后分离出了干细胞（SCs）[4]。几年后，干细胞的特征和属性被定义为具有自我更新而不会衰老的能力，可以对称地自我更新分裂，当两个子细胞也成为干细胞时，能进行有限增殖和分化为高度特异化的细胞[5]。此外，J. E. Till 认为，大多数干细胞分裂在出生后是不对称分裂的，产生一个干细胞和一个分化程度较高的细胞，或者是一个具有有限自我更新能力的前体细胞[6]。

干细胞的潜能由其分裂并产生一个到多个不同细胞类型和组织的能力来定义。此外，干细胞在分化之前能够大规模增殖为细胞克隆。可塑性是基于不同的分化能力，干细胞可分为胚胎干细胞和成体干细胞。胚胎干细胞在生理情况下存在于受精卵细胞中，并在胚胎生命的最初几天通过连续复制产生。在每一次连续复制过程中，干细胞的分化能力逐渐减弱，它们被分为全能干细胞和多能干细胞。在胚胎阶段，由雌雄配子融合而成的卵母细胞是一种全能干细胞，能够产生完整的生物体。在人类，这种能力只在随后的 3 次细胞分裂中保留。干细胞分化的后期阶段（桑葚胚和囊胚期），保留了产生各种细胞亚型的能力。

在囊胚期，由多能胚胎 - 囊胚细胞形成的内细胞团（internal cell mass，ICM）可分化为 3 个胚层之一：内胚层（内胃、胃肠部分、肺）、中胚层（肌肉、骨骼、血液、泌尿生殖道）或外胚层（表皮组织和神经系统）。ICMs 能够创建一个完整的有机体，然后由滋养层形成的其他细胞产生胚胎外组织。相反，成体干细胞也可能是多能或单能的。多能干细胞表现出不同的分化能力，可以产生特定组织或不同组织的不同成熟细胞，而单能干细胞只能产生特定类型的成熟细胞。在不同组织发育过程中，一组具有特定组织功能的多能体细胞能够在围产期或出生后生长过程中增殖并产生成熟细胞，以增加组织量，或者替代由于老化、凋亡或损伤引起的细胞死亡。除了多能细胞外，还存在其他低潜能的干细胞，被定义为单能干细胞。这群细胞具有只能最终分化为单一成熟细胞系（如成骨细胞只能分化为骨细胞）的能力，被称为无能细胞[7]。在再生医学中，使用的干细胞分为胚胎干细胞（ESCs）和成体干细胞（ASCs），两者具有相同的特性。在牙科学中，近年来进行了许多研究，以验证使用成体干细胞和胚胎干细胞来再生牙齿组织的可能性。我们的研究旨在评估不同的 MSC 来源及其特性，并通过“组织工程”来识别牙科康复治疗的优势和劣势，以实现不同人类颅颌面组织的再生。

6.2　间充质干细胞

在口腔医学领域，组织工程学被认为是恢复退化和缺失组织和器官的新前沿学科。已经在几个口腔和颌面组织中分离鉴定出成体间充质干细胞（mesenchymal stem cells，MSCs），这表明口腔组织是干细胞的丰富来源，口腔和黏膜干细胞在组织再生和健康方面起着关键作用。干细胞的主要来源被认为是成人（ASC）和胚胎（ES）干细胞。除了这些自然存在于人体中的干细胞外，最近还通过体细胞基因编辑的方式人工生成了诱导多能干细胞（iPS）[8, 9]。胚胎干细胞（ES 细胞）和 iPS 细胞统称为多能干细胞，因为它们可以分化为来自 3 个胚层的所有类型的细胞。尽管大多数成体干细胞是多能的，但它们只能分化成有限数量的细胞类型。ASC 被称为成体干细胞或出生后干细胞，在许多成年组织和器官中少量存在。成体干细胞通过不对称分裂产生与其自身相同的细胞，并参与自我更新和分化过程，以维持健康组织或修复受损组织。在口腔和颌面不同间充质组织的区域中，发现了许多特定的“干细胞微环境”，可以提供成人干细胞来源，将其统称为间充质干细胞或多能间充质基质细胞（MSCs）。

因此，牙科领域的许多最近研究都集中在多能干细胞（PSC）上，以实现无限的自我更新和多能性。干细胞的多能性指能够对胚胎或细胞培养环境的信号产生成熟有机体的所有谱系的能力[10]。这种能力在牙科组织工程的基础上进行研究，以解释牙齿组织的发育，测试创新药物和再生疗法，并为牙科组织分化和生长的生物过程找到一个现实模型。

间充质干细胞（MSCs）最早是在 20 世纪 70 年代由 A. Friedstein 首次从骨髓的基质成分中分离出来的，在骨髓中约占所有有核细胞的 0.01%。此外，用于再生的 MSCs 也可以从不同的成年组织中分离出来，如脐血、脂肪组织、胎盘和外周血，以及其他不同的领域，如牙齿组织（牙髓干细胞、牙囊干细胞、牙槽骨干细胞、牙龈干细胞）[11]。此外，培养时，ASC 的增殖能力会减少，而由重编程成人细胞产生的诱导多能干细胞（induced pluripotent stem cells，iPSCs）可以分化成任何组织细胞系。骨髓间充质干细胞（mesenchymal stem cells from bone marrow，BMMSCs）参与生长因子和细胞因子的释放，介导和趋化造血功能（chemotactic hematopoietic functions，CSE），促进分化、血管生成、减缓凋亡和炎症过程。在 MSCs 中，可以观察到独特的自发分化能力，无论在体内还是体外，在中胚层起源的脂肪组织、骨组织和软骨组织中都有自发分化能力[12]。一些研究还显示这些细胞具有可塑性，可向肌肉和神经细胞系转化。间充质干细胞在体外具有高黏附和扩张能力，具有高复制潜力、免疫抑制和（或）免疫调节功能，并能表达特异性细胞膜标志物。MSC 可以自发迁移到来源组织，也有选择性地迁移到受损组织（多器官能力 / 趋性），并在损伤部位通过旁分泌抗炎和生长因子促进受损组织的再生。

2006 年，国际细胞治疗学会定义了间充质干细胞（MSCs）的 3 个特征：黏附和生长在非涂层培养板上，CD90、CD73、CD105 和 CD44 标志物呈阳性表达、造血系统标志物 CD34、CD45、CD11b 和 CD19 呈阴性表达，以及在体外具有成骨、成脂和成软骨分化能力。最近，人类 MSC 的其他独特细胞表面标志物也被报道，如 CD271[8] 和 MSC 抗原 -1[13]。除了使用表面标志物分析外，还提出了使用在 MSC 中稳定表达的 mRNA 标志物来筛选 MSC 的方法[14, 15]。此外，微阵列技术最近也被用来对发育和生长过程中的牙齿组织进行基因表达分析来鉴定和区分间充质干细胞[16]。根据国际细胞治疗学会（ISCT）的标准，MSCs 必须在标准培养条件下黏附于组织培养板上。此外，MSCs 必须表达 CD105、CD73 和 CD90，并不表达 CD45、CD34、CD14 或 CD11b、CD79a 或 CD19，以及人类白细胞抗原（HLA）-DR 表面分子。

干细胞只存在于静息状态，在每个细胞周期中，通过不对称分裂，可以产生与其自身相同的细胞，确保细胞增殖（自我更新）、组织修复和稳态维持[5]。生长因子和不同的细胞因子多肽发挥着重要的调节作用。其中，血小板生长因子（PDGF）、转化生长因子 β（TGF-β）、胰岛素样生长因子（IGF）1 和 2、成纤维细胞生长因子（FGF），以及骨形态发生蛋白（bone morphogenetic proteins，BMP）似乎在细胞和组织增殖、分化过程中发挥关键作用，并对不同类型的靶细胞具有特异性作用。在生长因子中，PDGF、VEGF、TGF-β 和 IGF 是最常被研究且最常用的，它们单独使用或与其他因子组合使用，在 MSCs 中刺激细胞增殖方面具有强烈促进有丝分裂活性作用[17]。这种方法也有益于许多临床治疗，降低了患者的排斥风险和避免了伦理问题的影响。

6.3 再生医学

再生医学是一门创新性的学科，旨在修复成年组织和（或）器官因疾病或衰老而受损的组织，以创造有利于再生的环境，这一目标可以通过识别最适合受损组织再生的细胞来源来实现。在临床实践中，干细胞是最接近这一模式的细胞。由于其独特的性能，间充质干细胞（MSC）目前被认为是再生 / 修复医学、细胞疗法和组织工程学领域最有前景的候选细胞，可以单独使用或与生物材料支架和生长因子结合使用。高增殖潜能、营养作用、抗炎能力、可随时获得细胞的可能性，特别是在合适的环境和微环境中植入后能分化和转分化为专门的细胞，这些特点使得 MSC 可以成为再生和修复受创伤、退行性或病理性损伤的组织的工具。再生医学的潜力如此巨大，以至于继续投资这一富有成效的领域并寻找治疗损害生活质量的疾病的方案是绝对必要和极其重要的[18]。

6.3.1 细胞编程和重编程

在自然界中，干细胞仅以静止状态存在，很少进行细胞分裂。然而，在细胞周期的每次不对称分裂中，干细胞可以产生与自身相同的细胞，从而确保细胞组分的增殖（自我更新），进而维持形态发生、组织修复和稳态的维持[5]。生长因子主要是多肽，对特定类型的靶细胞起着重要的调节作用[17]。MSC 是可以从各种成人组织中分离出来的细胞，非常适合再生疗法。然而，从脂肪组织中分离 MSC 需要侵入性的方法。这些脂肪组织来源的干细胞数量稀少，在体外培养时逐渐表现出增殖能力。通过重编程成熟细胞（如成纤维细胞）获得的诱导多能干细胞（iPSCs）是一种可以分化为任何组织细胞系的细胞。

胚胎着床及之后的胎儿仍然具有许多干细胞，但它们的分离非常困难。研究最多的干细胞无疑是原始生殖细胞（primordial germ cell，PGC），它们代表了形成生殖腺之前的分化阶段。在大鼠和人类胚胎中，PGC 分别在发育的第 1 周和第 3 周出现。如果从胚胎中分离出这些细胞，它们可以增殖并产生被称为胚胎性胚细胞（EG）的多能细胞，这些细胞与 ES 细胞一样，能够分化为成体几乎所有类型的细胞。然而，获取难度限制了它们在疾病治疗方面的应用。但是，成年干细胞可以在多种不同的组织区域中找到，如脊髓、男性生殖腺的精细管上皮、视网膜、上皮组织和大脑。如果适当地分离和培养每个区域的干细胞，就可以增加其数量，并将它们分化成其来源组织区域的特定细胞类型，甚至将它们转分化成血液或神经组织。然而，因为它们数量非常稀少，成体干细胞难以分离；此外，成体干细胞也很难生长，在进行了几次细胞分裂后，就会失去其多能性。然而，胚胎干细胞可以在培养中维持许多细胞分裂，甚至可以保持超过 10 年，而不会失去其多能性。获得干细胞的另一种途径是从脐带中分离，然而，应该谨记这种方法也存在数量和生理上的限制，尽管限制程度较小[19]。

6.3.2 细胞重编程

自 1997 年以来，另一种非常有前景的干细胞来源被开发出来，这一假设基于改变成体可分化细胞遗传程序的可能性。在 2006 年，山中伸弥（Shinya Yamanaka）[20]在体外证明了一种可以将专门的成年细胞“重新编程”为能够产生体内各种细胞的多能干细胞的新方法，这些细胞被称为诱导多能干细胞，也就是 iPS 细胞。迄今为止，在自然界中，只有胚胎干细胞表现出多能性特征。山中伸弥的发现意味着，至少在体外，身体中的每一个细胞都可能分裂并转变为多能细胞阶段。

iPS 细胞具有自我更新的能力，这意味着它们可以无限次分裂，并且与在早期发育阶段并非来源于胚胎的干细胞显示出非常相似的特征。此外，在特定的实验室条件下培养时，它们可以产生几乎任何类型的特定细胞。iPS 细胞和胚胎干细胞可以帮助我们理解特定细胞的发育和生长，未来还可能成为用于组织再生和组织工程的细胞来源，用于当今无法治疗的疾病。然而，最近的研究表明，iPS 细胞中的某些基因行为与胚胎干细胞不同，这可能是由于细胞的不完全重编程和（或）获得性的遗传修饰，实际上限制了其临床应用，需要进一步研究来更好地了解细胞内重编程的发生方式。

6.3.2.1 骨髓干细胞（bone marrow stem cells，BMMSCs）

来自骨髓的间充质细胞（BMMSCs）存在于骨髓基质中，数量相对较少。据推测，它们占核骨髓细胞的 0.001% ~ 0.01%[21]。在胚胎发育过程中，上颌骨和下颌骨起源于颅神经嵴细胞[22]，而髂骨骨髓是由中胚层形成的。这些胚胎起源的差异可能导致颌面部和髂嵴 BMMSCs 之间的功能差异，并影响它们在骨组织再生过程中的行为差异[23, 24]。通过骨髓穿刺，可以轻松分离 BMMSCs，并且它们可以产生数个干细胞群，经过 10 周内的 50 次复制扩增，它们可以分化为成骨细胞、脂肪细胞、软骨细胞、肌细胞、星形胶质细胞、少突胶质细胞及神经元。

BMMSCs 是造血干细胞（HSC）微环境的一部分，通过释放细胞因子和生长因子促进 HSC 的更新、成熟和招募。然而，MSC 的定义存在争议，因为从骨髓分离出的黏附细胞群是不均一的，尚未确定明确用于区分 MSC 的标志物[25]。在 2006 年，国际细胞治疗学会（ISCT）提出了定义人类多能 MSC 的最低标准；值得注意的是，ISCT 将 MSC 称为间充质基质细胞，无论其来自何种组织[26]。在 19 世纪下半叶，Cohenim 提出了骨髓中存在非造血性间充质细胞的假设，而 Maximov 则认为血细胞是由骨髓信号诱导造血干细胞产生的。然而，在 1968 年，Tavassoli 和 Crosby 确定了一些移植到骨髓外部位点的骨髓细胞具有很高的成骨潜能，能够增殖并产生成骨细胞和骨小梁[27]。直到 1970 年，Friedstein 等在动物模型中展示了 BMMSC 的成骨潜能，指出与骨髓细胞的最小亚群相关，并且 BMMSC 的成骨、成脂、成纤维和成软骨的分化能力，与造血细胞系完全不同[11]。1987—1988 年，这些干细胞被称为“成骨干细胞”。直到 1991 年，Caplan 才在抽取的骨髓中首次定义了“间充质干细胞”的概念[28]，直到 1999 年，Pittinger 才证明了其具有分化为成骨细胞、成脂肪细胞和成软骨细胞的能力[29]。

成人骨髓含有罕见的具有高复制和分化能力的多能性异质祖细胞，能够在体内形成骨组织，这使其成为骨再生疗法的合适干细胞来源[30]。由于病理和创伤等原因导致的一些中等和大的骨缺损需要使用这些细胞群，这是临床上的巨大挑战。事实上，无法从大多数口腔内或口腔外的供体骨组织获得数量足够和质量满意的干细胞用于自体骨移植。只有来自髂嵴的 BMSCs 在体外分析显示，其在成骨、成软骨、成脂肪、肌肉或非间充质起源神经的分化方面具有足够的潜力[31-33]，随后在人上颌窦提升手术中的骨再生过程中进行了体内研究[34]。

在过去的 25 年里，人们对临床组织工程的新前沿产生了极大的兴趣，以通过三维支架寻找新的解决方案。在动物模型中，Bruder 等显示，与“空”支架相比，加入了 BMMSC 集成的支架可以更好地支持成骨作用，还观察到了一种称为“愈合结节”的骨修复结构，在没有干细胞的支架实验中不存在。通常情况下，MSC 能够分化为成纤维细胞、软骨细胞、成骨细胞和脂肪细胞，但源自骨髓的干细胞具有分化成多种非常特定的细胞系的能力，包括转分化或者分化为中胚层趋向外胚层的间胚层细胞系，如神经元和上皮细胞，或内胚层的肌肉细胞、肠细胞和肺泡细胞。2006 年，F.Scintu 观察到 BMMSC 的转分化，因为容易分离并分化为大量可用于组织工程的细胞，可作为胚胎细胞的重要替代[35]。一段时间以来，BMMSCs 已经在不同的动物模型中进行了体外和体内研究，用于修复关键的骨缺损[36]。此外，在牙科手术过程中的口腔颌面部（上颌骨和下颌骨）骨髓抽取物，如牙种植治疗、智齿拔除、囊肿切除和正畸骨切术，已经发现了 BMMSCs。BMMSCs 移植的临床观察[36, 37]和动物实验[38, 39]表明，与从髂骨或肋骨（软骨骨）获取的骨相比，从颅颌部位使用 BMMSCs 移植骨（膜状骨）或不同的移植支架可以提供更好的结果和显著更高的骨量。其他研究观察到 BMMSC 分化成成骨细胞系并产生多肽，如骨钙素、骨岩藻素、骨胶原、基质蛋白（MEPE）及 I 型胶原。在不同的细胞外可吸收或不可吸收支架中与 BMMSC 一起进行体内移植后，也观察到了初始骨形成。此外，在狒狒体内使用同种异体 BMMSC 进行的研究中，未观察到抗体的产生，提示对这些干细胞的免疫反应完全缺失。也就是说，在成骨不全患者中，BMMSC 移植后也可观察到免疫反应的缺失。

2003年，Shi和Gronthos[40]首次，以及Kfoury在2015年，然后是Scadden[41]和Mendez-Ferrer在2015年，分别证明了骨髓间充质干细胞促进骨组织更新，修复大范围骨损伤，参与体内与血管系统无关的血管周围团块聚集（Sox9+/Col2+），并与软骨细胞一起促进软骨和长骨的正常更新[42]。在动物模型中，BMMSCs还可与透明质酸结合用于半月板切除术后软骨组织的再生。动物和人体的体内试验还研究了注射骨髓重编程的细胞后和急性反应后的肾修复过程。此外，在NOD/SCID小鼠的研究中，可以通过人BMMSC移植来恢复肾小管功能，减少动物的发病率和死亡率。在成骨不全症的体外研究中，BMMSC接种后出现了有趣的骨和局部软骨反应。此外，在小鼠模型中，MSCs作为能表达BMP-7肽的基因治疗的载体表现出骨生成活性，这提示了体内骨再生的一条新的有效方式。此外，2003年的一篇文献综述中，Barry展示了BMMSCs移植到非骨组织位点有可能用于体内心肌或神经修复[43]。

2006年，Caplain和Dennis声称没有科学证据表明BMMSCs移植后能够产生新的骨组织[44]，然而，大量的研究已经观察到这些细胞对移植处的所有靶器官产生了效应。这种效应可能与细胞的旁分泌反应，以及反馈和引导HSC及子代细胞进入不同生物学过程有关。此外，2008年Ren等证实了BMMSCs对造血细胞系、血管结构、功能，以及器官完整性和再生具有免疫调节活性[45]。

Igarashi等[14]表明，与胫骨、股骨和髂骨来源的BMSCs相比，口颌部BMSCs具有独特的分化能力，表达MSC标记基因的模式明显不同。此外，Akintoye报道与髂骨BMSCs相比，口颌部BMSCs具有更高的增殖和成骨分化能力[46]。另外，相较于长骨BMSCs，移植的口颌面部BMSCs在小鼠模型中形成更多的骨组织[23]，在下颌骨中产生更大的骨结节和更多的矿化骨[47]，而口颌部BMSCs的脂肪分化潜能较髂骨骨髓MSCs低（0.03 ~ 0.5 ml）[23, 48]，这可能减少了骨组织再生过程中不利的脂肪形成[49, 50]。这一功能在MSCs非骨髓移植中可能得以保持，对器官功能有显而易见的好处。考虑到上皮组织和骨组织之间不同的时序和细胞更新，可以假设干细胞在体外和体内模型中均能再生骨组织。与此同时，它们将无法满足相同细胞分裂次数而影响上皮干细胞或造血干细胞。在近期和未来的研究中，使用BM-MSCs进行修复性组织替代的相关知识面有可能得到扩展。目前，骨髓间充质干细胞仍然是一个极具临床吸引力的来源，易于获取，能够分化成不同的细胞群（成骨细胞、脂肪细胞、软骨细胞、肌细胞、星形胶质细胞、少突胶质细胞和神经元），并在牙科中能再生骨组织。因此，需要为口腔面部 BMSCs 的临床试验建立可靠且安全的细胞扩增方案。

6.3.2.2 牙齿组织来源的干细胞

2000 年，首次在牙髓中鉴定出成年人的牙源性干细胞，被称为牙髓干细胞（dental pulp stem cells，DPSCs）[51]，这些细胞与 BMSCs 有相似的表型特征[52]。Gronthos 于 2002 年首次从第三磨牙的牙髓中直接分离出干细胞（DPSCs），显示出其在一定条件下具有高成骨分化和成软骨分化能力，甚至在特定条件下还具有较低的脂肪分化潜能[40]。在小鼠模型中，DPSCs 显示出高度的成骨分化能力，形成类似牙本质的结构。体外，DPSCs 的间充质细胞表面标志物 CD44、CD73、CD90、CD105、Stro-1 和 CD146 表达呈阳性，而造血系统标志物 CD34、CD45、CD14 表达呈阴性。其他牙源性 MSCs，如从乳牙髓提取的干细胞（stem cells extracted from the pulp of deciduous teeth，SHED）和根尖乳头干细胞（apical papilla stem cells，SCAP），在动物模型中显示出成骨分化能力，在进行皮下移植后生成类似牙本质 - 牙髓的复杂结构。

在牙齿组织中，只表征了从上皮干细胞和类似间充质干细胞中分离出的成体干细胞。1999 年在小鼠切牙根尖的器官培养中，首次证明了位于牙齿顶端颈环的成体上皮干细胞微环境[53]。这个微环境包含牙齿上皮干细胞，能分化为产生牙釉质的坐珠母细胞。由于啮齿动物的切牙在整个生命周期内都会持续生长，所以这个微环境可能特定存在于啮齿动物中。迄今为止，关于人类牙齿上皮干细胞的信息仍然缺乏。长期以来，人们一直认为牙齿组织[54, 55]和牙髓（DPSCs）中存在间充质前体细胞或干细胞，在牙科治疗后，如果环境条件适宜，可以通过自然过程再生或形成修复性牙本质[56, 57]。随后，从人乳牙的牙髓中分离出了类似间充质干细胞（SHED）[58]。DPSCs 和 SHED 表现出干细胞的特性，如多向分化和自我更新能力[49, 51, 59]，并且在移植到免疫缺陷小鼠体内时，能够再生牙本质 - 牙髓复合体。此外，还从拔除的牙根表面提取出牙周韧带干细胞（PDLSCs）作为 MSCs 来源，在体外试验中用于牙本质、牙周韧带和牙槽骨再生[60, 61]，而与从牙根表面提取的相同干细胞相比，从牙槽骨表面提取的 PDLSCs 显示出更强的牙槽骨再生能力[62]。

6.3.2.3 脱落乳牙（exfoliated deciduous teeth，SHEDs）来源的间充质干细胞

SHEDs 是从乳牙髓中分离出的具有高增殖活力的间充质干细胞，能够分化为成骨细胞、神经细胞、脂肪细胞和牙本质细胞，在动物模型研究中，SHED 能诱导牙本质和骨的形成。它们对包括 CD105、CD146、

Stro-1 和 CD29 的多种间充质标志物呈阳性表达，对 CD31 和 CD34 呈阴性表达。Miura 在 2003 年观察到 SHEDs、BMMSC 和 DPSCs 具有更强的增殖潜力[63]。2005 年，Shi S. 和 Bartold 在免疫缺陷小鼠模型中观察到，植入 HA/TCP 支架的 DPSCs 和 SHEDs 能够诱导分化形成牙本质和牙髓样结构，周围有矿化基质[64]。此外，在 2010 年，Sakai VT、Zhang Z 等在免疫缺陷的动物模型（小鼠）中发现，使用不可吸收支架移植 SHED 时，形成了类似人类牙髓组织和牙本质小管的结构[65]。

6.4 根尖乳头干细胞（apical papilla stem cells，SCAPs）

从根尖乳头中分离的间充质干细胞在体外显示出与 BMMSCs 相似的特异性成骨、成脂和成软骨分化。SCAPs 在体外高表达表面标志物 CD73、CD44、CD105、CD146 和 CD166[66]。2010 年，Mastrangelo 等 通过体外试验表明，SCAP 高度分化为成骨样细胞，并形成骨。在同一研究中，他们还评估了与仅使用 VEGF 细胞培养相比，SCAP 与 VEGF 共同培养进行骨形成表现出高生长反应[67]。2008 年，Sonoyama 在一项动物的模型研究中评估了 SCAP 干细胞可能适用于再生，尤其是牙根的修复和形成。2010 年，Huang GT 等也展示了，在免疫缺陷的小鼠模型中，将移植了 SCAP 细胞的合成聚乳酸 / 乙二醇聚酸支架植入牙根片段中，能够形成具有良好血管化和连续牙本质层的新组织[68]。此外，Laino 在 2011 年的一项研究中，对从阻生的第三磨牙中获得的 SCAP 培养物进行了研究，证明了 SCAP 具有分化为牙本质样细胞的能力、活跃的矿化、特异性迁移能力，并在体外形成类似牙本质的结构[69]。

Ikeda 等[70]在晚期牙钟状期（牙胚祖细胞，tooth germ progenitor cells，TGPCs）的第三磨牙乳头间充质中鉴定出独特的干细胞，这些细胞具有高增殖活性，并且能在体外分化为 3 个胚层的细胞系，包括成骨细胞、神经细胞和肝细胞的能力。来自根尖乳头的干细胞（SCAP）[71, 72]在体外显示出更好的增殖能力，并在移植到免疫缺陷小鼠体内时展示出更好的牙本质基质再生能力。这些发现表明，“发育中”的牙齿组织可能比“发育成熟”的牙组织提供的未成熟干细胞来源更好[73]。

6.4.1 牙囊干细胞（dental follicle stem cells，DFSCs）

牙囊（dental follicle，DF）是一种外胚层间充质来源的组织，富含干细胞祖细胞，在牙齿生长期间环绕着牙齿，直到其萌出到口腔中。此外，由于 DF 源自神经嵴，所以可以从拔除的阻生齿中分离出 DFSCs[74]。牙囊干细胞（DFSCs）在体外显示出再生骨和牙周组织的能力，可用于治疗颅颜面缺损[75, 76]。牙囊干细胞（DFSCs）于 2005 年首次由 Morsczeck 等分离[77]。2015 年，Vollkommer 研究表明，DFSCs 对表面标志物 CD105、CD44 和 CD29 表达呈阳性，对 CD34 和 CD117 表达呈阴性[78]。2010 年，Mastrangelo 等证明了 DFSCs 强大的成骨能力，在体外形成类似成骨细胞的结构，表明 DF 来源适合修复口腔内外的骨缺损。此外，牛和人的 DFSCs 与羟基磷灰石陶瓷支架混合在皮下移植后，显示出体内矿化的骨结构，这对再生医学非常有吸引力[80]。此外，最近的研究报道了 DFSC 移植用于治疗免疫缺陷小鼠颅骨大面积缺损的成功案例。

6.4.2 牙周膜干细胞（periodontal ligament stem cells，PDLSCs）

1985 年，McCulloch 报告了牙周膜内存在一种称为 PDLSCs 的干细胞[81]。然而，直到 2004 年 Seo 等[82]及 2006 年 Sonoyama 等的研究中，[83]才成功从拔除的牙齿中分离出 PDLSCs。从牙周膜中分离出的 PDLSCs，STRO-1、CD44、CD90、CD105 和 CD146 标志物表达呈阳性。PDLSCs 被定义为能够分化为成骨细胞、软骨细胞、脂肪细胞、神经元和肝细胞的多能干细胞。此外，2007 年，Yokoi 证明了将 PDLSCs 移植到免疫缺陷小鼠模型中后，可以再生牙周膜[84]。Akizuki 等在狗模型中，将牙周膜细胞膜片应用于近中根缺损，发现了牙周组织愈合增强，同时形成了骨组织、牙釉质和牙周膜[85]。Ding 等在体内动物模型（小型猪）中报道了同种异体的 PDLSC 能够显著促进牙周组织的再生和愈合。此外，移植的 PDLSC 能够通过抑制 B 细胞和 T 细胞激活，来减轻牙周炎期间的炎症反应。2006 年，Rincon 在斜切的组织学切片中发现牙周结构中存在牙周残余成分，即 Malassez 细胞（Malassez cells，ERMs），这些细胞在受伤或炎症过程中被激活[86]。根据 2005 年 Cerri 和 Katchburian 进行的研究，ERMs 在体外培养后能够产生鳞状上皮样细胞、囊性病变，以及牙源性肿瘤和牙本质细胞瘤[87]。PDLSCs 和 ERMs 都被认为可能成为牙周炎后生成再生牙 - 牙周复合体和牙周膜的有吸引力的来源。

6.5 牙髓干细胞（dental pulp stem cells，DPSCs）

牙髓干细胞首次由 Gronthos S 于 2000 年从人类第三磨牙的牙髓中分

离出来，其特点是高增殖率[51]。多项研究表明这些细胞具有成骨、成牙本质、成脂、成软骨、成肌肉和成神经分化的能力。DPSCs 产生不同的成骨诱导因子（骨形成蛋白），在体外和体内均已证实其具有生成成骨细胞的能力。2005 年，在小鼠模型中，Shi S. 等人将 DPSCs 结合 HA/TCP 支架移植到免疫缺陷小鼠中，观察到类似牙髓和牙本质的形成[64]。对不同分化阶段的 DPSCs 进行的体外研究显示，其高度表达软骨分化标志物[88, 89]和多个参与黑色素生成的蛋白质[90]。此外，DPSCs 在 VEGF 存在的情况下，能够生成类似毛细血管的结构[91]。此外，在体外研究中，经过成骨再编程后，DPSCs 能够生成成骨细胞集落，而在 VEGF 存在的情况下，DPSCs 能够生成骨基质，这种增强作用具体 VEGF 剂量依赖性[92]。

另一项体内研究显示了人类牙髓干细胞（hDPSCs）生成成骨细胞和内皮细胞的能力。此外，在免疫缺陷的小鼠模型中，报道了具有血管结构的骨组织形成。Zheng 等在猪模型研究中观察到 DPSC 移植后的下颌临界缺损的骨组织再生和修复[93]。在其他病例报告中，DPSCs 与海绵状胶原支架一起用于修复下颌部位的小或大缺损。在免疫缺陷的小鼠模型中，Batuli 表明皮下移植的 DPSCs 在 8 周后在牙本质表面形成类牙组织结构。此外，在类牙组织结构内，观察到了血管和结缔组织，表明了牙本质 - 牙髓复合体的初步形成。此外，Batuli 的研究还显示，移植的 DPSCs 只能在充分血管化的环境中存活，在缺乏血管支持的情况下，DPSCs 会发生坏死或凋亡。2010 年，Huang GT 报道了 SHED 和 DPSC 移植后根管内牙本质复合体的再生[94]。因此，MSC 移植后牙齿内功能性牙本质复合体的再生仍是临床医生面临的重要挑战。

6.5.1　口腔黏膜源干细胞（oral mucosa-derived stem cells，OESCs）

口腔黏膜源干细胞由复层鳞状上皮和下方的蜂窝层结缔组织组成，这是高度血管化的组织，下方的黏膜下组织，通常包含微小唾液腺、脂肪组织、神经血管束和淋巴组织[95]。众多研究者在口腔黏膜中只鉴定出两种不同类型的人类成体干细胞——口腔上皮祖细胞 / 干细胞和人牙龈来源的 MSCs。

口腔上皮祖细胞 / 干细胞（oral epithelial progenitor/stem cells，OESCs）表现出一种特征性的上皮细胞分化。OESCs 能够在体外再生高度分层和有组织的口腔黏膜移植片[96, 97]，这表明它们可能有助于口腔内移植[98]。OESCs 是直径小于 40 mm 的口腔角化细胞[99]，具有高克隆生成能力。

直到2009年，Zhang等[100]首次在牙龈的固有层中鉴定出人牙龈来源的MSCs（human gingiva-derived MSCs，GMSCs）。在口腔手术治疗中，可以获得样本来鉴定高容量的人牙龈MSCs。在动物模型中，GMSCs显示出自我更新特性、克隆生成能力和多能分化能力，类似于BMMSCs。最近，Marynka-Kalmani等[101]报道了一种多能的神经嵴干细胞样群体，命名为口腔黏膜干细胞（oral mucosa stem cells，OMSCs），可以从成年人牙龈的固有层中重复生成，并在体外分化为3个胚层的细胞系。因此，牙龈细胞固有的干细胞特性可能是一个有吸引力的研究领域，用于研究牙龈源成纤维细胞在iPS细胞生成中的高效率重编程[102]及口腔组织再生。

6.5.2 骨膜来源干/祖细胞（periosteum-derived stem/progenitor cells，PMSCs）

1932年首次报道了长骨骨膜的成骨能力（骨形成，osteogenesis）[103]。组织学上，骨膜由两层结构组成：外层包含成纤维细胞和弹性纤维，内层包含微血管和交感神经，含有大量的MSCs[104，105]、成骨祖细胞[106，107]、成骨细胞和成纤维细胞。骨膜来源的干/祖细胞能够分化为成骨细胞、脂肪细胞和软骨细胞，PMSCs表达典型的MSC表面标志物[104，105]。

Agata等[108]报道人骨膜细胞比骨髓基质细胞增殖得更快，而经过重组生长因子处理的皮下移植骨膜细胞在小鼠中比BMMSCs形成更多的新骨。最近的动物模型研究显示，在适当的体外条件下，骨膜来源的干/祖细胞和骨膜形成矿化细胞外基质。De Bari[109]证明，成人骨膜细胞的单细胞克隆群体具有间充质多能性，在体外和体内分化为成骨细胞、软骨细胞、脂肪细胞和骨骼肌细胞系，当用于小鼠体内皮下移植时，形成异位骨[110]。这些结果表明，PMSCs可用于骨和口腔组织再生，PMSCs已被推荐用于牙槽骨增量，包括植入或不植入种植体，或与骨移植手术结合使用[111]。此外，在临床研究中，培养的骨膜来源的细胞已被用于牙槽嵴或上颌窦底的提升术，成功地展示了骨重建和板层骨形成，之后实现可靠的种植体植入[112]，并减少种植体植入后的术后等待时间[113]。因此，骨膜是骨再生（尤其是大块骨缺损）的一种干/祖细胞来源。

6.5.3 唾液腺来源干细胞（salivary gland-derived stem cells，SGSCs）

在高剂量或低剂量放疗后，所有头颈部肿瘤患者均会出现不可逆的唾液腺结构和功能损伤，并伴有口干症状（xerostomia）。体内研究[114，115]提示了唾液腺干细胞的存在，但直到近来，Kishi[116]从大鼠颌下腺中分离出 SGSCs，并发现该细胞具有高度增殖性，表达腺泡、导管和肌上皮细胞谱系标志物。而 Lombaert[117]从离体的小鼠颌下腺中分离出表达干细胞标志物的特定细胞群，该细胞群在体外分化为能产生黏蛋白和淀粉酶的唾液腺导管细胞。从猪[117]和人[116-118]唾液腺中也分离出唾液腺祖/干细胞。最后，Neumann[119]展示了作为大鼠唾液腺祖细胞的一个亚群，它们表达整合素 α6β1，可以进行长期的冷冻保存。这些报道表明唾液腺是未来治疗的有潜力的干细胞来源，尤其是对于接受放射性治疗的头颈部肿瘤患者。

6.5.4　羊水来源干细胞（amniotic fluid derived stem cells，AFMSCs）

羊水由来源于外胚层、中胚层和内胚层的胚胎细胞和胚外细胞组成，这些细胞可分化为所有组织。最近的研究表明，羊水中存在未分化的胎儿间充质干细胞，具有很高的骨和口腔组织形成潜能。2003 年，Prusa 等证明羊水中存在一种干细胞亚群，这些细胞对多能性标志物 Oct-4 和间充质标志物 CD29、CD44、CD73、CD90 和 CD105 表达呈阳性[120]。2003 年[121]和 2004 年 Tsai[122]也证实了 AFMSCs 的成骨和成脂分化能力。最后，De Coppi 在 2007 年[123]报道了一种干细胞群体（AF-MSCs）能够生成和分化为脂肪、骨骼、肌肉、内皮、神经源性和肝组织的克隆，类似于胚胎细胞系（中胚层、内胚层、外胚层），易于在羊水穿刺中获得。在再生医学中，相较于成体骨髓间充质干细胞，AFMSCs 没有伦理争议，具有高增殖性、低免疫反应性、无畸胎瘤形成的风险和较低的移植反应风险。

2009 年 Peister 观察到 AF-MSCs 在皮下植入体内后有矿化基质的形成[124]。在小鼠模型中，与复合支架联合用于股骨愈合过程中，BMMSCs 和 AFMSCs 之间没有显著差异，此外，与未负载细胞的支架相比，骨愈合显著增加。最后，与脐带血来源的 MSCs 相比，AFMSCs 更容易分离，表现出更好的增殖能力，并且相较于 BMMSCs，AFMSCs 表现出更强的自我更新和特定谱系分化能力。AFMSCs 对每一个亲代个体都表现出免疫半同种异体特性，因此对其他家庭成员具有潜在的应用价值。大量体外研究表明，在不同的天然或合成支架材料上沉积的 AFMSCs 成骨分化后可以形成新骨组织，这些支架在口腔种植常用，如胶原蛋白和光滑/喷砂/

SLA（喷砂和酸蚀）的钛材料[19，125]。

6.5.5 脂肪组织来源干细胞（adipose tissue-derived stem cells，ASCs）

1976 年，从人类脂肪组织中分离出间充质干细胞的成脂前体细胞[126]，但直到 2001 年，Zuk 等才鉴定和表征了来自人类脂肪抽吸物组织中的 ASCs[127]，在髋部、臀部、下巴、上臂和腹部等损伤较低的供区经过外科手术切除或脂肪抽吸后检测到脂肪组织来源干细胞（ASCs）[128]。更多的研究显示了来自皮下或内脏供区的两种不同类型的 ASCs 的特性。来自皮下脂肪组织的干细胞代表了一个易于得到并可用于许多治疗的可靠来源[129]。ASCs 展现了较高的成骨能力，并且具有与骨髓或牙髓干细胞相似但不完全相同的表型特征[130]。

脂肪组织的组成显示一个异质性的细胞群，称为血管基质组分（stromal vascular fraction，SVF）[129-131]。2001 年，Spiegelman 和 Flier 将脂肪组织分为合成和储存甘油三酯和脂蛋白的白色脂肪组织（white adipose tissue，WAT），以及发挥代谢作用和产生热量的棕色脂肪组织（brown adipose tissue，BAT）[132]。最近的体外研究表明，在特定条件下，人类 ASCs（hASCs）可在有或没有使用不同支架的情况下分化为骨、软骨、内皮及脂肪组织。此外，hASCs 在愈合过程中能够释放刺激宿主组织干细胞的生长因子和细胞因子。虽然 BMMSC 与 ASC 表现出共同的生物学特性，两者的一致性超过 90%[129-133]，但实际上，相比于 BMMSCs，在长期的培养过程中，人类 ASCs 在形态和基因上更加稳定[134]，并且显示出更高的增殖和分化能力[134，135]。最近的研究报道，与 BMMSCs 相比，人类 ASCs 在体外能更有效地支持造血[136]。新鲜分离的 hASCs 表达 CD34，这个标志物在后期复制阶段[12，106，107，137，138]中逐渐下降，但并未完全消失[138]。相反，在 BMMSC 和其他来源的成体 MSCs 中，CD34 表达稳定[12，139]。此外，ASCs 表达 CD49d（整合素 A4），但不表达 CD106［血管细胞黏附分子 -1（vascular cell adhesion molecule-1，VCAM-1）］，而这一标志物在 BMMSCs 表达较高[140，141]；ASCs 高表达 CD54［细胞间黏附分子 -1（ICAM-1）］，但在 BMMSC 仅有微量表达[142，143]；最后，BMMSCs 表达 CD49f 标志物（整合素 A6）和足萼糖蛋白样蛋白 1（podocalyxin-like protein 1），而在 ASCs 中表达较低[144]。但有研究认为，BMMSC 和 ASC 之间的免疫表型标志物的差异可能与试验过程中常用的生长因子和生物材料（支架）有关。在其他体外研究中，与 BM-MSCs 相比，ASCs表现出更高的成软骨和成骨分化能力[135，140，141，144-146]。在所有体外研究中，可能会观察到ASCs的成骨能力随着供体年龄增加而下降，这种现象在女性受试者中更为明显。较高的口腔颌面自体骨再生能力已被证实[21，136]，许多研究人员提出了ASCs应用于种植学和牙槽骨垂直增量的假设。

Pieri等[147]在家兔中发现，使用自体ASCs和无机牛骨支架（Bio-Oss）进行颅骨垂直骨增量后，出现了新骨形成和种植体骨整合。在大鼠模型研究中，使用ASCs也成功地实现了牙周组织再生[148]。此外，在大鼠模型研究中，使用含有牙本质非胶原纤维的牙齿滤泡细胞条件培养基培养ASCs时，观察到了ASCs的成釉牙骨质特性[149]。在对狗的研究中，Ishizaka[150]表明，移植ASCs可诱导髓切除术后根管内的牙髓再生。在成年兔拔牙窝中，Hung等证明了ASCs形成自组装新牙的能力，包括牙本质、牙周膜和牙槽骨的新生牙齿，而且成功率很高[151]。进一步研究ASCs的分离、特性和应用，增强其在骨骼和牙周再生方面的作用，将为脂肪组织在未来的临床应用提供明确的方案。脂肪组织被认为是MSCs的丰富来源，并在医学再生策略领域中作为干细胞来源被广泛研究，鉴于其典型特性，它们可以作为牙科骨再生的替代来源。

6.6 关节滑膜干细胞（synovium stem cells，SYNMSCs）

滑膜是一层覆盖关节表面和腱鞘的薄结缔组织，使关节表面可以运动，能润滑关节表面，滋养关节软骨，并调节关节内的免疫反应。滑膜组织来源于胚胎间充质。从滑膜中分离的干细胞表达出软骨表面标志物，包括SOX9、ACAN和COL1。在软骨分化之后，这些标志物在SYNMSC中的表达显著高于BMMSC，而呈骨分化较低。许多体外研究报道，与BMMSC相比，滑膜干细胞能够形成更多的集落，并具有更高的软骨细胞分化能力。此外，BMMSC更倾向于分化为骨组织，而SYNMSC更倾向于分化为脂肪细胞。在兔子体内模型，Koga等发现MSC局部移植到滑膜后，关节软骨缺损处出现大量的软骨形成。在缺损区域的深层，滑膜来源的MSC分化成骨，而在表浅区域，相同的SYNMSC分化成软骨细胞。此类研究需要通过进一步的体内研究加以确认，但提示滑膜来源的MSC可能在骨、肌腱和肌肉再生中可作为一种替代来源。

6.6.1 牙科组织再生

人体是一个神奇的机器，包含许多器官，其生理学仍远未被完全理解。每个器官由不同的组织构成，能够执行一个或多个相互关联的功能。口腔是一个具有复杂功能的结构，而牙齿是一个真正的器官，由不同的异质材料组成，如牙釉质、牙本质、牙髓和牙骨质；通过牙周膜，它们与牙槽骨和组织相连接，共同实现许多功能性活动。生理和修复过程是生命的重要部分，个体之间、动物模型和人体模型之间存在很大差异。再生修复在正常细胞更新过程中自然发生，但也会因细胞或组织损伤而发生。与其他器官和组织不同，对这些组织的正常生理更新了解甚少，迄今为止，尚无法部分或完全替代因创伤、手术或病理等原因而丧失的组织。因此，研究朝着这个方向进展。考虑到这些因素，基于基因工程和干细胞研究最新进展的组织工程学，在提供重要见解以改善个体牙齿组织再生方面具有更重要的临床意义。然而，目前的牙齿再生仅通过体外或体内使用干细胞的研究，部分模拟了牙齿发育的自然过程；仍需研究了解细胞和组织相互作用的复杂机制，以最终实现能执行简单或复杂功能的单一或复杂组织的再生。此外，由于牙齿的发育跟所有器官一样，都以尚未被精细描述的内胚层、外胚层和中胚层的相互作用为特征，并具有口腔上皮和神经嵴之间的完美相互作用，众多研究人员的努力仍未取得确定性结果。例如，1997 年 Thesleff 和 Sharpe[152] 探索具有分化为不同组织潜能的干细胞的最佳来源。在这个意义上，最近关于诱导多能干细胞（iPS）的获取对于理解这一过程做出了重要贡献，因为 iPS 可以像胚胎干细胞（ESC）一样进行基因重编程，并在这一领域产生了重大影响。干细胞在胚胎发育阶段的相互作用启动了各种牙齿组织的发育，并调控了牙齿的形态发生，尽管经过广泛研究进行了充分的记录，但迄今为止，仍不清楚上皮 - 间充质相互作用的所有细节。实际上，根据一些科学家的观点，在形态发生过程中，间充质细胞会对来自牙齿上皮组织的信号做出反应，而另一些科学家则认为这种相互作用是双向的。间充质细胞之后能够分化为牙骨质细胞、牙周膜、牙本质细胞，以及牙髓组织中的其他细胞，包括神经元、内皮细胞和成纤维细胞。在牙齿发育结束时，上皮细胞不再存在，而间充质细胞仍存在于牙髓组织和牙周膜中。多个研究团队都已表明，基于胚胎牙胚细胞的组织 - 细胞或细胞间重组，能产生外观类似于天然牙齿的生物合成牙齿[153-155]。

此外，使用重组组织 / 细胞技术证实了非牙髓干细胞和来源于骨髓的细胞（CSE）等对胚胎牙齿组织的诱导信号有反应[156]。此外，根据牙胚发育阶段的不同，牙上皮或间充质对于将非牙髓干细胞分化为成牙本质细胞具有不同的诱导潜力。2007 年，Nakao 等[153]使用大鼠胚胎上皮和间充质细胞在小鼠模型中重建了一颗牙齿，这颗牙齿能够从免疫缺陷小鼠的口腔中萌出，并生长成为功能性的牙齿组织。尽管他们的方法意味着组织工程领域向前迈进一步，但其临床应用仍受限，因为该方法需要胚胎上皮和间充质干细胞。组织工程学的这一分支仍处于早期阶段，甚至无法解决与个体发育缺陷有关的简单问题。文献中的最新数据表明，成体干细胞在特定条件下可以支持一些牙齿发育步骤，这可能为通过使用成体间充质干细胞和胚胎干细胞来重建牙齿组织，以及其他器官提供新的方法。许多问题仍待澄清。然而，MSC 的定义目前存在争议，需要新的参数（可能是遗传、功能或免疫方面）来对同质的间充质干细胞同源群进行分类。另一个考虑因素与患者的年龄有关，这是组织再生疗效的关键因素；同样需要关注的是干细胞的分离、纯化、扩增和储存过程。因此，每次提取获得的干细胞必须进行检查，以选择质量和数量最佳的来源。还有一个关键点是研究新鲜的 MSC 群与冷冻保存的干细胞的分化和生长，以及这些特性是否随时间保持不变。关于来源可及性，在口内和口外手术中获取 MSC 所需的牙科技能是关键问题。

6.6.2　在牙科的挑战与未来应用

MSCs 可以根据它们对组织培养过的塑料的黏附性来进行鉴定和分离[175]。MSCs 是临床应用中最有前景的成体干细胞之一，最早在骨髓中发现，但类似的 MSC 亚群也从许多其他成体组织中分离出来，包括皮肤、脂肪组织和各种牙齿组织[176, 177]。细胞重新编程在医疗领域的组织替代方面具有巨大的潜力，可以使用源自皮肤的 iPS 细胞产生健康的特定分化细胞，以替代病理状态下的细胞或遗传疾病细胞，而不会被免疫系统排斥。早期关于 iPS 生产使用的研究提示永久的基因改变，可能导致畸胎瘤的形成，目前一些研究人员已经开发出了无需基因修饰的 iPS 细胞制备方法。这些新技术朝理解细胞重新编程的功能、学习控制重编程细胞，以及为患者的临床应用获得稳定细胞的方向迈出一步。

由于临床应用中需要更多的细胞来源，需要专业团队合作和医院设施的建设，干细胞的获取仍是牙科组织再生的巨大挑战，例如对于有牙科执照和经专业训练的牙科医生来说，从髂嵴抽取骨髓和从口外组织抽取脂肪不是一项简单的操作。相比之下，口腔颌面部骨髓、骨膜、唾液腺和牙齿组织是口腔医生可以获取的干细胞来源，然而，通过拔牙或提取牙髓这种会造成活力丧失或器官损失的手术过程，分离这些干细胞的难度仍然不容小觑。

即使阻生智齿可能是一种细胞来源，但并不是所有成年人都需要拔除第三磨牙。此外，在手术过程中，只有少量干细胞能被艰难地分离、纯化和扩增。越来越多的证据表明，成体 MSCs、ES/iPS 可以用于自体个体化的体外口腔组织再生。许多体外研究已经证明了 MSCs 在骨再生方面的可靠性，并且在狗和小鼠动物体内模型中观察到了令人鼓舞的初步结果。此外，目前基于证据的文献仅涉及 BMMSCs 的研究，而涉及其他口腔内 / 外 MSCs 来源的相关研究则相对较少。免疫缺陷的动物模型无法让我们了解正常宿主对 MSCs 的反应，需要在体内研究使用生物材料和未使用生物材料的移植细胞的免疫调节特性。此外，还需要进行干细胞特性研究，以确定基于干细胞的骨和组织发育再生的成功或失败因素。然而，现在仍需要寻找到一个稳定的人体体内试验模型，以提供临床可预测的结果。此外，对于口腔医生来说，牙龈似乎是未来成体干细胞一种有前景的临床来源，牙龈富含 MSCs 和牙科中的 iPS 细胞，可以在椅旁操作中轻松获得，且患者的不适感很轻，并且易于扩增[8, 19, 100-191]。还需要进一步研究确定牙龈来源的干细胞[102]在口腔组织再生中的再生能力。最后，我们需要进行更多的研究来确定口腔组织再生的理想干细胞特性，以确定特定的成功因素，以及获取和使用合适的干细胞来源的程序，研究宿主免疫反应，减少或中和与治疗效果相关的 MSCs 移植相关并发症，如血管生成、抗炎和抗凋亡[192]，并确定基于证据的临床实践来指导牙医和患者关于使用干细胞在牙科进行自体组织修复和再生疗法。

6.7 结论

干细胞的自我更新和分化能力与生物材料支架和生长因子相结合，是口腔组织再生的一个有吸引力的领域，可以获得安全可预测的临床策略，不仅能用于修复因损伤、癌症或口腔病理而丧失的组织，还可以制造新的器官——“生物工程牙齿”。特别是在过去几年中，硬组织缺损，尤其是骨缺陷，受到越来越多的关注。事实上，在牙齿丧失后，通常导致水平和垂直方向的骨丧失[157]，限制了种植治疗及其相关的修复治疗的有效性[158]。因此，基于干细胞的再生技术被研究并被认为是用于预防或治疗骨损伤的新前沿[159]。目前关于间充质干细胞的最新研究旨在阐明骨再生和牙周袋的保存，从基于骨传导支架和生长因子的治疗转向基于骨诱导和成骨干细胞的新疗法（无论是否使用生物活性材料）。再生疗法的干细胞技术已经可以使用，MSCs已经被引入临床病例研究中，用于牙槽骨增量，但是对于它们在体内的生物学过程了解相对较少。此外，验证干细胞的再生性能、了解移植细胞可能对宿主免疫系统的负面影响、长期工作需求、高昂的费用和不可预测的结果都至关重要[19, 51, 55-160]。然而，临床证据表明，仅通过自体松质骨、生物材料和基于生长因子的治疗，无法轻易实现严重萎缩的牙槽嵴的骨增量，尤其是在上颌窦提升、引导组织再生（GTR）或引导骨再生（GBR）手术期间的垂直骨增量，因为材料通常不具备骨诱导特性，受到破骨细胞的作用和免疫反应的影响，会引发不可避免的骨吸收。取材困难、口腔内供应有限，以及与生物材料和自体移植相关的供体部位病变，推动了基于干细胞移植的替代治疗方法的发展，将细胞移植到或小或大的缺损部位，可以对受损微环境中产生的信号分子做出反应，以再生骨组织。因此，需要进一步研究间充质干细胞以阐明程序和特定方法，展示一种有前景的大范围牙槽骨缺损再生的未来策略，尤其是为了实现稳定的骨形成，并有利于种植体骨结合。临床前研究已经在动物模型中取得了有吸引力的进展，鉴别出可行的策略来再生骨、牙周膜、唾液腺、下颌骨髁突、舌和牙齿等[193-197]；这些研究进展可以在未来的人体临床试验中用于牙齿再生和替代丧失的牙齿，由于研究的结构复杂性和人体内差异性，这些目标难以实现[161]。在猪模型的临床前研究中[161]，使用牙周膜干细胞（PDLSCs）、根尖乳头（SCAP）、牙髓（DPSCs）干细胞，以及不同的可吸收/不可吸收支架构建的牙根/牙周复合体，为治疗受损的牙冠或牙根部分，提供新的人工方法，以恢复正常的牙齿功能[116]。绝大部分近期研究的终极目标是开发出完全功能的生物工程牙齿，可以替代丧失的牙齿，使用多种不同类型的干细胞，包括来自小鼠[163]、大鼠[164]和猪[165]的干细胞[162]。在动物模型中，头颈部间充质干细胞移植被用于手术、放疗和肿瘤学[166]后再生唾液腺的结构和功能；在其他临床前模型中，颞下颌关节盘或髁突（髁突软骨缺损）在关节炎和创伤后得以修复。在大鼠模型中，手术切除导致舌组织丧失，对于复杂的肌肉纤维、含有味蕾的黏膜、神经结构，以及言语、吞咽和呼吸功能而言，这是一个重大挑战[167, 168]。针对干细胞和移植材料的宿主局部免疫反应在组织再生医学中高度相关，对生物过程的全面理解对于设计新的和更有效的临床策略以进行口腔组织和器官再生至关重要。实际上，干细胞似乎只是实现小缺陷中骨再生的策略，尤其是在种植治疗中，干细胞为稳定和加速骨形成，以及增强骨与种植体的骨结合提供支持。由于人体临床研究数量有限，纳入的患者数量也较少，且研究中使用的是传统支架，还需要更多的时间来建立干细胞/成骨细胞制备和明确新一代载体支架合适的使用方法。基于干细胞骨增量的体内骨再生临床，分别采用组织工程方法和椅旁细胞移植方法。在这两种方法中，最常用的是来源于髂嵴的骨髓间充质干细胞（BMMSCs），原因是科学家发现BMMSCs具有卓越的成骨能力[169, 170]；此外，骨膜[112, 113]、脂肪组织[136, 171]和牙齿组织来源的干细胞/成骨细胞（MSCs）[172]已经应用于牙周骨缺损[17]、牙槽裂隙成骨术[95]和上颌窦底部提升[96-99]中的骨再生。椅旁细胞方法采用患者来源的新鲜处理过的骨髓间充质干细胞（MSCs）、造血干细胞（HSCs）和血管生成细胞，与支架、生长因子和富血小板血浆混合。在用于骨增量的组织工程方法中，将自体骨髓干细胞从髂骨或下颌骨采集后，经过体外扩增并与成骨因子和固体或凝胶支架一起培养，构建成骨结构（组织工程骨）或细胞膜片作为移植材料[173]。然而，近年来许多临床研究结果表明，通过移植干细胞在人体内实现异位骨形成的临床结果[97]并不总能被科学预测到，这可能与在临床前研究中使用免疫缺陷动物模型（特别是小鼠）有关。这些结果表明，T细胞和B细胞免疫系统可能在MSC介导的骨和其他组织再生的成功中起关键作用，因此，未来的研究应更多地关注免疫学。此外，还需要对新的生长因子和新的可吸收/不可吸收生物材料进行全面深入的了解，理解其功能、代谢、相互关系、免疫反应，以及对不同口腔组织的特定作用和对患者的长期效益，构建坚实可靠的口腔组织工程干细胞策略[112, 113, 136, 169-173]。有关干细胞在牙齿再生中的新临床应用的基础研究将鉴定人体内合适的自体干细胞来源。在这方面，诱导多能干细胞（iPS）细胞可能是一个合适的细胞来源，因为可以分化为牙齿上皮细胞和间充质细胞[146, 174]，并可从患者自身体细胞中制备。另一个干细胞再生的临床挑战将是血管和牙髓神经复合体再生，至今为止，仍无科学证据。因此，需要新的生物材料和生长因子知识，以创建用于口腔组织工程的基于干细胞的策略。

需要进行更多的基础研究、转化研究和临床随机对照试验，持续时间更长，以便运用科学的结果推动这个领域的进展，从而最终为患者提供长期收益。全球范围内对口腔健康不断提出需求，推动了研究进展，并鼓励新的资源投入。此外，数字3D技术和基因组学的引入可能促发协同作用，有助于理解不同口腔组织和牙齿器官发生的生理机制，从而构建用于“未来牙科生物工程学”的有效和可预测的策略。

参考文献

1. Perry MJ, Mackun PJ. Population change in any decade may result from changes in census coverage, as well as from births, deaths, and net international migration. See U.S. Census Bureau, 2001, Population Change and Distribution: 1990 to 2000.
2. Schaefer DJ, Klemt C, Zhang XH, Stark GB. Tissue engineering with mesenchymal stem cells for cartilage and bone regeneration. Chirurg. 2000 Sep; 71(9): 1001–8.
3. Haeckel E. Naturliche schopfungsgeschichte. Berlin: Georg Reimer; 1868.
4. Till JE, Mcculloch EA. A direct measurement of the radiation sensitivity of normal mouse bone marrow cells. Radiat Res. 1961.
5. Verfaillie CM, Pera MF, Lansdorp PM. Stem cells: hype and reality. Am Soc Hematol Educ Program. 2002 Review.
6. Till JE, Mcculloch EA, Siminovitch L. A stochastic model of stem cell proliferation, based on the growth of spleen colony-forming cells. PNAS. 1964.
7. Weissman IL Stem cells: units of development, units of regeneration, and units in evolution. Cell. 2000;100.
8. Takahashi K, Yamanaka S. Induction of pluripotent stem cells from mouse embryonic and adult fibroblast cultures by defined factors. Cell. 2006.
9. Takahashi K, Tanabe K, Ohnuki M, Narita M, Ichisaka T, Tomoda K, et al. Induction of pluripotent stem cells from adult human fibroblasts by defined factors. Cell. 2007.
10. Wray J, Kalkan T, Smith AG. The ground state of pluripotency. Biochem Soc Trans. 2010.
11. Friedenstein AJ. Osteogenic stem cells in bone marrow. In: Heersche JNM, Kanis JA, editors. Bone and mineral research. Amsterdam: Elsevier; 1990.
12. Intini G The use of platelet-rich plasma in bone reconstruction therapy. Biomaterials. 2009.
13. Battula VL, Treml S, Bareiss PM, Gieseke F, Roelofs H, de Zwart P, et al. Isolation of functionally distinct mesenchymal stem cell subsets using antibodies against CD56, CD271, and mesenchymal stem cell antigen-1. Haematologica. 2009.
14. Igarashi A, Segoshi K, Sakai Y, Pan H, Kanawa M, Higashi Y, et al. Selection of common markers for bone marrow stromal cells from various bones using real-time RT-PCR: effects of passage number and donor age. Tissue Eng. 2007.
15. Kubo H, Shimizu M, Taya Y, Kawamoto T, Michida M, Kaneko E, et al. Identification of mesenchymal stem cell (MSC)-transcription factors by microarray and knockdown analyses, and signature molecule-marked MSC in bone marrow by immunohistochemistry. Genes Cells. 2009.
16. Tranasi M, Sberna MT, Zizzari V, D'Apolito G, Mastrangelo F, Salini L, Stuppia L, Tetè S. Microarray evaluation of age-related changes in human dental pulp. J Endod. 2009.
17. Rose LF, Rosenberg E. Bone grafts and growth and differentiation factors for regenerative therapy: a review. Pract Proced Aesthet Dent. 2001.
18. Chen WW, Blurton-Jones M. Concise review: can stem cells be used to treat or model Alzheimer disease. Stem Cells. 2012.

19. Antonucci I, Iezzi I, Morizio E, Mastrangelo F, Pantalone A, Mattioli-Belmonte M, Gigante A, Salini V, Calabrese G, Tetè S, Palka G, Stuppia L. Isolation of osteogenic progenitors from human amniotic fluid using a single step culture protocol. BMC Biotechnol. 2009.
20. Fukusumi H., Shofuda T., Bamba Y., Yamamoto A., Kanematsu D., Handa Y, Okita K, Nakamura M, Yamanaka S, Okano H, Kanemura Y. Establishment of human neural progenitor cells from human induced pluripotent stem cells with different tissue origins. Stem Cells Int. 2016.
21. Washio K, Iwata T, Mizutani M, Ando T, Yamato M, Okano T, et al. Assessment of cell sheets derived from human periodontal ligament cells: a pre-clinical study. Cell Tissue Res. 2010.
22. Chai Y, Jiang X, Ito Y, Bringas Jr P, Han J, Rowitch DH, et al. Fate of the mammalian cranial neural crest during tooth and mandibular morphogenesis. Development. 2000.
23. Akintoye SO, Lam T, Shi S, Brahim J, Collins MT, Robey PG. Skeletal site-specific characterization of orofacial and iliac crest human bone marrow stromal cells in same individuals. Bone. 2006.
24. Chung IH, Yamaza T, Zhao H, Choung PH, Shi S, Chai Y. Stem cell property of postmigratory cranial neural crest cells and their utility in alveolar bone regeneration and tooth development. Stem Cells. 2009.
25. Ishii M, Koike C, Igarashi A, Yamanaka K, Pan H, Higashi Y, et al. Molecular markers distinguish bone marrow mesenchymal stem cells from fibroblasts. Biochem Biophys Res Commun. 2005.
26. Horwitz EM, Le Blanc K, Dominici M, Mueller I, Slaper-Cortenbach I, Marini FC, et al. Clarification of the nomenclature for MSC: the International Society for Cellular Therapy position statement. Cytotherapy. 2005.
27. Tavassoli M, Crosby WH. Transplantation of marrow to extramedullary sites. Science. 1968;161.
28. Captain Al. Mesenchymal stem cells. J Orthop Res. 1991
29. Pittenger MF, Mackay AM, Beck SC, Jaiswal RK, Douglas R, Mosca JD, Moorman MA, Simonetti DW, Craig S, Marshak DR. Multilineage potential of adult human mesenchymal stem cells. Science. 1999.
30. Derubeis AR, Cancedda R. Bonemarrowstromalcells (BMSCs) inbone engineering: limitations and recent advances. Ann Biomed Eng. 2004.
31. Pittenger MF, Mackay AM, Beck SC, Jaiswal RK, Douglas R, Mosca JD, et al. Multilineage potential of adult human mesenchymal stem cells. Science. 1999.
32. Dezawa M, Ishikawa H, Itokazu Y, Yoshihara T, Hoshino M, Takeda S, et al. Bone marrow stromal cells generate muscle cells and repair muscle degeneration. Science. 2005.
33. Egusa H, Schweizer FE, Wang CC, Matsuka Y, Nishimura I. Neuronal differentiation of bone marrow-derived stromal stem cells involves suppression of discordant phenotypes through gene silencing. J Biol Chem. 2005.
34. Mastrangelo F, Quaresima R, Grilli A, Tettamanti L, Vinci R, Sammartino G, Tetè S, Gherlone E. A comparison of bovine bone and hydroxyapatite scaffolds during initial bone regeneration: an in vitro evaluation. Implant Dent. 2013.
35. Scintu F, Reali C, Pillai R, Badiali M, Sanna MA, Argiolu F, Ristaldi MS, Sogos V. Differentiation of human bone marrow stem cells into cells with a neural phenotype: diverse effects of two specific treatments. BMC Neurosci. 2006.
36. Pappalardo S, Mastrangelo F, Reale Marroccia D, Cappello V, Ciampoli C, Carlino V, Tanteri L, Costanzo M, Sinatra F, Tetè S. Bone regeneration: in vitro evaluation of the behaviour of osteoblast-like MG63 cells placed in contact with polylactic-co-glycolic acid, deproteinized bovine bone and demineralized freeze-dried bone allograft. J Biol Regul Homeost Agents. 2008
37. Crespi R, Vinci R, Cappare P, Gherlone E, Romanos GE. Calvarial versus iliac crest for autologous bone graft material for a sinus lift procedure: a histomorphometric study. Int J Oral Maxillofac Implants. 2007.
38. Koole R, Bosker H, van der Dussen FN. Late secondary autogenous bone grafting in cleft patients comparing mandibular (ectomesenchymal) and iliac crest (mesenchymal) grafts. J Craniomaxillofac Surg. 1989.

39. Zins JE, Whitaker LA. Membranous vs endochondral bone autografts: implications for craniofacial reconstruction. Surg Forum. 1979.
40. Gronthos S, Brahim J, Li W, Fisher LW, Cherman N, Boyde A, DenBesten P, Robey PG, Shi S. Stem cell properties of human dental pulp stem cells. J Dent Res. 2002.
41. Park D, Spencer JA, Lin CP, Scadden DT. Sequential in vivo imaging of osteogenic stem/progenitor cells during fracture repair. J Vis Exp. 2014.
42. Ono N, Ono W, Nagasawa T, Kronenberg HM. A subset of chondrogenic cells provides early mesenchymal progenitors in growing bones. Nat Cell Biol. 2014.
43. Barry FP. Birth Defects Res C Embryo Today. 2003.
44. Caplan AI, Dennis JE. J Cell Biochem. 2006.
45. Ren G, Zhang L, Zhao X, Xu G, Zhang Y, Roberts AI, Zhao RC, Shi Y. Cell Stem Cell. 2008.
46. Gandolfi MG, Shah SN, Feng R, Prati C, Akintoye SO. Biomimetic calcium-silicate cements support differentiation of human orofacial mesenchymal stem cells. J Endod. 2011.
47. Aghaloo TL, Chaichanasakul T, Bezouglaia O, Kang B, Franco R, Dry SM, et al. Osteogenic potential of mandibular vs. long-bone marrow stromal cells. J Dent Res. 2010.
48. Matsubara T, Suardita K, Ishii M, Sugiyama M, Igarashi A, Oda R, et al. Alveolar bone marrow as a cell source for regenerative medicine: differences between alveolar and iliac bone marrow stromal cells. J Bone Miner Res. 2005.
49. Han J, Okada H, Takai H, Nakayama Y, Maeda T, Ogata Y. Collection and culture of alveolar bone marrow multipotent mesenchymal stromal cells from older individuals. J Cell Biochem. 2009.
50. Kaigler D, Avila G, Wisner-Lynch L, Nevins ML, Nevins M, Rasperini G, et al. Platelet-derived growth factor applications in periodontal and peri-implant bone regeneration. Expert Opin Biol Ther. 2011.
51. Gronthos S, Mankani M, Brahim J, Robey PG, Shi S. Postnatal human dental pulp stem cells (DPSCs) in vitro and in vivo. Proc Natl Acad Sci U S A. 2000.
52. Shi S, Robey PG, Gronthos S. Comparison of human dental pulp and bone marrow stromal stem cells by cDNA microarray analysis. Bone. 2001.
53. Harada H, Kettunen P, Jung HS, Mustonen T, Wang YA, Thesleff I. Localization of putative stem cells in dental epithelium and their association with Notch and FGF signaling. J Cell Biol. 1999.
54. Butler WT, Ritchie HH, Bronckers AL. Extracellular matrix proteins of dentine. Ciba Found Symp. 1997.
55. Sveen OB, Hawes RR. Differentiation of new odontoblasts and dentine bridge formation in rat molar teeth after tooth grinding. Arch Oral Biol. 1968.
56. Ruch JV. Odontoblast commitment and differentiation. Biochem Cell Biol. 1998.
57. Kao DW, Fiorellini JP. Regenerative periodontal therapy. Front Oral Biol. 2012.
58. Miura M, Gronthos S, Zhao M, Lu B, Fisher LW, Robey PG, et al. SHED: stem cells from human exfoliated deciduous teeth. Proc Natl Acad Sci U S A. 2003.
59. Gronthos S, Brahim J, Li W, Fisher LW, Cherman N, Boyde A, et al. Stem cell properties of human dental pulp stem cells. J Dent Res. 2002.
60. Seo BM, Miura M, Gronthos S, Bartold PM, Batouli S, Brahim J, et al. Investigation of multipotent postnatal stem cells from human periodontal ligament. Lancet. 2004.
61. Seo BM, Miura M, Sonoyama W, Coppe C, Stanyon R, Shi S. Recovery of stem cells from cryopreserved periodontal ligament. J Dent Res. 2005.
62. Wang L, Shen H, Zheng W, Tang L, Yang Z, Gao Y, et al. Characterization of stem cells from alveolar periodontal ligament. Tissue Eng Part A. 2011.
63. Miura M, Gronthos S, Zhao M, Lu B, Fisher LW, Robey PG, Shi S. SHED: stem cells from human exfoliated deciduous teeth. Proc Natl Acad Sci U S A. 2003.
64. Shi S, Bartold PM, Miura M, Seo BM, Robey PG, Gronthos S. The efficacy of mesenchymal stem cells to regenerate and repair dental structures. Orthod Craniofac Res. 2005.
65. Sakai VT, Zhang Z, Dong Z, Neiva KG, Machado MA, Shi S, Santos CF, Nör JE.SHED differentiate into functional odontoblasts and endothelium. J Dent Res. 2010.

66. Tetè S, Nargi E, Mastrangelo F, Zizzari V, D'Apolito G, Traini T, Costanzo G, Dadorante V, D'Alimonte I, Caputi S, Caciagli F, Ciccarelli R. Changes in matrix extracellular phosphoglycoprotein expression before and during in vitro osteogenic differentiation of human dental papilla mesenchymal cells. Int J Immunopathol Pharmacol. 2008.
67. Tetè S, Vinci R, Zara S, Zizzari V, Cataldi A, Mastrangelo F, Mortellaro C, Gherlone E. Atrophic jaw reconstruction by means of calvarial bone graft: long-term results. J Craniofac Surg. 2010.
68. Huang GT, Yamaza T, Shea LD, et al.. Tissue Eng Part A. 2010.
69. Laino G, Guida L, Rullo R, Bakopoulou A, Leyhausen G, Volk J, Tsiftsoglou A, Garefis P, Koidis P, et al. Comparative analysis of in vitro osteo/odontogenic differentiation potential of human dental pulp stem cells (DPSCs) and stem cells from the apical papilla (SCAP). Arch Oral Biol. 2011;56(7):709–21.
70. Ikeda E, Yagi K, Kojima M, Yagyuu T, Ohshima A, Sobajima S, et al. Multipotent cells from the human third molar: feasibility of cell-based therapy for liver disease. Differentiation. 2008.
71. Huang GT, Sonoyama W, Liu Y, Liu H, Wang S, Shi S. The hidden treasure in apical papilla: the potential role in pulp/dentin regeneration and bioroot engineering. J Endod. 2008.
72. Sonoyama W, Liu Y, Yamaza T, Tuan RS, Wang S, Shi S, et al. Characterization of the apical papilla and its residing stem cells from human immature permanent teeth: a pilot study. J Endod. 2008.
73. Mastrangelo F, Sberna MT, Tettamanti L, Cantatore G, Tagliabue A, Gherlone E. Vascular endothelial growth factor and nitric oxide synthase expression in human tooth germ development. J Biol Regul Homeost Agents. 2016.
74. Tete S, Mastrangelo F, Scioletti AP, Tranasi M, Raicu F, Paolantonio M, Stuppia L, Vinci R, Gherlone E, Ciampoli C, Sberna MT, Conti P. Microarray expression profiling of human dental pulp from single subject. Clin Invest Med. 2008.
75. Yao S, Pan F, Prpic V, Wise GE. Differentiation of stem cells in the dental follicle. J Dent Res. 2008.
76. Morsczeck C, Gotz W, Schierholz J, Zeilhofer F, Kuhn U, Mohl C, et al. Isolation of precursor cells (PCs) from human dental follicle of wisdom teeth. Matrix Biol. 2005;24:155–65.
77. Morsczeck C, Götz W, Schierholz J, Zeilhofer F, Kühn U, Möhl C, et al. Isolation of precursor cells (PCs) from human dental follicle of wisdom teeth. Matrix Biol. 2005.
78. Vollkommer T, Gosau M, Felthaus O, Reichert TE, Morsczeck C, Gotz W. Genome-wide gene expression profiles of dental follicle stem cells. Acta Odontol Scand. 2015.
79. Mastrangelo F, Sberna MT, Vinci R, Iaderosa G, Tettamanti L, Cantatore G, Tagliabue A, Gherlone EF. Vascular endothelial growth factor behavior in different stages of tooth germ development. Minerva Stomatol. 2016.
80. Ballini A, Mastrangelo F, Gastaldi G, Tettamanti L, Bukvic N, Cantore S, Cocco T, Saini R, Desiate A, Gherlone E, Scacco S. Osteogenic differentiation and gene expression of dental pulp stem cells under low-level laser irradiation: a good promise for tissue engineering. J Biol Regul Homeost Agents. 2015.
81. McCulloch CA. Progenitor cell populations in the periodontal ligament of mice. Anat Rec. 1985.
82. Seo BM, Miura M, Gronthos S, Bartold PM, Batouli S, Brahim J, Young M, Robey PG, Wang CY, Shi S. Investigation of multipotent postnatal stem cells from human periodontal ligament. Lancet. 2004.
83. Sonoyama W, Liu Y, Fang D, Yamaza T, Seo BM, Zhang C, Liu H, Gronthos S, Wang CY, Wang S, et al. Mesenchymal stem cell-mediated functional tooth regeneration in swine. PLoS One. 2006.
84. Yokoi T, Saito M, Kiyono T, Iseki S, Kosaka K, Nishida E, Tsubakimoto T, Harada H, Eto K, Noguchi T, Teranaka T. Establishment of immortalized dental follicle cells for generating periodontal ligament in vivo. Cell Tissue Res. 2007.

85. Akizuki T, Oda S, Komaki M, Tsuchioka H, Kawakatsu N, Kikuchi A, Yamato M, Okano T, Ishikawa I. Application of periodontal ligament cell sheet for periodontal regeneration: a pilot study in beagle dogs. Periodontal Res. 2005.
86. Rincon JC, Young WG, Bartold PM. The epithelial cell rests of Malassez. A role in periodontal regeneration. J Periodontal Res. 2006.
87. Cerri PS, Katchburian E. Apoptosis in the epithelial cells of the rests of Malassez of the periodontium of rat molars. J Periodontal Res. 2005.
88. Balic A, Aguila HL, Caimano MJ, Francone VP, Mina M. Characterization of stem and progenitor cells in the dental pulp of erupted and unerupted murine molars. Bone. 2010.
89. Karaoz E, Ayhan S, Okçu A, Aksoy A, Bayazıt G, Osman Gürol A, Duruksu G. Bone marrow-derived mesenchymal stem cells co-cultured with pancreatic islets display β cell plasticity. J Tissue Eng Regen Med. 2011.
90. Paino F, Ricci G, De Rosa A, D'Aquino R, Laino L, Pirozzi G, Tirino V, Papaccio G. Ecto-mesenchymal stem cells from dental pulp are committed to differentiate into active melanocytes. Eur Cell Mater. 2010.
91. Marchionni C, Bonsi L, Alviano F, Lanzoni G, Di Tullio A, Costa R, Montanari M, Tazzari PL, Ricci F, Pasquinelli G, Orrico C, Grossi A, Prati C, Bagnara GP. Angiogenic potential of human dental pulp stromal (stem) cells. Int J Immunopathol Pharmacol. 2009.
92. D'Alimonte I, Nargi E, Mastrangelo F, Falco G, Lanuti P, Marchisio M, Miscia S, Robuffo I, Capogreco M, Buccella S, Caputi S, Caciagli F, Tetè S, Ciccarelli R. Vascular endothelial growth factor enhances in vitro proliferation and osteogenic differentiation of human dental pulp stem cells. J Biol Regul Homeost Agents. 2011.
93. Zheng Y, Liu Y, Zhang CM, Zhang HY, Li WH, Shi S, et al. Stem cells from deciduous tooth repair mandibular defect in swine. J Dent Res. 2009.
94. Huang GT, Yamaza T, Shea LD, Djouad F, Kuhn NZ, Tuan RS, Shi S. Stem/progenitor cell-mediated de novo regeneration of dental pulp with newly deposited continuous layer of dentin in an in vivo model. Tissue Eng Part A. 2010.
95. Garant PR. Oral mucosa. In: Dickson A, editor. Oral cells and tissues. Hanover Park, IL: Quintessence; 2003.
96. Izumi K, Feinberg SE, Terashi H, Marcelo CL. Evaluation of trans- planted tissue-engineered oral mucosa equivalents in severe combined immunodeficient mice. Tissue Eng. 2003.
97. Izumi K, Terashi H, Marcelo CL, Feinberg SE. Development and characterization of a tissue-engineered human oral mucosa equivalent produced in a serum-free culture system. J Dent Res. 2000.
98. Izumi K, Feinberg SE, Iida A, Yoshizawa M. Intraoral grafting of an ex vivo produced oral mucosa equivalent: a preliminary report. Int J Oral Maxillofac Surg. 2003.
99. Izumi K, Tobita T, Feinberg SE. Isolation of human oral keratinocyte progenitor/stem cells. J Dent Res. 2007.
100. Zhang Q, Shi S, Liu Y, Uyanne J, Shi Y, Shi S, et al. Mesenchymal stem cells derived from human gingiva are capable of immunomodulatory functions and ameliorate inflammation-related tissue destruction in experimental colitis. J Immunol. 2009.
101. Marynka-Kalmani K, Treves S, Yafee M, Rachima H, Gafni Y, Cohen MA, Pitaru S. The lamina propria of adult human oral mucosa harbors a novel stem cell population. Stem Cells. 2010.
102. Egusa H, Okita K, Kayashima H, Yu G, Fukuyasu S, Saeki M, et al. Gingival fibroblasts as a promising source of induced pluripotent stem cells. PLoS One. 2010.
103. Fell HB. The osteogenic capacity in vitro of periosteum and endosteum isolated from the limb skeleton of fowl embryos and young chicks. J Anat. 1932.
104. Sakaguchi Y, Sekiya I, Yagishita K, Muneta T. Comparison of human stem cells derived from various mesenchymal tissues: superiority of synovium as a cell source. Arthritis Rheum. 2005.
105. Wang Q, Huang C, Zeng F, Xue M, Zhang X. Activation of the Hh pathway in periosteum-derived mesenchymal stem cells induces bone formation in vivo: implication for postnatal bone repair. Am J Pathol. 2010.

106. Arnsdorf EJ, Jones LM, Carter DR, Jacobs CR. The periosteum as a cellular source for functional tissue engineering. Tissue Eng Part A. 2009.
107. Ball MD, Bonzani IC, Bovis MJ, Williams A, Stevens MM. Human periosteum is a source of cells for orthopaedic tissue engineering: a pilot study. Clin Orthop Relat Res. 2011.
108. Agata H, Asahina I, Yamazaki Y, Uchida M, Shinohara Y, Honda MJ, et al. Effective bone engineering with periosteum-derived cells. J Dent Res. 2007.
109. De Bari C, Dell'Accio F, Vanlauwe J, Eyckmans J, Khan IM, Archer CW, et al. Mesenchymal multipotency of adult human periosteal cells dem- onstrated by single-cell lineage analysis. Arthritis Rheum. 2006.
110. Cicconetti A, Sacchetti B, Bartoli A, Michienzi S, Corsi A, Funari A, et al. Human maxillary tuberosity and jaw periosteum as sources of osteoprogenitor cells for tissue engineering. Oral Surg Oral Med Oral Pathol Oral Radiol Endod. 2007.
111. Soltan M, Smiler D, Soltan C. The inverted periosteal flap: a source of stem cells enhancing bone regeneration. Implant Dent, 2009.
112. Schmelzeisen R, Schimming R, Sittinger M. Making bone: implant insertion into tissue-engineered bone for maxillary sinus floor augmentation—a preliminary report. J Craniomaxillofac Surg. 2003.
113. Nagata M, Hoshina H, Li M, Arasawa M, Uematsu K, Ogawa S, et al. A clinical study of alveolar bone tissue engineering with cultured autogenous periosteal cells: coordinated activation of bone formation and resorption. Bone. 2012.
114. Denny PC, Denny PA. Dynamics of parenchymal cell division, differen- tiation, and apoptosis in the young adult female mouse submandibular gland. Anat Rec. 1999.
115. Man YG, Ball WD, Marchetti L, Hand AR. Contributions of intercalated duct cells to the normal parenchyma of submandibular glands of adult rats. Anat Rec. 2001.
116. Kishi T, Takao T, Fujita K, Taniguchi H. Clonal proliferation of multi- potent stem/progenitor cells in the neonatal and adult salivary glands. Biochem Biophys Res Commun. 2006.
117. Lombaert IM, Brunsting JF, Wierenga PK, Faber H, Stokman MA, Kok T, et al. Rescue of salivary gland function after stem cell transplantation in irradiated glands. PLoS One. 2008.
118. Sato A, Okumura K, Matsumoto S, Hattori K, Hattori S, Shinohara M, et al. Isolation, tissue localization, and cellular characterization of progenitors derived from adult human salivary glands. Cloning Stem Cells. 2007.
119. Neumann Y, David R, Stiubea-Cohen R, Orbach Y, Aframian DJ, Palmon A. Long-term cryopreservation model of rat salivary gland stem cells for future therapy in irradiated head and neck cancer patients. Tissue Eng Part C. Methods. 2012.
120. Prusa AR, Marton E, Rosner M et al. Expressing cells in human AF: a new source for stem cell research. Hum Reprod. 2003.
121. Anker PS, Scherjon SA, Kleijburg-van der Keur C et al. AF as a novel source of mesenchymal stem cells for therapeutic transplantation. Blood. 2003.
122. Tsai MS, Lee JL, Chang YJ et al. Isolation of human multipotent mesenchymal stem cells from second-trimester AF using a novel two-stage culture protocol. Hum Reprod. 2004.
123. De Coppi P, Bartsch G Jr, Siddiqui MM et al. Isolation of amniotic stem cell lines with potential for therapy. Nat Biotechnol. 2007.
124. Peister, A., Deutsch, E.R., Kolambkar, Y., Hutmacher, D.W., Guldberg, R.E. Amniotic fluid stem cells produce robust mineral deposits on biodegradable scaffolds. Tissue Eng. Part A. 2009.
125. Tetè S, Mastrangelo F, Quaresima R, Vinci R, Sammartino G, Stuppia L, Gherlone E. Influence of novel nano-titanium implant surface on human osteoblast behavior and growth. Implant Dent. 2010.
126. Neumann Y, David R, Stiubea-Cohen R, Orbach Y, Aframian DJ, Palmon A. Long-term cryopreservation model of rat salivary gland stem cells for future therapy in irradiated head and neck cancer patients. Tissue Eng Part C Methods.
127. Iwasaki A, Matsumoto T, Tazaki G, Tsuruta H, Egusa H, Miyajima H, et al. Mass fabrication of small cell spheroids by using micro-patterned tissue culture plate. Adv Eng Mater. 2009.

128. Mizuno H, Tobita M, Uysal AC. Concise review: adipose-derived stem cells as a novel tool for future regenerative medicine. Stem Cells. 2012.
129. Gorjup E, Danner S, Rotter N, Habermann J, Brassat U, Brummendorf TH, et al. Glandular tissue from human pancreas and salivary gland yields similar stem cell populations. Eur J Cell Biol. 2009.
130. D'Alimonte I, Mastrangelo F, Giuliani P, Marchisio M, Zuccarini M, Pierdomenico L, Di Iorio P, Quaresima R, Caciagli F, Ciccarelli R. Osteogenic differentiation of mesenchymal stromal cells: a comparative analysis between human subcutaneous adipose tissue and dental pulp.
131. Peng L, Jia Z, Yin X, Zhang X, Liu Y, Chen P, et al. Comparative analysis of mesenchymal stem cells from bone marrow, cartilage, and adipose tissue. Stem Cells Dev. 2008.
132. Spiegelman BM, Flier JS. Obesity and the regulation of energy balance. Cell. 2001.
133. Thomson JA, Itskovitz-Eldor J, Shapiro SS, Waknitz MA, Swiergiel JJ, Marshall VS, et al. Embryonic stem cell lines derived from human blastocysts. Science. 1998.
134. Kern S, Eichler H, Stoeve J, Kluter H, Bieback K. Comparative analysis of mesenchymal stem cells from bone marrow, umbilical cord blood, or adipose tissue. Stem Cells. 2006.
135. Zhu SJ, Choi BH, Huh JY, Jung JH, Kim BY, Lee SH. A comparative qualitative histological analysis of tissue-engineered bone using bone marrow mesenchymal stem cells, alveolar bone cells, and periosteal cells. Oral Surg Oral Med Oral Pathol Oral Radiol Endod. 2006.
136. Kulakov AA, Goldshtein DV, Grigoryan AS, Rzhaninova AA, Alekseeva IS, Arutyunyan IV, et al. Clinical study of the efficiency of combined cell transplant on the basis of multipotent mesenchymal stromal adipose tissue cells in patients with pronounced deficit of the maxillary and mandibulary bone tissue. Bull Exp Biol Med. 2008.
137. Wobus AM, Boheler KR. Embryonic stem cells: prospects for develop- mental biology and cell therapy. Physiol Rev. 2005.
138. Shamis Y, Hewitt KJ, Carlson MW, Margvelashvilli M, Dong S, Kuo CK, et al. Fibroblasts derived from human embryonic stem cells direct development and repair of 3D human skin equivalents. Stem Cell Res Ther. 2011.
139. Sasaki J, Asoh TA, Matsumoto T, Egusa H, Sohmura T, Alsberg E, et al. Fabrication of three-dimensional cell constructs using temperature-responsive hydrogel. Tissue Eng Part A. 2010.
140. Kang HK, Roh S, Lee G, Hong SD, Kang H, Min BM. Osteogenic potential of embryonic stem cells in tooth sockets. Int J Mol Med. 2008.
141. Inanc B, Elcin AE, Elcin YM. In vitro differentiation and attachment of human embryonic stem cells on periodontal tooth root surfaces. Tissue Eng Part A. 2009.
142. Ning F, Guo Y, Tang J, Zhou J, Zhang H, Lu W, et al. Differentiation of mouse embryonic stem cells into dental epithelial-like cells induced by ameloblasts serum-free conditioned medium. Biochem Biophys Res Commun. 2010.
143. Yu J, Vodyanik MA, Smuga-Otto K, Antosiewicz-Bourget J, Frane JL, Tian S, et al. Induced pluripotent stem cell lines derived from human somatic cells. Science. 2007.
144. Yan X, Qin H, Qu C, Tuan RS, Shi S, Huang GT. iPS cells reprogrammed from mesenchymal-like stem/progenitor cells of dental tissue origin. Stem Cells Dev. 2010.
145. Duan X, Tu Q, Zhang J, Ye J, Sommer C, Mostoslavsky G, et al. Application of induced pluripotent stem (iPS) cells in periodontal tissue regeneration. J Cell Physiol. 2011.
146. Arakaki M, Ishikawa M, Nakamura T, Iwamoto T, Yamada A, Fukumoto E, et al. Role of epithelial-stem cell interactions during dental cell differentiation. J Biol Chem. 2012.
147. Pieri F, Lucarelli E, Corinaldesi G, Aldini NN, Fini M, Parrilli A, et al. Dose-dependent effect of adipose-derived adult stem cells on vertical bone regeneration in rabbit calvarium. Biomaterials. 2010.
148. Tobita M, Uysal AC, Ogawa R, Hyakusoku H, Mizuno H. Periodontal tissue regeneration with adipose-derived stem cells. Tissue Eng Part A. 2008.
149. Wen X, Nie X, Zhang L, Liu L, Deng M. Adipose tissue-deprived stem cells acquire cementoblast features treated with dental follicle cell conditioned medium containing dentin non-collagenous proteins in vitro. Biochem Biophys Res Commun. 2011.

150. Ishizaka R, Iohara K, Murakami M, Fukuta O, Nakashima M. Regeneration of dental pulp following pulpectomy by fractionated stem/progenitor cells from bone marrow and adipose tissue. Biomaterials. 2012.
151. Hung CN, Mar K, Chang HC, Chiang YL, Hu HY, Lai CC, et al. A comparison between adipose tissue and dental pulp as sources of MSCs for tooth regeneration. Biomaterials. 2011.
152. Thesleff I, Sharpe P. Signalling networks regulating dental development. Mech Dev. 1997.
153. Nakao K, Morita R, Saji Y, et al. The development of a bioengineered organ germ method. Nat Methods. 2007.
154. Nait Lechguer A, Couble ML, Labert N, Kuchler-Bopp S, Keller L, Magloire H, Bleicher F, Lesot H. Cell differentiation and matrix organization in engineered teeth. J Dent Res. 2011.
155. Nait Lechguer A, Kuchler-Bopp S, Hu B, Haïkel Y, Lesot H. Vascularization of engineered teeth. J Dent Res. 2008.
156. Ohazama A, Sharpe PT. TNF signalling in tooth development. Curr Opin Genet Dev. 2004. Review.
157. Moghadam HG. Vertical and horizontal bone augmentation with the intraoral autogenous J-graft. Implant Dent. 2009.
158. Egusa H. iPS cells in dentistry. Clin Calcium. 2012.
159. Koyano K. Toward a new era in prosthodontic medicine. J Prosthodont Res. 2012.
160. Ivanovski S. Periodontal regeneration. Aust Dent J. 2009.
161. Sonoyama W, Liu Y, Fang D, Yamaza T, Seo BM, Zhang C, et al. Mesenchymal stem cell-mediated functional tooth regeneration in swine. PLoS One. 2006.
162. Ikeda E, Tsuji T. Growing bioengineered teeth from single cells: potential for dental regenerative medicine. Expert Opin Biol Ther. 2008.
163. Ohazama A, Modino SA, Miletich I, Sharpe PT. Stem-cell-based tissue engineering of murine teeth. J Dent Res. 2004.
164. Duailibi MT, Duailibi SE, Young CS, Bartlett JD, Vacanti JP, Yelick PC. Bioengineered teeth from cultured rat tooth bud cells. J Dent Res. 2004.
165. Young CS, Abukawa H, Asrican R, Ravens M, Troulis MJ, Kaban LB, et al. Tissue-engineered hybrid tooth and bone. Tissue Eng. 2005.
166. Kojima T, Kanemaru S, Hirano S, Tateya I, Ohno S, Nakamura T, et al. Regeneration of radiation damaged salivary glands with adipose-derived stromal cells. Laryngoscope. 2011.
167. Luxameechanporn T, Hadlock T, Shyu J, Cowan D, Faquin W, Varvares M. Successful myoblast transplantation in rat tongue reconstruction. Head Neck. 2006.
168. Bunaprasert T, Hadlock T, Marler J, Kobler J, Cowan D, Faquin W, et al. Tissue engineered muscle implantation for tongue reconstruction: a preliminary report. Laryngoscope. 2003.
169. Filho Cerruti H, Kerkis I, Kerkis A, Tatsui NH, da Costa Neves A, Bueno DF, et al. Allogenous bone grafts improved by bone marrow stem cells and platelet growth factors: clinical case reports. Artif Organs. 2007.
170. Sauerbier S, Rickert D, Gutwald R, Nagursky H, Oshima T, Xavier SP, et al. Bone marrow concentrate and bovine bone mineral for sinus floor augmentation: a controlled, randomized, single-blinded clinical and histological trial—per-protocol analysis. Tissue Eng Part A. 2011.
171. Mesimäki K, Lindroos B, Törnwall J, Mauno J, Lindqvist C, Kontio R, et al. Novel maxillary reconstruction with ectopic bone formation by GMP adipose stem cells. Int J Oral Maxillofac Surg. 2009.
172. D'Aquino R, De Rosa A, Lanza V, Tirino V, Laino L, Graziano A, et al. Human mandible bone defect repair by the grafting of dental pulp stem/progenitor cells and collagen sponge biocomplexes. Eur Cell Mater. 2009.
173. Yamada Y, Ueda M, Hibi H, Nagasaka T. Translational research for injectable tissue-engineered bone regeneration using mesenchymal stem cells and platelet-rich plasma: from basic research to clinical case study. Cell Transplant. 2004.
174. Otsu K, Kishigami R, Oikawa-Sasaki A, Fukumoto S, Yamada A, Fujiwara N, et al. Differentiation of induced pluripotent stem cells into dental mesenchymal cells. Stem Cells Dev. 2011.

175. MacIntosh AC, Kearns VR, Crawford A, Hatton PV. Skeletal tissue engineering using silk biomaterials. J Tissue Eng Regen Med. 2008.
176. Mandal BB, Grinberg A, Gil ES, Panilaitis B, Kaplan DL. High-strength silk protein scaffolds for bone repair. Proc Natl Acad Sci U S A. 2012.
177. Ode A, Duda GN, Glaeser JD, Matziolis G, Frauenschuh S, Perka C, et al. Toward biomimetic materials in bone regeneration: functional behavior of mesenchymal stem cells on a broad spectrum of extracellular matrix components. J Biomed Mater Res A. 2010.
178. Evans MJ, Kaufman MH. Establishment in culture of pluripotential cells from mouse embryos. Nature. 1981.
179. Tamaoki N, Takahashi K, Tanaka T, Ichisaka T, Aoki H, Takeda-Kawaguchi T, et al. Dental pulp cells for induced pluripotent stem cell banking. J Dent Res. 2010.
180. Oda Y, Yoshimura Y, Ohnishi H, Tadokoro M, Katsube Y, Sasao M, et al. Induction of pluripotent stem cells from human third molar mesenchymal stromal cells. J Biol Chem. 2010.
181. Wada N, Wang B, Lin NH, Laslett AL, Gronthos S, Bartold PM. Induced pluripotent stem cell lines derived from human gingival fibroblasts and periodontal ligament fibroblasts. J Periodontal Res. 2011.
182. Aggarwal S, Pittenger MF. Human mesenchymal stem cells modulate allogeneic immune cell responses. Blood. 2005.
183. Duan X, Tu Q, Zhang J, Ye J, Sommer C, Mostoslavsky G, et al. Application of induced pluripotent.
184. Kim K, Doi A, Wen B, Ng K, Zhao R, Cahan P, et al. Epigenetic memory in induced pluripotent stem cells. Nature. 2010.
185. Polo JM, Liu S, Figueroa ME, Kulalert W, Eminli S, Tan KY, et al. Cell type of origin influences the molecular and functional properties of mouse induced pluripotent stem cells. Nat Biotechnol. 2010.
186. Robinton DA, Daley GQ. The promise of induced pluripotent stem cells in research and therapy. Nature. 2012.
187. Kim D, Kim CH, Moon JI, Chung YG, Chang MY, Han BS, et al. Generation of human induced pluripotent stem cells by direct delivery of reprogramming proteins. Cell Stem Cell. 2009.
188. Miyoshi N, Ishii H, Nagano H, Haraguchi N, Dewi DL, Kano Y, et al. Reprogramming of mouse and human cells to pluripotency using mature micro RNAs. Cell Stem Cell. 2011.
189. Eiraku M, Takata N, Ishibashi H, Kawada M, Sakakura E, Okuda S, et al. Self-organizing optic-cup morphogenesis in three-dimensional culture. Nature. 2011.
190. Suga H, Kadoshima T, Minaguchi M, Ohgushi M, Soen M, Nakano T, et al. Self-formation of functional adenohypophysis in three-dimensional culture. Nature. 2011.
191. Marynka-Kalmani K, Treves S, Yafee M, Rachima H, Gafni Y, Cohen MA, et al. The lamina propria of adult human oral mucosa harbors a novel stem cell population. Stem Cells. 2010.
192. Nauta AJ, Fibbe WE. Immunomodulatory properties of mesenchymal stromal cells. Blood. 2007.
193. Rasmusson I, Uhlin M, Le Blanc K, Levitsky V. Mesenchymal stem cells fail to trigger effector functions of cytotoxic T lymphocytes. J Leukoc Biol. 2007 Oct;82(4):887–93.
194. Pierdomenico L, Bonsi L, Calvitti M, Rondelli D, Arpinati M, Chirumbolo G, et al. Multipotent mesenchymal stem cells with immunosuppressive activity can be easily isolated from dental pulp. Transplantation. 2005 Sep 27;80(6):836–42.
195. Yamaza T, Kentaro A, Chen C, Liu Y, Shi Y, Gronthos S, et al. Immunomodulatory properties of stem cells from human exfoliated deciduous teeth. Stem Cell Res Ther. 2010 Mar 15;1(1):5.
196. Wada N, Menicanin D, Shi S, Bartold PM, Gronthos S. Immunomodulatory properties of human periodontal ligament stem cells. J Cell Physiol. 2009 Jun;219(3):667–76.
197. Davies LC, Lonnies H, Locke M, Sundberg B, Rosendahl K, Gotherstrom C, et al. Oral mucosal progenitor cells are potently immunosuppressive in a dose-independent manner. Stem Cells Dev. 2012 Jun 10;21(9):1478–87.

第 7 章 口腔来源间充质干细胞在治疗牙周疾病中的应用：现状与新见解

Zamira Kalemaj 和 Felice Roberto Grassi

（邓　婕，佘婷婷　译）

7.1 引言

牙周疾病是当前严重影响患者生活质量的公共卫生问题。关于牙周疾病治疗的科学证据与潜在疗效的报告结果具有高度的变异性。因此，通过安全有效的治疗方案进行牙周组织再生仍然是一个重要挑战。传统疗法通常只能实现受损组织的修复，而难以实现再生。组织工程学和再生医学的最新发展为新的治疗牙周疾病的方法的产生提供了便利。间充质干细胞（mesenchymal stem cells，MSCs）是组织再生的杰出候选者，是牙周再生联合组织工程治疗的关键元素。相关的科学证据已经突显了其令人兴奋的潜在治疗前景，但同时也伴随着许多局限性和未来挑战。本章节综合以上几个方面，希望为研究者提供关于牙周再生治疗现状和潜在未来方向的坚实基础。

7.2 牙周组织与牙周疾病

7.2.1 牙周组织

牙周组织是由不同特异性组织组成的复杂器官，它支持并维持牙齿在颌骨中的位置。它起源于牙囊，牙囊是在牙齿发育的钟乳期，包裹着牙乳头和牙釉质器的纤维细胞层[1，2]。牙周组织的形成包括多种分化和细胞迁移过程，这些过程发生在牙齿萌出之前和萌出过程中[1-3]。

成熟的牙周组织包括 4 种不同的结构：牙龈、牙周韧带、牙骨质和牙槽骨。了解牙周组织的结构至关重要，在实施不同的牙周愈合和再生方法方面具有意义。牙周结构的详细描述可以参考引用文献[4，5]。在这里，我们简要介绍牙周组织的形态，这将有助于读者更好地理解接下来的章节。

7.2.1.1　牙龈

牙龈由中央的结缔组织，覆盖着多层上皮层组成。它紧密地连接到牙槽骨，并通过牙龈纤维紧贴着牙齿，使其能够在咀嚼的力量下不变形或断裂。面向牙齿的部分，也被称为龈牙结合部，由上皮覆盖，可分为 3 个功能区：牙龈上皮、龈沟上皮和结合上皮。下方的结缔组织可以分为浅层和深层区域。

结合上皮呈领圈状围绕牙颈部，因此在隔离牙周组织与口腔环境，以及保持牙周组织结构完整性方面具有重要作用。与牙齿表面接触的细胞层通过一种称为上皮附着的结构复合体附着在牙齿表面。领圈的边缘部分与牙齿表面分离，并构成龈沟的底部。

与结合上皮相邻的结缔组织高度脉络化，并富含炎症细胞，这些细胞贯穿结合上皮和龈沟。支持结合上皮的结缔组织的结构和生理学与支持龈沟上皮或牙龈上皮的结缔组织不同，这种差异对于理解牙周疾病的进展和牙周再生策略具有重要意义[4-6]。

7.2.1.2　牙周韧带

牙周韧带是一种高度特异性的软组织，它将牙根（覆盖着牙骨质）与周围的牙槽骨连接起来。由于密集的胶原纤维、弹性纤维、丰富的血管束和细胞外基质，牙周韧带对咬合和咀嚼力有很高的吸收能力。它表现出高密度的本体感受纤维，负责在机械载荷下做出机械响应的动作[7]。

除了典型的结缔组织细胞，如成纤维细胞、巨噬细胞、淋巴细胞和肥大细胞外，牙周韧带细胞群还包括负责周围组织更新的细胞，例如成骨细胞、破骨细胞、成牙骨质细胞和破牙骨质细胞。此外，从赫特维希鞘的根源派生出的上皮细胞，也称为马拉泽斯上皮细胞残余，可以在牙周组织中找到[7，8]。

存在于牙周韧带中的祖细胞可以是上皮干细胞，通常位于牙齿根尖附近，或间充质干细胞，主要分布于血管周围。牙周干细胞的命名和鉴定标准目前是一个有争议的话题，将在本章进一步讨论。在不同的信号作用下，牙周韧带中的祖细胞可以分化为成骨细胞、成牙骨质细胞、成纤维细胞或其他结缔组织细胞，参与维持和修复牙周组织结构[4, 9]。

7.2.1.3 牙骨质

牙骨质是一种特异性的硬结缔组织，覆盖在牙齿根部，并固定在牙周韧带纤维的末端。它从牙齿的颈部，即釉牙骨质界，延伸到牙齿根尖。颈部牙骨质通常是一个无细胞的结构，被称为原发性牙骨质，是牙周纤维锚定的主要部位。根尖部分称为继发性牙骨质，被包裹在成牙骨质细胞和牙骨质细胞分泌的胞外基质所形成的腔隙中。继发性牙骨质的生化成分和结构与骨骼结构相似，含有 45% ~ 50% 的无机元素，主要是羟基磷灰石晶体形式的磷酸钙，以及 50% ~ 55% 的有机物质，包括初级胶原纤维、蛋白质和多糖[9, 10]。

7.2.1.4 牙槽骨

牙槽骨是颌骨的一部分，包括牙槽突（牙槽窝），为牙齿提供附着。它与颌骨的基底部相连，由外层（颊侧、舌侧、腭侧板）、中间层（海绵骨）和内层（束骨）3 部分组成。

在束骨中嵌入了连接牙齿和牙槽骨的内在纤维的末梢（称为沙比纤维）。束骨与牙齿紧密接触，具有很高的改建率，因此在牙齿萌出、咀嚼，或其他功能性位移过程中对牙齿的移动不断做出反应[11]。

7.2.2 牙周疾病

7.2.2.1 分类、病因和发病机制

牙周疾病包括影响牙周组织健康的各种疾病。欧洲牙周病学联合会与美国牙周病学会将牙周疾病在广义上分为牙龈疾病、慢性牙周炎、侵袭性牙周炎、以牙周炎为表征的牙周疾病，以及坏死性牙周病[12, 13]。

除了牙龈疾病，只局限于牙龈且形成可逆性的炎症反应外，其他形式的牙周疾病都会影响牙龈和其基底的牙周组织。

慢性牙周炎的特点是支持性牙槽骨和结缔组织附着不可逆的损害。疾病活动的临床模式从长期连续的破坏过程到短期内的阵发性爆发模式不等[14]。

牙周疾病的病因研究表明，牙菌斑细菌是影响牙周组织，启动炎症过程和疾病发展的关键因素。其他重要影响因素包括遗传易感性、宿主防御机制，以及吸烟和肥胖等风险因素的相互作用[14-17]。我们的研究团队广泛研究了潜在的牙周疾病的免疫学机制和途径[18-21]。

在慢性牙周炎发病前，能鉴别出有高风险发展为该疾病的患者，仍

然是现代牙周流行病学研究的重大挑战[22]。

独立于临床模式，所有慢性牙周疾病似乎有一个共同的病理生理机制，导致牙周组织的破坏和牙齿附着的丧失。

当结合上皮的完整性被破坏时，病原体可以进入深部的牙周结构。细菌通过加剧宿主的免疫反应，直接或间接地触发炎症反应。这种局部炎症破坏了基底结缔组织的完整性，影响结合上皮的维持和形成。牙周炎发病首先引起的组织结构变化，包括结合上皮沿牙根表面向根尖方向移行，在临床上称为龈袋。龈袋使牙周组织结构和牙根表面之间的间隙增加，失去隔开口腔并密闭的作用，而引起更多的细菌斑块聚集，导致炎症不断加剧，形成恶性循环。在牙周炎症过程中，像B淋巴细胞和T淋巴细胞这样的炎症细胞会产生促炎介质的反应。正常骨代谢的平衡会受到这种与骨吸收相关的生化介质的影响，而过度的骨吸收将导致骨性牙周袋的形成。同样，牙根面也会发生吸收，这种情况也增加了细菌定植的潜在部位[4, 23]。

当病原体突破结合上皮封闭层后，随之而来的级联炎症反应将导致不可逆的牙周结构破坏，严重损害了牙周结构的完整性，从而影响牙齿的稳定性和功能。若尝试重建牙周结构，牙周组织的4个组成部分都必须恢复。

考虑到慢性牙周炎的病因学的复杂性和多种病因之间可能的相互作用，深入理解病因病理机制，并结合准确的诊断和风险因素的鉴定，对于每种治疗策略都至关重要。

7.2.2.2 流行病学

从2009—2010年的全国健康与营养调查（NHANES）分析中得出的牙周病现状的流行病学数据显示，70%的美国65岁及65岁以上的成年人患有某种形式的牙周炎，86%的人显示牙周附着丧失≥4 mm，45%的人≥牙周附着丧失6 mm[24]。其他专家报告称，超过50%的成年人受到慢性牙周炎的影响，11%的成年人患有重度牙周炎，这使得重度牙周炎成为人类第六大常见的疾病[25]。

世界卫生组织在2010年发表的一份报告揭示，在需要采取行动优先处理的公共健康问题中，牙周疾病已满足上述要求的行动标准[26]。

牙周疾病不仅严重影响个体的口腔健康，且进一步影响生活质量[27]。越来越多的科学证据将牙周疾病与主要的全身性疾病，如糖尿病、动脉粥样硬化性疾病、肥胖和代谢综合征联系起来[28, 29]。尽管这些关联的复杂机制并非直接因果关系，且相关机制仍然不清楚，但系统性疾病，如糖尿病的发病率骤增[30]，也意味着慢性牙周炎的维护和治疗面临更多挑战。

7.3 牙周疾病的治疗

7.3.1 牙周创伤的愈合

广泛组织缺损的创伤通常通过胶原瘢痕组织来完成，这种组织仅修复缺陷，而不能完全恢复丢失结构的形态和功能[31，32]。在牙周组织缺损中，这种类型的愈合是由结缔修复组织附着在清创后的牙根表面上，但不能确保恢复牙周正常的封闭结构和相应功能[33，34]。

在牙周重建治疗后，另一种不同的愈合模式是形成长结合上皮，它虽能将牙周组织与口腔病原体隔离开，但没有基底结缔组织的支持，目前也被认为是一种修复过程[35]。

现代牙周治疗的目标是完全再生，即对已丢失或受损部分进行再生或重建，以恢复丧失结构的形态和功能[36]。

7.3.2 传统的牙周治疗

科学证明并普遍认为，牙周疾病的治疗须始于炎症控制，这对于减少细菌负荷并创造适宜的再生治疗环境至关重要。通过机械刮治、刮除术、开放式翻瓣根面刮治清除术，以及精准的口腔卫生维护方案，可以达到控制炎症的目的。通过持续监测牙周炎症指标，一旦达到炎症控制的目标，就可以进行组织再生治疗[37，38]。

尽管牙周组织具有一定的内在再生能力，但不能指望在没有外部再生治疗干预的情况下获得完全的自然修复[39]。

从历史的角度来看，最早的牙周再生尝试包括使用骨移植、生物活性材料和引导性组织再生术（guided tissue regeneration，GTR）的屏障膜等生物材料。传统牙周再生疗法的基本概念是提供一个细胞可以迁移和分化的适当环境。科学证据已表明，传统牙周再生技术的有效性高度依赖于提供机械支持骨替代材料和有充足血液供应的残留骨壁的数量[40]。

7.3.2.1 骨移植

骨移植的临床有效性和长期性表现已经在许多临床前和临床试验中进行了长时间的研究[36，40]。它们仍然是大多数骨组织工程技术的重要组成部分，为组织再生提供支架核心。

根据其来源，骨移植可分为自体骨移植、同种异体骨移植、人工骨移植和异种骨移植。

确定合适的骨替代材料的结构特征是基本要求，如宏观、微观和纳米几何形态。此外，对周围组织的固定能力和诱导组织再生的能力是支架性能考量的两个重要方面，特别在空间维持性和创伤稳定性方面，是决定组织再生治疗成功的关键因素[36，39，41]。

从生物化学的角度来看，它们必须提供类似于自然细胞外基质（extracellular matrix，ECM）的环境，才能促进牙周细胞的迁移、分化和增殖，同时防止结合上皮细胞向根方生长。

由于大多数骨替代材料缺乏骨诱导能力，通常采用联合治疗手段，与生物活性材料一起使用。

7.3.2.2　生物活性材料

"生物活性材料"一词用于描述一类可以通过不同机制来刺激骨再生的物质。它们主要由生长因子组成，这些生长因子可以通过刺激和募集干细胞以实现再生。其他生物活性材料也包括干细胞本身和基因治疗药物，这些将在本章后续讨论。

在牙周缺损的组织工程中，最具代表性的生长因子包括富血小板血浆（platelet rich plasma，PRP）、牙釉质基质蛋白衍生物（enamel matrix protein derivatives，EMD）和骨形态发生蛋白（bone morphogenetic proteins，BMPs）。

PRP 由悬浮在少量血浆中的高浓度的自体血小板组成，通常与植骨或 GTR 同时使用。与单独使用 PRP 相比，联合治疗疗效更令人满意。然而，科学界认为 PRP 对于骨性牙周袋再生的临床和影像学结果能产生有益效果[42]。PRP 的效果依赖于生长因子，如血小板源性生长因子（platelet-derived growth factors，PDGF）、转化生长因子（transforming growth factor，TGF）、血管内皮生长因子（vascular endothelial growth factor，VEGF）的血管生成、增殖和增生能力[43，44]。PRP 本身并不具有骨诱导能力，但极大地影响成骨细胞的增生能力并加速骨形成。

EMD 在牙周再生中被广泛应用。EMD 中约 90% 由釉原蛋白组成，其余由釉蛋白、鞘蛋白，以及基质金属蛋白酶 20（matrix metalloproteinase-20，MMP-20；也叫牙釉质溶解蛋白）和釉基质丝氨酸蛋白酶 1（enamel matrix serine protease 1，EMSP1）两种酶组成。除了参与牙釉质中羟基磷灰石晶体的调控与成熟外，EMD 也会暂时沉积在牙本质根面，并诱导细胞牙骨质的形成[45]。EMD 在刺激间充质细胞和干细胞的生长和分化方面也发挥着重要作用[46]。临床研究表明，使用 EMD 治疗骨性牙周袋的效果与 GTR 疗法相似[36, 47]。与 EMD 单独使用相比，联合治疗中使用 EMD 效果更好[48]。

BMPs 是转化生长因子基因超家族中的一类独特的蛋白质，对于骨的形成、诱导和维持起着重要作用。在鼻窦底扩张疗法中，BMPs 已经得到广泛研究，结果显示骨增量和牙槽嵴增量效果均有持续的改善[49]。BMPs 对牙周再生的作用在动物模型[50, 51]和临床试验[52]中也进行了评估，结果令人鼓舞，临床牙周附着增加和骨愈合呈现良好效果[53]。

7.3.2.3 引导性组织再生术

GTR 技术在过去 30 年中得到了广泛的研究和文献记录。该技术基于 Melcher 愈合理论，利用屏障膜将愈合的牙周区域与上皮和牙龈结缔组织的定植区域分隔开。屏障膜分为可吸收屏障膜（胶原膜、氧化纤维素网、无细胞异体真皮移植等）和不可吸收屏障膜（聚乳酸衍生物、聚乳酸聚乙二醇酸衍生物等），在临床和组织学上对牙周组织再生没有显著差异[54, 55]。根据来源，屏障膜还可以分为自体屏障膜、异体屏障膜、异源屏障膜和异种屏障膜。

屏障膜已证明可以为牙周组织导向再生创造一个适当的环境，但它们不直接与骨结合，大部分屏障膜也不具有骨诱导能力。因此，涉及骨替代材料、基于胶原蛋白的移植物或生物活性介质的组合技术被称为导向骨再生（guided bone regeneration，GBR）[56]。用于 GBR 的移植物材料主要是基于磷酸钙（calcium phosphate，CaP）的材料，如羟基磷灰石、双相磷酸钙[57, 58]。近期的一项增加屏障膜成骨诱导能力的实验，将抗生素或生长因子等物质加入屏障膜中，以提高膜的生物活性并促进早期细胞分化[59]。采用植骨术和可吸收膜治疗骨性牙周袋，以及放射学检查的结果如图 7.1 和图 7.2 所示。

过去几年中，有关用于牙周再生的骨移植物、生物活性材料、膜、和联合治疗的科学证据已经得到全面和系统的回顾[60-62]。通过提取数据和网络荟萃分析，对各种治疗方式的效果进行排名，以及评估哪种方式的效果最优。数据汇总的结论表明，到目前为止，联合治疗可能略优于单一疗法，但附加疗效似乎较小。正如这些研究的作者建议，由于原始研究的质量处于低至中等水平，且治疗方案也存在的较大差异，因此，对于整体询证数据的可靠性持谨慎态度。

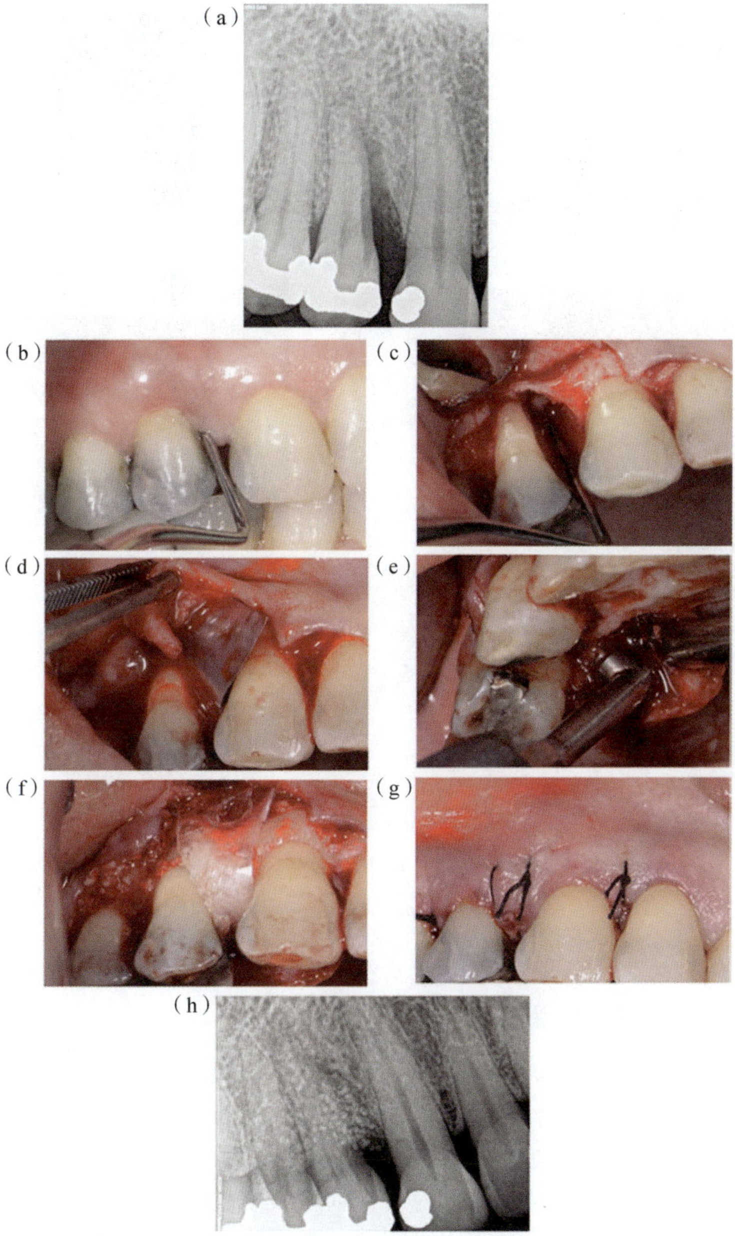

图 7.1 （a）上颌前磨牙槽骨缺损的初始影像学资料；（b）探针探查牙周状况；（c）去除颗粒组织后牙槽骨缺损的临床表现；（d）原位可吸收膜；（e）可吸收膜销钉固定；（f）插入植骨 IngeniOS B-TCP 0.025 ~ 1 mm 颗粒和非结晶聚对二甲苯乳酸（particles and non-crystalline poly-d，l-lactic acid，PDLLA）膜；（g）缝合；（h）治疗后射线检查

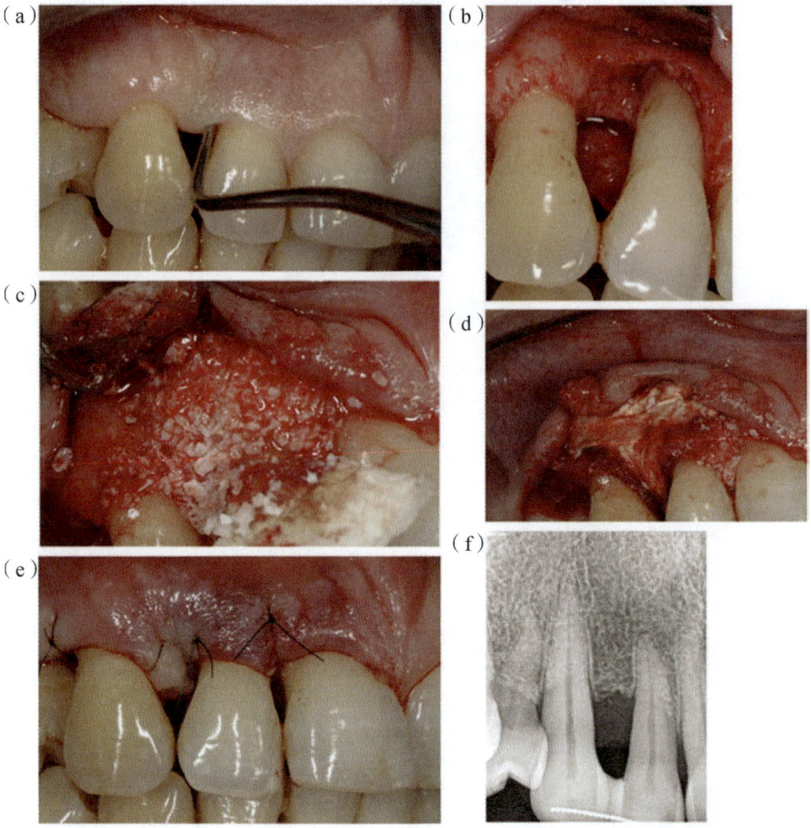

图 7.2 （a）骨缺损的临床评估；（b）手术中情况；（c）放置植骨材料；（d）可吸收膜适应；（e）缝合；（f）8 年后的 X 线片随访

7.3.3 牙周治疗的新前沿

在过去的 20 年里，牙周治疗策略基于一种更复杂的方法，即组织工程和再生医学。这属于转化研究领域，包括材料科学、生物化学、技术制造、纳米技术和干细胞研究等多门学科[63]。多学科方法的重点是将组织工程的实验室研究成果转化为日常临床实践。在过去几年中，纳米技术科学和基于纳米技术的应用研究尤其崭露头角，在骨再生治疗策略方面取得了可喜的成果[64]。

骨组织工程面临的一个重要挑战是克服传统牙周疾病治疗的限制。传统牙周治疗主要适用于垂直局限性骨缺损，即垂直局部的骨丧失。而水平扩展的骨缺损则难以处理。为此，骨组织工程特别关注构建能够有效重建大面积牙周破坏的支架。传统植骨材料在提供支撑结构的同时，不能完全满足治疗设计的预期形态。因此，在受力作用下，它们会失去最初的植骨体积量，从而减少最终所需的支持部分[65, 66]。

基于三维（3D）定制打印支架的组织工程为牙周修复开辟了新的前景。支架是根据骨缺损区域的计算机断层扫描生成的[67]。Park 和同事在一篇最近的文章中描述了 3D 定制支架从数据成像到口腔适应后的工作流程[68]。

在打印过程中，液体黏合剂溶液被涂抹在粉末床上，可以同时结合不同类型的细胞，如蛋白质、DNA 质粒和活细胞。植入的支架是细胞型支架或非细胞型支架。细胞型支架包括种植骨前体细胞，这些细胞被种植到支架中或被水凝胶聚合物基质包裹。非细胞型支架不含细胞，但可以促进局部前体细胞的募集。支架应该具有与天然骨相当的机械强度，特别是在负重区域，直到新的组织形成，还应该具有良好生物相容性和可降解性[67]。

三维打印支架在大面积骨缺损和拔牙后牙槽窝组织再生中具有显著优势。由 Goh 和同事最近进行的一项随机对照临床研究报道称，拔牙后的牙槽窝内植入预制三维聚己内酯（polycaprolactone，PCL）支架，比空牙槽窝能更好地维持牙槽骨形态和骨量[69]。

在牙周再生方面，三维打印支架最近在动物模型中进行了测试，通过诱导“细胞归巢”，有望实现组织再生[70]。多相 PCL 支架也已经经过测试，不仅可以实现牙周纤维的再生，还可以实现牙槽骨和类似牙骨质样组织的再生[71]。除了 PCL 或其他可生物降解的合成聚合物［聚乳酸（PLA），聚乙酸（PGA），聚乳酸 - 羟基乙酸共聚物（PLGA）］，其他应用于支架中的生物活性材料还有生物陶瓷[72]。

当牙周缺损位于非负重区域时，通过加入胶原蛋白，可以获得更好的预期效果，从而形成最接近天然骨细胞外基质的生物陶瓷 / 胶原蛋白混合物[73]。

最近，Rasperini 等在牙周缺损患者中使用了 3D 打印支架，并在 6 个月的随访中获得了积极的临床治疗结果[74]。但即便如此，至今临床试验的科学证据仍然不足，不如通过动物模型获得的结果乐观[67]。因此，在将临床前研究的结果应用于日常临床诊疗之前，仍需进行大量的研究工作。

组织 3D 打印最具挑战性的发展方向是全器官打印，或基于快速成型技术的生物医学应用，其有可能超越以传统固体支架为基础的组织工程。这种方法的最终目标是研发出具备3D血管化和完整功能的人体活体器官，以供临床器官移植[75]。器官打印也为个性化医学开辟了道路，这也意味着定制化的器官再生成为可能。虽然在一般医学领域已经取得了令人振奋的进展[76]，但在口腔器官打印方面尚有待尝试[71]。在临床应用这种革命性技术之前，需要进行大量的基础研究和临床试验。

这些有前景的新兴技术的发展，推动着组织工程学近年来取得长足进步。发展领域集中在将生物活性物质递送到目标组织。其中，基因治疗是一个有趣的代表性研究方向。该技术基于对遗传修饰细胞的生物活性蛋白进行受控递送[39]，其分泌能力通过病毒或非病毒载体传递给细胞。产生的生长因子或其他生物活性蛋白可以直接递送到目标组织，或者包裹进支架或3D打印组织中。基因治疗目前在基础实验研究中得到了广泛深入的探索[77, 78]，在少数体内研究中也有涉及[79]。研究结果表明，它对促进牙周韧带形成和骨修复有良好的效果。诚然，将基础实验研究成果转化为临床干预措施之前，基因治疗领域还需要进一步深入研究。

7.4 干细胞与牙周疾病

7.4.1 引言

干细胞指能够自我更新和多向分化的克隆细胞。通过自我更新，不仅可以不断生成其他干细胞，而且通过多向分化潜能，还可以分化成具有特定功能的各种细胞。因此，干细胞构成了组织工程学和转化再生医学的新兴领域。

人体内天然存在的干细胞可以分为两大主要类型：胚胎干细胞和成体干细胞。它们在起源、位置和分化能力方面有所不同。

胚胎干细胞是全能干细胞，具有分化为体内所有细胞类型的能力。而成体干细胞是多能干细胞，只能分化为有限数量的细胞类型。胚胎干细胞之间通过相互作用，在启动组织的生长发育过程中，形成具有高度特异性的器官。而在成熟的生物体中，胚胎干细胞消失，而成体干细胞在成熟组织中持续存在以维持体内稳态和修复损伤。

值得注意的是，由于对胚胎全能干细胞的研究引发了伦理、实践和监管等问题，因此，其他来源的祖细胞，如成体干细胞，成为促成组织工程和再生治疗等转化医学的焦点。

成体干细胞也被称为后生干细胞或体细胞干细胞。它们的起源在科学文献中并没有明确定义。因此，即使是不同类型的成体干细胞的命名和分类也没有完全标准化，仍然是科学界的一个争论点[80]。

内源性成体干细胞存在于人体的不同组织中。然而，由于它们的数量稀少，意味着在受损组织中的自然再生能力有限。以干细胞为基础的再生医学旨在通过事先体外扩增干细胞来增强其治疗效果。人体成体干细胞在不同培养基中培养，包括动物源性培养基和人体血浆[81-83]。后者是定制的，潜在地减少了对动物源性病原体的暴露。

7.4.1.1　间充质干细胞

在人体的间充质组织中发现的成体干细胞被统称为间充质干细胞（mesenchymal stem cells，MSCs）[84]。一般认为 MSCs 起源于中胚层，然而近来的研究证据支持它们来自组织驻留型神经嵴[80]。MSCs 可以生成脂肪细胞、成骨细胞、软骨细胞等间充质细胞，因此存在于许多成体组织中，包括脂肪组织、皮肤和牙齿组织。有趣的是，MSCs 也可以向非间充质细胞系分化，如内皮细胞、角化细胞或神经细胞。

国际细胞治疗学会于 2006 年提出了定义 MSCs 的基本标准。根据这些标准，无论 MSCs 从何处分离，它们都必须在培养条件下与组织培养处理的塑料皿贴壁，还必须能够在体外分化成间充质细胞，并且必须具有特定的表面标志物，如 CD105、CD73、CD90、CD271 和 MSC 抗原 -1[83]。

MSCs 可以直接或通过支架递送到受损的组织中。由于具有间充质细胞系的可塑性和对局部激素刺激的敏感性，它们可以诱导免疫调节、新生血管形成或组织再生[85, 86]。

Pittenger 等首次从髂骨嵴骨髓中分离出 MSCs，并在培养扩增后证明了它们的多能干性，可以分化为成骨细胞、成脂细胞和成软骨细胞系的细胞[87]。至此，MSCs 已被鉴定并从多个成体组织中分离出来，特别是骨髓和口腔颌面部组织，这些组织是 MSCs 丰富的来源。

迄今为止，骨髓间充质干细胞（bone marrow-derived mesenchymal stem cells，BMMSCs）是最常用且有大量文献报道的用于牙周骨再生的干细胞。在牙科患者中，主要来源是髂骨嵴[84]。BMMSCs 在异体移植时，通过调节淋巴细胞活性，从而被免疫系统接受。正是这种免疫学方面的考量，引起了大量对其再生潜能的兴趣研究和科学探索。与骨髓 BMMSCs 提取有关的问题，包括对捐赠者的侵入性较高，以及与患者年龄的潜在直接相关性，这些影响了 MSCs 的成骨作用有效性[88]。

我们研究小组最近在动物模型上尝试了一种将干细胞分化为成骨表型细胞的实验方法[89]。从成年迷你猪的胫骨骨髓中提取骨髓，并将 BMMSCs 种植在猪骨块（bone porcine block，BPB）上。在其中一组每只迷你猪的下颌骨上制备关键尺寸的骨缺损，并在缺损中植入含有上述 BMMSCs 的猪骨块（BPB/BMMSCs），另一组仅植入不含细胞的猪骨块（BPB），第 3 组无任何移植物，待缺损自然愈合（对照组）（图 7.3）。3 个月后进行的组织形态学分析显示，与 BPB 组或对照组相比，BPB/BMMSCs 组中板层骨骨小梁的密度增高，髓腔的密度较低。这些数据表明，加入 BMMSCs，有利于以 BPB 为支架来诱导骨再生的治疗。

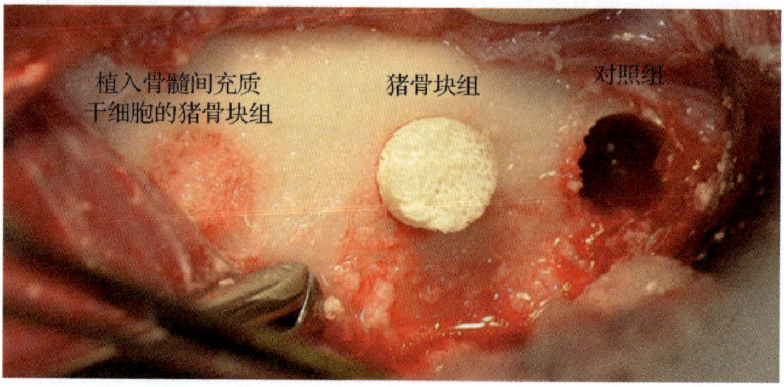

图 7.3　3 个关键尺寸的圆形骨缺损和术中的临床情况

BMMSCs 的另一个来源为口腔颌面部骨组织。来自颌骨的自体移植在许多临床实验观察和使用中取得了成功，表明其性能优于髂骨嵴等软骨内来源的移植。不同类型的骨组织来源，可能导致 BMMSCs 之间有不同的功能差异。动物模型的研究显示，口腔颌面部 BMMSCs 具有更高的分化能力和更低的成脂潜能，显示其具有积极的再生潜能[90, 91]。然而，与髂骨组织相比，从口腔颌面部骨组织中提取的 BMMSCs 数量较少，且仍然面临治疗过程中具有侵入性操作的问题。此外，动物研究中观察到，MSCs 在恶性肉瘤发生中的相关作用也是另一个需要重点考虑的问题。目前，科学证据仍然缺乏，进一步研究 MSCs 分化和诱导恶性肉瘤发生之间的关系将为 MSCs 研究的未来方向提供重要见解[92]。

7.4.1.2　上皮干细胞

成体干细胞也可以是上皮组织的祖细胞，因此被称为上皮干细胞

（epithelial stem cells，ESCs）。它们主要位于皮肤和黏膜等上皮组织的基底层，并在整个生命过程中，参与组织的生理性自我更新、受损或死亡表层细胞组织的替换[93]。在体外培养中，ESCs表现出高度的克隆能力和增殖能力，并且还能形成层状细胞片。基于这一特性，鉴定ESCs是通过它们的自我更新能力来实现。许多研究证实，口腔ESCs的移植细胞片能够修复体内的上皮组织[94,95]。然而，研究也对ESCs的癌变性进行了探究，报道其演变为多种系肿瘤的潜在可能，这也促使研究人员在移植前对ESCs的瘤变特性进行彻底的实验检测[96,97]。

7.4.2　口腔来源的间充质干细胞与牙周再生

口腔MSCs既可以存在于牙体组织内，也可以存在于牙体组织外。牙体组织内的MSCs，包括牙髓干细胞（dental pulp stem cells，DPSC）和脱落乳牙干细胞（stem cells from exfoliated deciduous teeth，SHED）。MSCs还可以在未成熟的牙体结构中发现，例如牙囊干细胞（dental follicle stem cells，DFSCs）和根尖乳头干细胞（stem cells from apical papilla，SCAP）。而牙体组织外的MSCs，包括牙周膜干细胞（periodontal ligament stem cells，PDLSC）、牙龈干细胞（gingiva stem cells，GMSCs）和脂肪组织干细胞（adipose tissue stem cells，ASCs）。根据它们的特定来源，口腔来源的MSCs在移植到免疫缺陷动物的皮下或特定的培养环境中时，会表现出不同的细胞状态[93]。因此，细胞来源是决定治疗决策和临床有效性的重要因素。

7.4.2.1　牙体组织来源的MSCs

DPSCs和SHED均可表现出分化为牙体组织的能力。值得注意的是，这些细胞不仅具有再生牙体牙髓复合体的能力，还能分化为神经和软骨组织。

首次获得人DPSCs是从阻生的第三磨牙髓中提取的[98]。研究者将这些细胞移植到免疫缺陷的啮齿类动物体内6周后，发现形成了类似牙体牙髓复合体的结构。此后，又进行了各种动物实验，测试采用不同的细胞分离、扩增和维持方案，以确保其在临床上使用的安全性和有效性[99]。结果表明，DPSCs具有分化为类似牙体牙髓样组织的重要潜能。另一个重要进展是，由于提高了在狭窄根管腔内的成血管性，为DPSCs保障了基本的血液供应[100]。然而，目前为止，用于牙体牙髓复合体再生的DPSCs科学结论主要基于动物实验，其结果还不能直接转化应用于临床。一些科研团队正在进行临床试验，表明DPSCs在牙体组织再生方面可能有潜在的临床应用前景[93]。

除了 DPSCs 在牙体组织再生方面的主要应用外，其成骨细胞表型表达也受到了研究。通过分析 DPSCs 在成骨细胞培养基中表达的碱性磷酸酶、Ⅰ型胶原、骨桥蛋白和骨钙素[101，102]等典型成骨细胞标志物，数据显示特定的刺激使得 DPSCs 分化，从而表达成骨细胞表型，因此可能成为牙周骨组织再生的潜在来源。其他类似的研究表明，DPSCs 能成功分化为成骨细胞，促进骨生成和骨组织工程的发展[103，104]。

有趣的是，SHED 也能诱导形成类骨样基质，因此也是牙周骨再生的合适来源[105]。从理论上讲，这种潜力可以通过它们在乳牙更换过程中形成骨组织来解释。

7.4.2.2 未成熟牙体组织来源的 MSCs

牙囊是未成熟的组织结构，其中含有发育中的牙齿，并能形成牙周韧带。大量科学研究证据表明，阻生或尚未萌出牙齿中的 DFSCs 具有分化为成骨细胞和成牙本质细胞[106]等不同细胞系的能力。

我们研究团队最近报告了一项关于 DFSCs 骨形成分化和黏附细胞外基质蛋白的研究[107]。对 DFSCs 黏附蛋白表达特征进行了鉴定，并对其在成骨分化过程中的模式进行了研究。观察到的表达模式反映了 DFSCs 的间充质起源，确定其成骨细胞样的特征。在之前的研究中，我们已明确了 DFSCs 的分化能力，并分析了成骨细胞标志物[108]。证明 DFSCs 能分化为成骨细胞样的细胞，表达碱性磷酸酶和Ⅰ型胶原等典型的成骨细胞标志物。大量实验研究数据也支持 DFSCs 是牙周再生细胞的宝贵来源[109]。通过拔除第三磨牙胚，其良好的可及性可以方便地提取 DFSCs 干细胞，增加了在临床上的潜在应用价值。图 7.4 展示了第三磨牙胚的放射学影像及其在临床上的提取过程。

另一个未成熟牙体组织的干细胞来源，是来自牙齿正在发育过程中根尖部位的干细胞（根尖乳头）。SCAP 展现出了牙本质基质和牙体牙髓复合体良好的增殖和再生能力[110]。一些研究者认为，来自未成熟牙体组织的 MSCs 可能比来自成熟牙体组织的 MSCs 具备更好的分化和自我更新能力，是更优的干细胞来源。然而，对未成熟牙体组织来源 MSCs 的可靠鉴定、培养基，以及对人体组织的潜在副作用方面，必须进行进一步的深入研究。

7.4.2.3 非牙体组织来源的 MSCs

从牙周韧带中分离出的 PDLSCs 属于内源性 MSCs，逻辑上来说是基于 MSCs 牙周再生的首选干细胞。Seo 等在分离和扩增 PDLSCs 后报告称，

（a）

（b）

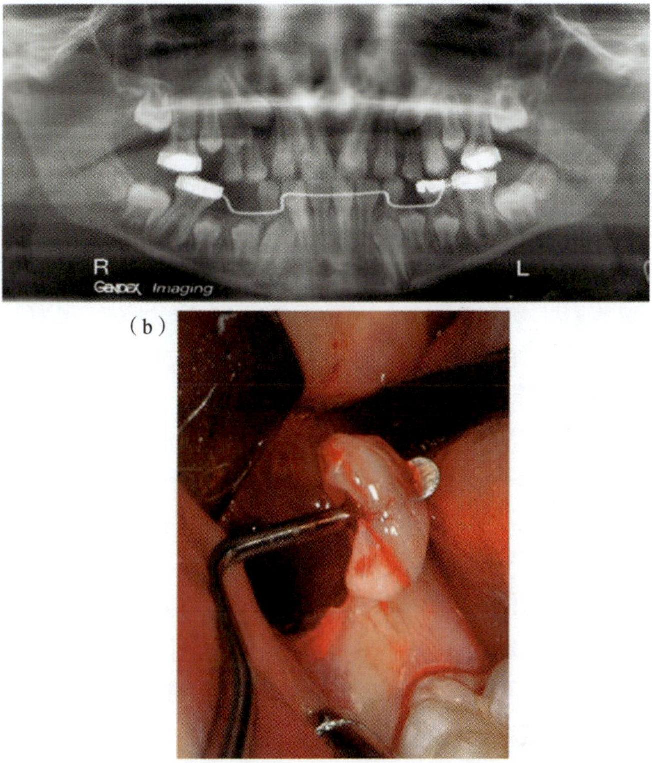

图 7.4　（a）全景片评估第三磨牙胚阶段；（b）拔除第三磨牙胚

这些细胞具有与 BMMSCs 类似的特征[111]。其他研究通过观察 CD146、CD44 和 scleraxis（组织特异性碱性螺旋 - 环 - 螺旋转录因子）等标志物的表达，证实了 PDLSCs 的间充质干性特征。大量的体外和体内动物实验已经开展，用以评估 PDLSCs 的再生能力。结果显示，PDLSCs 具有产生与天然牙周结构类似的牙骨质和牙周韧带样结构的重要潜力[112-114]。此外，异体基因移植的 PDLSCs 细胞片在小型迷你猪体内的耐受性较好，形成与自体移植类似的牙周组织再生[115]。同样，Tsumanuma 等报告，异体基因 PDLSCs 细胞片促进了牙周组织的再生，且没有副作用[116]。Menicanin 等通过研究 PDLSCs 在小鼠模型中的细胞行为，揭示 PDLSCs 在体内具备长期存活、自我更新和多种组织再生的能力[117]。最近，文献报道了一项评估 PDLSCs 在治疗牙周缺损中安全性和有效性的随机临床试验[118]。研究包括了总共 30 名牙周受损患者，其中一组接受了 GTR+PDLSCs+Bioss（实验组），另一组接受了 GTR+Bioss（对照组）。随访 12 个月后，两组之间的骨再生程度没有显著差异。作者报告称，没有与PDLSCs存在相关的安全性问题。这是首个重要的临床试验结果，需要随后进行更大样本量和更长随访周期的其他试验去证实。

GMSCs被认为是牙周再生的另一个干细胞有效替代来源[119]。Yu等在狗模型中研究了GMSCs在Ⅲ类牙槽窝缺损中的移植后的效果。结果显示，GMSCs能够分化为成骨细胞、成牙骨质细胞和成纤维细胞，且完全再生了受损的牙周组织[120]。最近，学者在活体猪实验性牙周炎模型中研究了GMSCs的再生潜能[121]。发现通过将GMSCs与短效释放IL-1ra的透明质酸基水凝胶结合，合成细胞外基质，结果显示能形成新生骨、牙骨质和牙周韧带纤维。目前进行的许多研究，也在比较来源于牙龈组织（GMSCs）和来源于牙周韧带（PDLSCs）的MSCs有何差异[122，123]。结果表明，牙龈和牙周韧带都是同样重要的牙周再生MSCs来源。有趣的是，Yang等报告，与PDLSCs相比，GMSCs在体外成骨潜能和体内骨形成方面，表现出与炎症相关的变化较少。

而与BMSCs相比，PDLSCs与GMSCs均显示出稳定的形态、更快的增殖速度，以及稳定的MSC特性，且能在长期传代过程中保持这些特性不变。上述结果表明，人牙龈是比骨髓更好的MSCs来源。并且，此干细胞群储备量丰富，可以较容易地从口腔中分离出来，这些方面均使其成为潜在临床应用的干细胞可靠来源。

另外，脂肪组织也被认为是干细胞的重要来源，并且在再生医学中进行了深入研究。ASCs可以通过低创的临床操作，从手臂、腹部和下颏等众多部位提取。Mesimaki等首次使用自体ASCs在微血管重建手术中生成异位成骨[124]。此后，越来越多的科学证据证实，ASCs不仅能成功用于类骨样组织的再生治疗[125]，还能用于动物模型中的牙周组织再生[126]。最近，研究人员对双层3D支架和ASCs等联合疗法进行了实验，结果显示能很好地促进ASCs的成骨向分化和随后的骨组织再生[127]。不过，尽管ASCs的再生能力有着很好的应用前景和科学证据支撑，且已在大医学临床应用方面累积了许多经验，但经过口腔临床试验的验证还是其未来临床应用的必要基础。

7.4.2.4 诱导全能干细胞（induced pluripotent stem cells，iPS）

诱导全能干细胞（iPS）是通过转导和表达选择性转录因子将体细胞重新编程为胚胎状态的细胞[128]。因此，iPS细胞具有分化为3个原始胚层的所有子代细胞的能力，也就是说它们可以分化成机体的全部组织和器官。在牙科医学中，已经从多种口腔MSCs和成纤维细胞中生成了iPS

细胞，其显示出高效强大的重编程能力。目前 iPS 细胞已在小鼠模型中进行了实验，在与牙釉质基质衍生物结合的情况下，诱导了牙周组织的完全再生[129]。然而，尽管 iPS 具有很强的全能性，但它们的应用仍然面临诸多限制和挑战。

第一个挑战是前期表型的表观遗传记忆，可能导致有限的分化潜力。为了克服这一问题，科学研究已经进行了更多关于全能性的特定标志物的研究，而且相关研究目前仍在继续。

iPS 细胞使用面临的另一个重要挑战是残留的未分化 iPS 细胞具有失控地增殖成畸胎瘤的可能性。对这一关键问题，研究人员进行了多种包括选择性消除、自杀基因和抗体治疗[130, 131]等方法去解决。另一个替代方案是先将 iPS 细胞诱导分化为 MSC 样细胞。iPS-MSC 样干细胞目前成为一种具有潜在优势的新型干细胞群体，它既具有 iPSC 和 MSC 的优点，又消除了干细胞致瘤性的能力[132, 133]。Hynes 等在大鼠牙周缺损模型中测试了 iPS-MSC 样细胞。结果显示新形成的矿化组织量显著增加，且有良好的再生能力[134]。该研究方向前景广阔，有望将 iPS 细胞恰当地应用于组织再生工程。然而，目前仍然缺乏关于 iPS 干细胞潜力和临床应用风险的充分科学证据和评估。未来研究将需要特别关注 iPS 细胞有争议的副作用和移植后的细胞行为。

7.5　实际问题

7.5.1　获取和鉴定

鉴定和分离 MSCs 仍然是当前面临的一个重要挑战。由于这些细胞展示出的分化状态各异，并且具有异质性，要鉴别区分出真正的“干细胞”、前体祖细胞和成纤维细胞并不容易。此外，考虑到迄今为止还没有从口腔组织中鉴定出具有 MSCs 独特表面分子的标志物，因此，目前使用 Oct-4、SSEA-4、CD29、CD44 等标志物来鉴定这些细胞的特性。

需要强调的是，为了防止出现意外或不理想的临床结果，必须对这些细胞进行有效的纯化和鉴定。

7.5.2　生物和技术挑战

部分科学证据表明，移植的细胞可能会快速死亡，减少了干细胞的特性或细胞迁移能力[135]。目前面临与干细胞移植相关的重要挑战是体内前体祖细胞活性的持续时间。这方面挑战在很大程度上受到预培养条件的影响，如培养基特性。遗憾的是，迄今为止尚缺乏关于 MSCs 最佳预培养条件的科学证据。

干细胞移植的另一个主要问题是在移植部位的细胞存活率[136]。为了克服这个问题并维持细胞的存活率，保障充足的血液供应很重要。此外，宿主和供体干细胞之间的良好互动，即所谓的宿主 - 供体交互作用，对于调节细胞介导的免疫反应也非常重要[137]，这种互动在干细胞移植的局部免疫反应中起着关键性作用。此外，这也是决定动物模型和人体模型之间差异的主要因素。由于动物实验一般在有免疫缺陷的啮齿类动物上进行，其结果不能直接转移到人类的临床治疗应用中。进一步的研究对于评估人类宿主 - 供体细胞交互作用、局部免疫反应和细胞移植后的不良事件是必不可少的。

最新科学证据表明，口腔来源的 MSCs 表现出令人满意的免疫调节特性，这使其成为炎症相关疾病[138, 139]的潜在免疫治疗策略。系统性灌注 MSCs 已用于结肠炎、慢性阻塞性肺疾病、败血症、自身免疫病、过敏反应和移植物抗宿主病等疾病的治疗中。

PDLSCs 具有低免疫原性，并通过前列腺素 E2（PGE2）诱导的 T 细胞无反应性应答而发挥显著的免疫调节作用。在小型迷你猪模型上的实验表明，PDLSCs 可以修复同种异体骨缺损而没有免疫排斥反应[115]。特别是口腔来源的 MSCs 和 PDLSCs 具有细胞行为的优势，为其在牙周再生治疗中的成功应用开辟了新的途径。

7.5.3 用于创新疗法的 MSCs 库

口腔来源的 MSCs 作为许多系统性和自身免疫病的治疗来源被广泛研究。使用患者自身的干细胞不仅体现个性化的医学治疗，而且有利于免疫学方面的考量。为此，一些国家已经建立牙源性干细胞库，即对口腔组织进行冷冻保存或磁冷冻，以备将来在再生治疗中使用[93, 137]。口腔 MSCs 可以较容易地获得并长期冷冻保存，为未来必要的医学治疗提供了一个主要的储备细胞资源。考虑到牙周病患病率与年龄直接关联，乳牙或智齿来源的 MSCs 库将是牙周再生治疗的可靠干细胞来源，可以通过自体干细胞移植进行治疗。

7.6 结论

不断新兴的技术和材料学令人振奋的发展，正在为实现器官在结构和功能上完全再生的组织工程铺平道路。干细胞是组织工程的重要组成部分，通过其遗传和免疫调节能力发挥作用。在过去的 20 年中，干细胞的应用潜能和局限性在基础实验和动物模型中均展开了大量的研究。且 MSCs 在牙周治疗中的应用已经取得了令人鼓舞的成果，但尚需要进一步阐明，以便于未来将基于 MSCs 的治疗转化到临床诊疗中。

未来基于 MSCs 的牙周组织重建治疗方法的研究将需要考虑以下问题：①细胞的存活率和程序性增殖能力的有效表达，②妥善的预培养处理和基于支架的联合治疗，③控制和减少细胞迁移、失分化和致肿瘤性等不利影响，④宿主细胞与移植的 MSCs 之间的相互作用。

最后，同样重要的是新技术必须考虑提出有利于成本效益的治疗方案，即同时兼顾患者相关因素和社会经济因素。

参考文献

1. Thesleff I, Vainio S, Jalkanen M. Cell-matrix interactions in tooth development. Int J Dev Biol [Internet]. 1989 [cited 2016 Sep 9];33(1):91–7. http://www.ncbi.nlm.nih.gov/pubmed/2485706
2. Thesleff I, Partanen AM, Vainio S. Epithelial–mesenchymal interactions in tooth morphogenesis: the roles of extracellular matrix, growth factors, and cell surface receptors. J Craniofac Genet Dev Biol [Internet]. [cited 2016 Sep 9];11(4):229–37. http://www.ncbi.nlm.nih.gov/pubmed/1725871
3. Chai Y, Jiang X, Ito Y, Bringas P, Han J, Rowitch DH, et al. Fate of the mammalian cranial neural crest during tooth and mandibular morphogenesis. Development [Internet]. 2000 [cited 2016 Sep 9];127(8):1671–9. http://www.ncbi.nlm.nih.gov/pubmed/10725243
4. Nanci A, Bosshardt DD. Structure of periodontal tissues in health and disease. Periodontology 2000 [Internet]. 2006 [cited 2016 Sep 9];40:11–28. http://www.ncbi.nlm.nih.gov/pubmed/16398683
5. Bartold PM, Narayanan AS. Molecular and cell biology of healthy and diseased periodontal tissues. Periodontology 2000 [Internet]. 2006 [cited 2016 Sep 9];40:29–49. http://www.ncbi.nlm.nih.gov/pubmed/16398684
6. Bosshardt DD, Lang NP. The junctional epithelium: from health to disease. J Dent Res [Internet]. 2005 [cited 2016 Sep 9];84(1):9–20. http://www.ncbi.nlm.nih.gov/pubmed/15615869
7. Beertsen W, McCulloch CA, Sodek J. The periodontal ligament: a unique, multifunctional connective tissue. Periodontology 2000 [Internet]. 1997 [cited 2016 Sep 9];13:20–40. http://www.ncbi.nlm.nih.gov/pubmed/9567922
8. Hassell TM. Tissues and cells of the periodontium. Periodontology 2000 [Internet]. 1993 [cited 2016 Sep 9];3:9–38. http://www.ncbi.nlm.nih.gov/pubmed/9673156

9. Bosshardt DD. Are cementoblasts a subpopulation of osteoblasts or a unique phenotype? J Dent Res [Internet]. 2005 [cited 2016 Sep 9];84(5):390–406. http://www.ncbi.nlm.nih.gov/pubmed/15840773
10. Bosshardt DD, Selvig KA. Dental cementum: the dynamic tissue covering of the root. Periodontology 2000 [Internet]. 1997 [cited 2016 Sep 9];13:41–75. http://www.ncbi.nlm.nih.gov/pubmed/9567923
11. Saffar JL, Lasfargues JJ, Cherruau M. Alveolar bone and the alveolar process: the socket that is never stable. Periodontology 2000 [Internet]. 1997 [cited 2016 Sep 9];13:76–90. http://www.ncbi.nlm.nih.gov/pubmed/9567924
12. Wiebe CB, Putnins EE. The periodontal disease classification system of the American Academy of Periodontology—an update. J Can Dent Assoc [Internet]. 2000 [cited 2016 Sep 9];66(11):594–7. http://www.ncbi.nlm.nih.gov/pubmed/11253351
13. López R, Baelum V. Periodontal disease classifications revisited. Eur J Oral Sci [Internet]. 2015 [cited 2016 Sep 9];123(6):385–9. http://www.ncbi.nlm.nih.gov/pubmed/26505468
14. Tatakis DN, Kumar PS. Etiology and pathogenesis of periodontal diseases. Dent Clin North Am [Internet]. 2005 [cited 2016 Sep 9];49(3):491–516, v. http://www.ncbi.nlm.nih.gov/pubmed/15978238
15. Caton JG, Quiñones CR. Etiology of periodontal diseases. Curr Opin Dent [Internet]. 1991 [cited 2016 Sep 9];1(1):17–28. http://www.ncbi.nlm.nih.gov/pubmed/1912629
16. Colucci S, Mori G, Brunetti G, Coricciati M, Pignataro P, Oranger A, et al. Interleukin-7 production by B lymphocytes affects the T cell-dependent osteoclast formation in an in vitro model derived from human periodontitis patients. Int J Immunopathol Pharmacol [Internet]. [cited 2016 Sep 17];18(3 Suppl):13–9. http://www.ncbi.nlm.nih.gov/pubmed/16848983
17. Brunetti G, Colucci S, Pignataro P, Coricciati M, Mori G, Cirulli N, et al. T cells support osteoclastogenesis in an in vitro model derived from human periodontitis patients. J Periodontol [Internet]. 2005 [cited 2016 Sep 17];76(10):1675–80. http://www.ncbi.nlm.nih.gov/pubmed/16253089
18. Brunetti G, Oranger A, Mori G, Tamma R, Di Benedetto A, Pignataro P, et al. TRAIL is involved in human osteoclast apoptosis. Ann N Y Acad Sci [Internet]. 2007 [cited 2016 Sep 17];1116(1):316–22. http://doi.wiley.com/10.1196/annals.1402.011
19. Colucci S, Brunetti G, Cantatore FP, Oranger A, Mori G, Pignataro P, et al. The death receptor DR5 is involved in TRAIL-mediated human osteoclast apoptosis. Apoptosis [Internet]. 2007 [cited 2016 Sep 17];12(9):1623–32. http://www.ncbi.nlm.nih.gov/pubmed/17558561
20. Mori G, Brunetti G, Colucci S, Ciccolella F, Coricciati M, Pignataro P, et al. Alteration of activity and survival of osteoblasts obtained from human periodontitis patients: role of TRAIL. J Biol Regul Homeost Agents [Internet]. 2007 [cited 2016 Sep 17];21(3–4):105–14. http://www.ncbi.nlm.nih.gov/pubmed/18261262
21. Brunetti G, Oranger A, Mori G, Sardone F, Pignataro P, Coricciati M, et al. TRAIL effect on osteoclast formation in physiological and pathological conditions. Front Biosci (Elite Ed) [Internet]. 2011 [cited 2016 Sep 17];3:1154–61. http://www.ncbi.nlm.nih.gov/pubmed/21622121
22. Papapanou PN. Commentary: advances in periodontal disease epidemiology: a retrospective commentary. J Periodontol [Internet]. Am Acad Periodontol; 2014 [cited 2016 Sep 9];85(7):877–9. http://www.joponline.org/doi/10.1902/jop.2014.140141
23. Teng Y-TA. The role of acquired immunity and periodontal disease progression. Crit Rev Oral Biol Med [Internet]. 2003 [cited 2016 Sep 10];14(4):237–52. http://www.ncbi.nlm.nih.gov/pubmed/12907693
24. Eke PI, Thornton-Evans G, Dye B, Genco R. Advances in surveillance of periodontitis: the Centers for Disease Control and Prevention periodontal disease surveillance project. J Periodontol [Internet]. 2012 [cited 2016 Sep 9];83(11):1337–42. http://www.ncbi.nlm.nih.gov/pubmed/22324489
25. Thomson WM, Sheiham A, Spencer AJ. Sociobehavioral aspects of periodontal disease. Periodontology 2000 [Internet]. 2012 [cited 2016 Sep 9];60(1):54–63. http://www.ncbi.nlm.nih.gov/pubmed/22909106

26. Petersen PE, Kwan S. Equity, social determinants and public health programmes—the case of oral health. Community Dent Oral Epidemiol [Internet]. 2011 [cited 2016 Sep 9];39(6):481–7. http://www.ncbi.nlm.nih.gov/pubmed/21623864
27. Petersen PE, Ogawa H. The global burden of periodontal disease: towards integration with chronic disease prevention and control. Periodontology 2000 [Internet]. 2012 [cited 2016 Sep 9];60(1):15–39. http://www.ncbi.nlm.nih.gov/pubmed/22909104
28. Arigbede AO, Babatope BO, Bamidele MK. Periodontitis and systemic diseases: a literature review. J Indian Soc Periodontol [Internet]. Medknow; 2012 [cited 2016 Sep 9];16(4):487–91. http://www.ncbi.nlm.nih.gov/pubmed/23493942
29. Kim J, Amar S. Periodontal disease and systemic conditions: a bidirectional relationship. Odontology [Internet]. NIH Public Access; 2006 [cited 2016 Sep 9];94(1):10–21. http://www.ncbi.nlm.nih.gov/pubmed/16998613
30. GLOBAL REPORT ON DIABETES WHO Library Cataloguing-in-Publication Data. ISBN [Internet]. [cited 2016 Sep 10];978:92–4. http://www.who.int/about/licensing/
31. Wikesjö UME, Selvig KA. Periodontal wound healing and regeneration. Periodontology 2000 [Internet]. Blackwell; 1999 [cited 2016 Sep 11];19(1):21–39. http://doi.wiley.com/10.1111/j.1600-0757.1999.tb00145.x
32. Caton JG, Greenstein G. Factors related to periodontal regeneration. Periodontology 2000 [Internet]. 1993 [cited 2016 Sep 11];1(1):9–15. http://www.ncbi.nlm.nih.gov/pubmed/8401864
33. Stahl SS, Slavkin HC, Yamada L, Levine S. Speculations about gingival repair. J Periodontol [Internet]. 1972 [cited 2016 Sep 11];43(7):395–402. http://www.ncbi.nlm.nih.gov/pubmed/4624889
34. Wikesjö UM, Nilvéus R. Periodontal repair in dogs: effect of wound stabilization on healing. J Periodontol [Internet]. 1990 [cited 2016 Sep 11];61(12):719–24. http://www.ncbi.nlm.nih.gov/pubmed/2269912
35. Wikesjö UM, Nilvéus RE, Selvig KA. Significance of early healing events on periodontal repair: a review. J Periodontol [Internet]. 1992 [cited 2016 Sep 11];63(3):158–65. http://www.ncbi.nlm.nih.gov/pubmed/1593409
36. Reynolds MA, Kao RT, Camargo PM, Caton JG, Clem DS, Fiorellini JP, et al. Periodontal regeneration—intrabony defects: a consensus report from the AAP Regeneration Workshop.
37. Eberhard J, Jepsen S, Jervøe-Storm P-M, Needleman I, Worthington HV. Full-mouth disinfection for the treatment of adult chronic periodontitis. Cochrane Database Syst Rev [Internet]. 2008 [cited 2016 Sep 11];(1):CD004622. http://www.ncbi.nlm.nih.gov/pubmed/18254056
38. Fang H, Han M, Li Q-L, Cao CY, Xia R, Zhang Z-H. Comparison of full-mouth disinfection and quadrant-wise scaling in the treatment of adult chronic periodontitis: a systematic review and meta-analysis. J Periodontal Res [Internet]. 2016 [cited 2016 Sep 11];51(4):417–30. http://www.ncbi.nlm.nih.gov/pubmed/26477533
39. Larsson L, Decker AM, Nibali L, Pilipchuk SP, Berglundh T, Giannobile WV. regenerative medicine for periodontal and peri-implant diseases. J Dent Res [Internet]. 2016 [cited 2016 Sep 11];95(3):255–66. http://www.ncbi.nlm.nih.gov/pubmed/26608580
40. Sculean A, Nikolidakis D, Nikou G, Ivanovic A, Chapple ILC, Stavropoulos A. Biomaterials for promoting periodontal regeneration in human intrabony defects: a systematic review. Periodontology 2000 [Internet]. 2015 [cited 2016 Sep 11];68(1):182–216. http://www.ncbi.nlm.nih.gov/pubmed/25867987
41. Cortellini P. Minimally invasive surgical techniques in periodontal regeneration. J Evid Based Dent Pract [Internet]. 2012 [cited 2016 Sep 11];12(3 Suppl):89–100. http://www.ncbi.nlm.nih.gov/pubmed/23040341
42. Roselló-Camps À, Monje A, Lin G-H, Khoshkam V, Chávez-Gatty M, Wang H-L, et al. Platelet-rich plasma for periodontal regeneration in the treatment of intrabony defects: a meta-analysis on prospective clinical trials. Oral Surg Oral Med Oral Pathol Oral Radiol [Internet]. 2015 [cited 2016 Sep 12];120(5):562–74. http://www.ncbi.nlm.nih.gov/pubmed/26453383

43. Dohan Ehrenfest DM, Andia I, Zumstein MA, Zhang C-Q, Pinto NR, Bielecki T. Classification of platelet concentrates (platelet-rich plasma-PRP, platelet-rich fibrin-PRF) for topical and infiltrative use in orthopedic and sports medicine: current consensus, clinical implications and perspectives. Muscles Ligaments Tendons J [Internet]. 2014 [cited 2016 Sep 12];4(1):3–9. http://www.ncbi.nlm.nih.gov/pubmed/24932440
44. Andia I. Platelet rich plasma therapies: a great potential to be harnessed. Muscles Ligaments Tendons J [Internet]. CIC Edizioni Internazionali; 2014 [cited 2016 Sep 12];4(1):1–2. http://www.ncbi.nlm.nih.gov/pubmed/24932439
45. Rathva VJ. Enamel matrix protein derivatives: role in periodontal regeneration. Clin Cosmet Investig Dent [Internet]. Dove; 2011 [cited 2016 Sep 12];3:79–92. http://www.ncbi.nlm.nih.gov/pubmed/23674918
46. Parkar MH, Tonetti M. Gene expression profiles of periodontal ligament cells treated with enamel matrix proteins in vitro: analysis using cDNA arrays. J Periodontol [Internet]. 2004 [cited 2016 Sep 12];75(11):1539–46. http://www.ncbi.nlm.nih.gov/pubmed/15633332
47. Sanz M, Tonetti MS, Zabalegui I, Sicilia A, Blanco J, Rebelo H, et al. Treatment of intrabony defects with enamel matrix proteins or barrier membranes: results from a multicenter practice-based clinical trial. J Periodontol [Internet]. 2004 [cited 2016 Sep 12];75(5):726–33. http://www.ncbi.nlm.nih.gov/pubmed/15212355
48. Baltacioglu E, Tasdemir T, Yuva P, Celik D, Sukuroglu E. Intentional replantation of periodontally hopeless teeth using a combination of enamel matrix derivative and demineralized freeze-dried bone allograft. Int J Periodontics Restorative Dent [Internet]. 2011 [cited 2016 Sep 12];31(1):75–81. http://www.ncbi.nlm.nih.gov/pubmed/21365029
49. de Freitas RM, Spin-Neto R, Junior EM, Pereira LAVD, Wikesjö UME, Susin C. Alveolar ridge and maxillary sinus augmentation using rhBMP-2: a systematic review. Clin Implant Dent Relat Res [Internet]. 2015 [cited 2016 Sep 11];17 Suppl 1:e192–201. http://www.ncbi.nlm.nih.gov/pubmed/24102703
50. Wikesjö UME, Sorensen RG, Kinoshita A, Jian Li X, Wozney JM. Periodontal repair in dogs: effect of recombinant human bone morphogenetic protein-12 (rhBMP-12) on regeneration of alveolar bone and periodontal attachment. J Clin Periodontol [Internet]. 2004 [cited 2016 Sep 12];31(8):662–70. http://www.ncbi.nlm.nih.gov/pubmed/15257745
51. Kim C-S, Choi S-H, Chai J-K, Cho K-S, Moon I-S, Wikesjö UME, et al. Periodontal repair in surgically created intrabony defects in dogs: influence of the number of bone walls on healing response. J Periodontol [Internet]. 2004 [cited 2016 Sep 12];75(2):229–35. http://www.ncbi.nlm.nih.gov/pubmed/15068110
52. Stavropoulos A, Windisch P, Gera I, Capsius B, Sculean A, Wikesjö UME. A phase IIa randomized controlled clinical and histological pilot study evaluating rhGDF-5/β-TCP for periodontal regeneration. J Clin Periodontol [Internet]. 2011 [cited 2016 Sep 12];38(11):1044–54. http://www.ncbi.nlm.nih.gov/pubmed/22092476
53. Rao SM, Ugale GM, Warad SB. Bone morphogenetic proteins: periodontal regeneration. N Am J Med Sci [Internet]. Medknow; 2013 [cited 2016 Sep 12];5(3):161–8. http://www.ncbi.nlm.nih.gov/pubmed/23626951
54. da Silva Pereira SL, Sallum AW, Casati MZ, Caffesse RG, Weng D, Nociti FH, et al. Comparison of bioabsorbable and non-resorbable membranes in the treatment of dehiscence-type defects. A histomorphometric study in dogs. J Periodontol [Internet]. 2000 [cited 2016 Sep 11];71(8):1306–14. http://www.ncbi.nlm.nih.gov/pubmed/10972646
55. Barbato L, Kalemaj Z, Buti J, Baccini M, La Marca M, Duvina M, et al. Effect of surgical intervention for removal of mandibular third molar on periodontal healing of adjacent mandibular second molar: a systematic review and Bayesian network meta-analysis. J Periodontol [Internet]. 2016 [cited 2016 Sep 11];87(3):291–302. http://www.ncbi.nlm.nih.gov/pubmed/26609696
56. Retzepi M, Donos N. Guided bone regeneration: biological principle and therapeutic applications. Clin Oral Implants Res [Internet]. 2010 [cited 2016 Sep 11];21(6):567–76. http://www.ncbi.nlm.nih.gov/pubmed/20666785

57. LeGeros RZ. Properties of osteoconductive biomaterials: calcium phosphates. Clin Orthop Relat Res [Internet]. 2002 [cited 2016 Sep 11];(395):81–98. http://www.ncbi.nlm.nih.gov/pubmed/11937868
58. Uskoković V, Wu VM. Calcium phosphate as a key material for socially responsible tissue engineering. Materials (Basel) [Internet]. 2016 [cited 2016 Sep 11];9(6). http://www.ncbi.nlm.nih.gov/pubmed/27347359
59. Sam G, Pillai BRM. Evolution of barrier membranes in periodontal regeneration-'Are the third Generation Membranes really here?'. J Clin Diagn Res [Internet]. JCDR Research; 2014 [cited 2016 Sep 11];8(12):ZE14–7. http://www.ncbi.nlm.nih.gov/pubmed/25654055
60. Tu Y-K, Needleman I, Chambrone L, Lu H-K, Faggion CM. A Bayesian network meta-analysis on comparisons of enamel matrix derivatives, guided tissue regeneration and their combination therapies. J Clin Periodontol [Internet]. 2012 [cited 2015 Jan 1];39(3):303–14. http://www.ncbi.nlm.nih.gov/pubmed/22393565
61. Tu Y-K, Woolston A, Faggion CM. Do bone grafts or barrier membranes provide additional treatment effects for infrabony lesions treated with enamel matrix derivatives? A network meta-analysis of randomized-controlled trials. J Clin Periodontol [Internet]. 2010 [cited 2016 Sep 11];37(1):59–79. http://www.ncbi.nlm.nih.gov/pubmed/19958442
62. Verardi S. The use of a membrane and/or a bone graft may not improve the effects of enamel matrix derivatives in infrabony defects. J Evid Based Dent Pract [Internet]. 2012 [cited 2016 Sep 11];12(3 Suppl):127–8. http://www.ncbi.nlm.nih.gov/pubmed/23253838
63. Chen F-M, Zhao Y-M, Jin Y, Shi S. Prospects for translational regenerative medicine. Biotechnol Adv. 2012;30(3):658–72.
64. Van Dyke TE, Hasturk H, Kantarci A, Freire MO, Nguyen D, Dalli J, et al. Proresolving nanomedicines activate bone regeneration in periodontitis. J Dent Res. 2015;94(1):148.
65. Pellegrini G, Pagni G, Rasperini G, Pellegrini G, Pagni G, Rasperini G. Surgical approaches based on biological objectives: GTR versus GBR techniques. Int J Dent. 2013;2013:521547.
66. Yang S, Leong K-F, Du Z, Chua C-K. The design of scaffolds for use in tissue engineering. Part I. Traditional factors. Mary Ann Liebert, Inc. 2004. http://www.liebertpub.com/ten
67. Asa'ad F, Pagni G, Pilipchuk SP, Giannì AB, Giannobile W V, Rasperini G. 3D–printed scaffolds and biomaterials: review of alveolar bone augmentation and periodontal regeneration applications. Int J Dent [Internet]. 2016 [cited 2016 Sep 14];2016:1239842. http://www.ncbi.nlm.nih.gov/pubmed/27366149
68. Park CH, Rios HF, Taut AD, Padial-Molina M, Flanagan CL, Pilipchuk SP, et al. Image-based, fiber guiding scaffolds: a platform for regenerating tissue interfaces. Tissue Eng Part C Methods. 2014;20(7):533.
69. Goh BT, Teh LY, Tan DBP, Zhang Z, Teoh SH. Novel 3D polycaprolactone scaffold for ridge preservation—a pilot randomised controlled clinical trial. Clin Oral Implants Res. 2015;26(3):271–7.
70. Kim K, Lee CH, Kim BK, Mao JJ. Anatomically shaped tooth and periodontal regeneration by cell homing. J Dent Res. 2010;89(8):842.
71. Lee CH, Hajibandeh J, Suzuki T, Fan A, Shang P, Mao JJ. Three-dimensional printed multiphase scaffolds for regeneration of periodontium complex. Tissue Eng Part A. 2014;20(7–8):1342.
72. Carrel J, Wiskott A, Moussa M, Rieder P, Scherrer S, Durual S. A 3D printed TCP/HA structure as a new osteoconductive scaffold for vertical bone augmentation. Clin Oral Implants Res. 2016;27(1):55–62.
73. Chen C, Bang S, Cho Y, Lee S, Lee I, Zhang S, et al. Research trends in biomimetic medical materials for tissue engineering: 3D bioprinting, surface modification, nano/micro-technology and clinical aspects in tissue engineering of cartilage and bone. Biomater Res. 2016;20:10.
74. Rasperini G, Pilipchuk SP, Flanagan CL, Park CH, Pagni G, Hollister SJ, et al. 3D-printed bioresorbable scaffold for periodontal repair. J Dent Res. 2015;94(9 suppl):153S–7S.
75. Mironov V, Kasyanov V, Drake C, Markwald RR. Organ printing: promises and challenges. Regen Med [Internet]. 2008 [cited 2016 Sep 16];3(1):93–103. http://www.ncbi.nlm.nih.gov/pubmed/18154465

76. Schubert C, van Langeveld MC, Donoso LA. Innovations in 3D printing: a 3D overview from optics to organs. Br J Ophthalmol [Internet]. 2014 [cited 2016 Sep 16];98(2):159–61. http://www.ncbi.nlm.nih.gov/pubmed/24288392
77. Lu C-H, Chang Y-H, Lin S-Y, Li K-C, Hu Y-C. Recent progresses in gene delivery-based bone tissue engineering. Biotechnol Adv. 2013;31(8):1695–706.
78. Chen S, Yang J, Wang H, Chao Y, Zhang C, Shen J, et al. Adenovirus encoding BMP-7 immobilized on titanium surface exhibits local delivery ability and regulates osteoblast differentiation in vitro. Arch Oral Biol [Internet]. 2013 [cited 2016 Sep 16];58(9):1225–31. http://www.ncbi.nlm.nih.gov/pubmed/23764368
79. Jing D, Hao J, Shen Y, Tang G, Li M-L, Huang S-H, et al. The role of microRNAs in bone remodeling. Int J Oral Sci [Internet]. 2015 [cited 2016 Sep 16];7(3):131–43. http://www.ncbi.nlm.nih.gov/pubmed/26208037
80. Grimm W-D, Giesenhagen B, Hakki S, Schau I, Sirak S, Sletov A, et al. Translational research and therapeutic applications of neural crest-derived stem cells in regenerative periodontology. Curr Oral Heal Reports [Internet]. Springer International Publishing; 2015 [cited 2016 Sep 17];2(4):266–74. http://link.springer.com/10.1007/s40496-015-0067-6
81. Heiskanen A, Satomaa T, Tiitinen S, Laitinen A, Mannelin S, Impola U, et al. N-glycolylneuraminic acid xenoantigen contamination of human embryonic and mesenchymal stem cells is substantially reversible. Stem Cells [Internet]. 2007 [cited 2016 Sep 17];25(1):197–202. http://www.ncbi.nlm.nih.gov/pubmed/17008421
82. Greiner JF, Grunwald L-M, Müller J, Sudhoff H, Widera D, Kaltschmidt C, et al. Culture bag systems for clinical applications of adult human neural crest-derived stem cells. Stem Cell Res Ther [Internet]. BioMed Central; 2014 [cited 2016 Sep 17];5(2):34. http://stemcellres.com/content/5/2/34
83. Horwitz EM, Le Blanc K, Dominici M, Mueller I, Slaper-Cortenbach I, Marini FC, et al. Clarification of the nomenclature for MSC: the International Society for Cellular Therapy position statement. Cytotherapy [Internet]. 2005 [cited 2016 Sep 17];7(5):393–5. http://www.ncbi.nlm.nih.gov/pubmed/16236628
84. Egusa H, Sonoyama W, Nishimura M, Atsuta I, Akiyama K. Stem cells in dentistry—part I: stem cell sources. J Prosthodont Res. 2012;56(3):151–65.
85. Wu Y, Chen L, Scott PG, Tredget EE. Mesenchymal stem cells enhance wound healing through differentiation and angiogenesis. Stem Cells [Internet]. 2007 [cited 2016 Sep 18];25(10):2648–59. http://www.ncbi.nlm.nih.gov/pubmed/17615264
86. Shi Y, Hu G, Su J, Li W, Chen Q, Shou P, et al. Mesenchymal stem cells: a new strategy for immunosuppression and tissue repair. Cell Res [Internet]. 2010 [cited 2016 Sep 18];20(5):510–8. http://www.ncbi.nlm.nih.gov/pubmed/20368733
87. Pittenger MF, Mackay AM, Beck SC, Jaiswal RK, Douglas R, Mosca JD, et al. Multilineage potential of adult human mesenchymal stem cells. Science [Internet]. 1999 [cited 2016 Sep 17];284(5411):143–7. http://www.ncbi.nlm.nih.gov/pubmed/10102814
88. Mueller SM, Glowacki J. Age-related decline in the osteogenic potential of human bone marrow cells cultured in three-dimensional collagen sponges. J Cell Biochem [Internet]. 2001 [cited 2016 Sep 17];82(4):583–90. http://www.ncbi.nlm.nih.gov/pubmed/11500936
89. Scarano A, Crincoli V, Di Benedetto A, Cozzolino V, Lorusso F, Vulpiani MP, Grano M, Kalemaj Z, Mori G, Grassi FR. Bone regeneration induced by Bone Porcine Block with Marrow Stromal Stem Cells in a mini-pig model of mandibular "critical size" defect. J Stem Cell Res Ther. In press (manuscript no. 9082869).
90. Akintoye SO, Lam T, Shi S, Brahim J, Collins MT, Robey PG. Skeletal site-specific characterization of orofacial and iliac crest human bone marrow stromal cells in same individuals. Bone [Internet]. 2006 [cited 2016 Sep 17];38(6):758–68. http://www.ncbi.nlm.nih.gov/pubmed/16403496
91. Matsubara T, Suardita K, Ishii M, Sugiyama M, Igarashi A, Oda R, et al. Alveolar bone marrow as a cell source for regenerative medicine: differences between alveolar and iliac bone marrow stromal cells. J Bone Miner Res [Internet]. 2005 [cited 2016 Sep 17];20(3):399–409. http://www.ncbi.nlm.nih.gov/pubmed/15746984

92. Lye KL, Nordin N, Vidyadaran S, Thilakavathy K. Mesenchymal stem cells: From stem cells to sarcomas. Cell Biol Int [Internet]. 2016 [cited 2016 Sep 17];40(6):610–8. http://doi.wiley.com/10.1002/cbin.10603
93. Xiao L, Nasu M. From regenerative dentistry to regenerative medicine: progress, challenges, and potential applications of oral stem cells. Stem Cells Cloning [Internet]. Dove; 2014 [cited 2016 Sep 17];7:89–99. http://www.ncbi.nlm.nih.gov/pubmed/25506228
94. Sen S, Sharma S, Gupta A, Gupta N, Singh H, Roychoudhury A, et al. Molecular characterization of explant cultured human oral mucosal epithelial cells. Investig Opthalmol Vis Sci [Internet]. The Association for Research in Vision and Ophthalmology; 2011 [cited 2016 Sep 17];52(13):9548. http://iovs.arvojournals.org/article.aspx?doi=10.1167/iovs.11-7946
95. Nishida K, Yamato M, Hayashida Y, Watanabe K, Yamamoto K, Adachi E, et al. Corneal reconstruction with tissue-engineered cell sheets composed of autologous oral mucosal epithelium. N Engl J Med [Internet]. 2004 [cited 2016 Sep 17];351(12):1187–96. http://www.ncbi.nlm.nih.gov/pubmed/15371576
96. White RA, Neiman JM, Reddi A, Han G, Birlea S, Mitra D, et al. Epithelial stem cell mutations that promote squamous cell carcinoma metastasis. J Clin Invest [Internet]. 2013 [cited 2016 Sep 17];123(10):4390–404. http://www.ncbi.nlm.nih.gov/pubmed/23999427
97. Chen C, Zimmermann M, Tinhofer I, Kaufmann AM, Albers AE. Epithelial-to-mesenchymal transition and cancer stem(−like) cells in head and neck squamous cell carcinoma. Cancer Lett [Internet]. 2013 [cited 2016 Sep 17];338(1):47–56. http://www.ncbi.nlm.nih.gov/pubmed/22771535
98. Gronthos S, Mankani M, Brahim J, Robey PG, Shi S. Postnatal human dental pulp stem cells (DPSCs) in vitro and in vivo. Proc Natl Acad Sci U S A [Internet]. 2000 [cited 2016 Sep 18];97(25):13625–30. http://www.ncbi.nlm.nih.gov/pubmed/11087820
99. Nuti N, Corallo C, Chan BMF, Ferrari M, Gerami-Naini B. Multipotent differentiation of human dental pulp stem cells: a literature review. Stem Cell Rev [Internet]. 2016 [cited 2016 Sep 18]; http://www.ncbi.nlm.nih.gov/pubmed/27240827
100. Murakami M, Horibe H, Iohara K, Hayashi Y, Osako Y, Takei Y, et al. The use of granulocyte-colony stimulating factor induced mobilization for isolation of dental pulp stem cells with high regenerative potential. Biomaterials [Internet]. 2013 [cited 2016 Sep 18];34(36):9036–47. http://www.ncbi.nlm.nih.gov/pubmed/23988014
101. Mori G, Brunetti G, Oranger A, Carbone C, Ballini A, Lo Muzio L, et al. Dental pulp stem cells: osteogenic differentiation and gene expression. Ann N Y Acad Sci [Internet]. 2011 [cited 2016 Sep 18];1237:47–52. http://www.ncbi.nlm.nih.gov/pubmed/22082364
102. Mori G, Centonze M, Brunetti G, Ballini A, Oranger A, Mori C, et al. Osteogenic properties of human dental pulp stem cells. J Biol Regul Homeost Agents [Internet]. [cited 2016 Sep 18];24(2):167–75. http://www.ncbi.nlm.nih.gov/pubmed/20487630
103. Wang Y, Yao J, Yuan M, Zhang Z, Hu W. Osteoblasts can induce dental pulp stem cells to undergo osteogenic differentiation. Cytotechnology [Internet]. 2013 [cited 2016 Sep 18];65(2):223–31. http://www.ncbi.nlm.nih.gov/pubmed/22806484
104. Khorsand A, Eslaminejad MB, Arabsolghar M, Paknejad M, Ghaedi B, Rokn AR, et al. Autologous dental pulp stem cells in regeneration of defect created in canine periodontal tissue. J Oral Implantol [Internet]. 2013 [cited 2016 Sep 18];39(4):433–43. http://www.ncbi.nlm.nih.gov/pubmed/23964777
105. Seo BM, Sonoyama W, Yamaza T, Coppe C, Kikuiri T, Akiyama K, et al. SHED repair critical-size calvarial defects in mice. Oral Dis [Internet]. 2008 [cited 2016 Sep 18];14(5):428–34. http://www.ncbi.nlm.nih.gov/pubmed/18938268
106. Yao S, Pan F, Prpic V, Wise GE. Differentiation of stem cells in the dental follicle. J Dent Res [Internet]. 2008 [cited 2016 Sep 18];87(8):767–71. http://www.ncbi.nlm.nih.gov/pubmed/18650550
107. Di Benedetto A, Brunetti G, Posa F, Ballini A, Grassi FR, Colaianni G, et al. Osteogenic differentiation of mesenchymal stem cells from dental bud: role of integrins and cadherins. Stem Cell Res [Internet]. 2015 [cited 2016 Sep 18];15(3):618–28. http://www.ncbi.nlm.nih.gov/pubmed/26513557

108. Mori G, Ballini A, Carbone C, Oranger A, Brunetti G, Di Benedetto A, et al. Osteogenic differentiation of dental follicle stem cells. Int J Med Sci [Internet]. 2012 [cited 2016 Sep 18];9(6):480–7. http://www.ncbi.nlm.nih.gov/pubmed/22927773
109. Ikeda E, Yagi K, Kojima M, Yagyuu T, Ohshima A, Sobajima S, et al. Multipotent cells from the human third molar: feasibility of cell-based therapy for liver disease. Differentiation [Internet]. 2008 [cited 2016 Sep 18];76(5):495–505. http://www.ncbi.nlm.nih.gov/pubmed/18093227
110. Sonoyama W, Liu Y, Yamaza T, Tuan RS, Wang S, Shi S, et al. Characterization of the apical papilla and its residing stem cells from human immature permanent teeth: a pilot study. J Endod [Internet]. NIH Public Access; 2008 [cited 2016 Sep 18];34(2):166–71. http://www.ncbi.nlm.nih.gov/pubmed/18215674
111. Seo B-M, Miura M, Sonoyama W, Coppe C, Stanyon R, Shi S. Recovery of stem cells from cryopreserved periodontal ligament. J Dent Res [Internet]. 2005 [cited 2016 Sep 21];84(10):907–12. http://www.ncbi.nlm.nih.gov/pubmed/16183789
112. Isaka J, Ohazama A, Kobayashi M, Nagashima C, Takiguchi T, Kawasaki H, et al. Participation of periodontal ligament cells with regeneration of alveolar bone. J Periodontol [Internet]. 2001 [cited 2016 Sep 21];72(3):314–23. http://www.ncbi.nlm.nih.gov/pubmed/11327058
113. Lang H, Schüler N, Nolden R. Attachment formation following replantation of cultured cells into periodontal defects—a study in minipigs. J Dent Res [Internet]. SAGE; 1998 [cited 2016 Sep 21];77(2):393–405. http://www.ncbi.nlm.nih.gov/pubmed/9465172
114. Liu Y, Zheng Y, Ding G, Fang D, Zhang C, Bartold PM, et al. Periodontal ligament stem cell-mediated treatment for periodontitis in miniature swine. Stem Cells [Internet]. 2008 [cited 2016 Sep 21];26(4):1065–73. http://www.ncbi.nlm.nih.gov/pubmed/18238856
115. Ding G, Liu Y, Wang W, Wei F, Liu D, Fan Z, et al. Allogeneic periodontal ligament stem cell therapy for periodontitis in swine. Stem Cells [Internet]. Wiley-Blackwell; 2010 [cited 2016 Sep 20];28(10):1829–38. http://www.ncbi.nlm.nih.gov/pubmed/20979138
116. Tsumanuma Y, Iwata T, Kinoshita A, Washio K, Yoshida T, Yamada A, et al. Allogeneic transplantation of periodontal ligament-derived multipotent mesenchymal stromal cell sheets in canine critical-size supra-alveolar periodontal defect model. Biores Open Access [Internet]. 2016 [cited 2016 Sep 21];5(1):22–36. http://www.ncbi.nlm.nih.gov/pubmed/26862470
117. Menicanin D, Mrozik KM, Wada N, Marino V, Shi S, Bartold PM, et al. Periodontal-ligament-derived stem cells exhibit the capacity for long-term survival, self-renewal, and regeneration of multiple tissue types in vivo. Stem Cells Dev [Internet]. 2014 [cited 2016 Sep 21];23(9):1001–11. http://www.ncbi.nlm.nih.gov/pubmed/24351050
118. Chen F-M, Gao L-N, Tian B-M, Zhang X-Y, Zhang Y-J, Dong G-Y, et al. Treatment of periodontal intrabony defects using autologous periodontal ligament stem cells: a randomized clinical trial. Stem Cell Res Ther [Internet]. 2016 [cited 2016 Sep 21];7:33. http://www.ncbi.nlm.nih.gov/pubmed/26895633
119. Fawzy El-Sayed KM, Dörfer CE. Gingival mesenchymal stem/progenitor cells: a unique tissue engineering gem. Stem Cells Int [Internet]. 2016 [cited 2016 Sep 18];2016:7154327. http://www.ncbi.nlm.nih.gov/pubmed/27313628
120. Yu X, Ge S, Chen S, Xu Q, Zhang J, Guo H, et al. Human gingiva-derived mesenchymal stromal cells contribute to periodontal regeneration in beagle dogs. Cells Tissues Organs [Internet]. 2013 [cited 2016 Sep 18];198(6):428–37. http://www.ncbi.nlm.nih.gov/pubmed/24777155
121. Fawzy El-Sayed KM, Mekhemar MK, Beck-Broichsitter BE, Bähr T, Hegab M, Receveur J, et al. Periodontal regeneration employing gingival margin-derived stem/progenitor cells in conjunction with IL-1ra-hydrogel synthetic extracellular matrix. J Clin Periodontol [Internet]. 2015 [cited 2016 Sep 18];42(5):448–57. http://www.ncbi.nlm.nih.gov/pubmed/25875208
122. Yang H, Gao L-N, An Y, Hu C-H, Jin F, Zhou J, et al. Comparison of mesenchymal stem cells derived from gingival tissue and periodontal ligament in different incubation conditions. Biomaterials [Internet]. 2013 [cited 2016 Sep 18];34(29):7033–47. http://www.ncbi.nlm.nih.gov/pubmed/23768902

123. Gao Y, Zhao G, Li D, Chen X, Pang J, Ke J. Isolation and multiple differentiation potential assessment of human gingival mesenchymal stem cells. Int J Mol Sci [Internet]. 2014 [cited 2016 Sep 18];15(11):20982–96. http://www.ncbi.nlm.nih.gov/pubmed/25405732
124. Mesimäki K, Lindroos B, Törnwall J, Mauno J, Lindqvist C, Kontio R, et al. Novel maxillary reconstruction with ectopic bone formation by GMP adipose stem cells. Int J Oral Maxillofac Surg [Internet]. 2009 [cited 2016 Sep 18];38(3):201–9. http://www.ncbi.nlm.nih.gov/pubmed/19168327
125. Wankhade UD, Shen M, Kolhe R, Fulzele S. Advances in adipose-derived stem cells isolation, characterization, and application in regenerative tissue engineering. Stem Cells Int [Internet]. 2016 [cited 2016 Sep 18];2016:3206807. http://www.ncbi.nlm.nih.gov/pubmed/26981130
126. Tobita M, Uysal AC, Ogawa R, Hyakusoku H, Mizuno H. Periodontal tissue regeneration with adipose-derived stem cells. Tissue Eng Part A [Internet]. 2008 [cited 2016 Sep 18];14(6):945–53. http://www.ncbi.nlm.nih.gov/pubmed/18558814
127. Requicha JF, Viegas CA, Muñoz F, Azevedo JM, Leonor IB, Reis RL, et al. A tissue engineering approach for periodontal regeneration based on a biodegradable double-layer scaffold and adipose-derived stem cells. Tissue Eng Part A [Internet]. 2014 [cited 2016 Sep 18];20(17–18):2483–92. http://www.ncbi.nlm.nih.gov/pubmed/24575867
128. Takahashi K, Yamanaka S. Induction of pluripotent stem cells from mouse embryonic and adult fibroblast cultures by defined factors. Cell [Internet]. 2006 [cited 2016 Sep 20];126(4):663–76. http://www.ncbi.nlm.nih.gov/pubmed/16904174
129. Duan X, Tu Q, Zhang J, Ye J, Sommer C, Mostoslavsky G, et al. Application of induced pluripotent stem (iPS) cells in periodontal tissue regeneration. J Cell Physiol [Internet]. 2011 [cited 2016 Sep 20];226(1):150–7. http://www.ncbi.nlm.nih.gov/pubmed/20658533
130. Cho S-J, Kim S-Y, Jeong H-C, Cheong H, Kim D, Park S-J, et al. Repair of ischemic injury by pluripotent stem cell based cell therapy without teratoma through selective photosensitivity. Stem cell reports [Internet]. 2015 [cited 2016 Sep 20];5(6):1067–80. http://www.ncbi.nlm.nih.gov/pubmed/26584542
131. Cao F, Drukker M, Lin S, Sheikh AY, Xie X, Li Z, et al. Molecular imaging of embryonic stem cell misbehavior and suicide gene ablation. Cloning Stem Cells [Internet]. 2007 [cited 2016 Sep 20];9(1):107–17. http://www.ncbi.nlm.nih.gov/pubmed/17386018
132. Karlsson C, Emanuelsson K, Wessberg F, Kajic K, Axell MZ, Eriksson PS, et al. Human embryonic stem cell-derived mesenchymal progenitors--potential in regenerative medicine. Stem Cell Res [Internet]. 2009 [cited 2016 Sep 20];3(1):39–50. http://www.ncbi.nlm.nih.gov/pubmed/19515621
133. Lian Q, Zhang Y, Zhang J, Zhang HK, Wu X, Zhang Y, et al. Functional mesenchymal stem cells derived from human induced pluripotent stem cells attenuate limb ischemia in mice. Circulation [Internet]. 2010 [cited 2016 Sep 20];121(9):1113–23. http://www.ncbi.nlm.nih.gov/pubmed/20176987
134. Hynes K, Menicanin D, Han J, Marino V, Mrozik K, Gronthos S, et al. Mesenchymal stem cells from iPS cells facilitate periodontal regeneration. J Dent Res [Internet]. SAGE; 2013 [cited 2016 Sep 20];92(9):833–9. http://www.ncbi.nlm.nih.gov/pubmed/23884555
135. Boukhechba F, Balaguer T, Bouvet-Gerbettaz S, Michiels J-F, Bouler J-M, Carle GF, et al. Fate of bone marrow stromal cells in a syngenic model of bone formation. Tissue Eng Part A [Internet]. 2011 [cited 2016 Sep 19];17(17–18):2267–78. http://www.ncbi.nlm.nih.gov/pubmed/21539494
136. Steward O, Sharp KG, Matsudaira Yee K. Long-distance migration and colonization of transplanted neural stem cells. Cell [Internet]. Elsevier; 2014 [cited 2016 Sep 19];156(3):385–7. http://www.ncbi.nlm.nih.gov/pubmed/24485444
137. Egusa H, Sonoyama W, Nishimura M, Atsuta I, Akiyama K. Stem cells in dentistry—part II: clinical applications. J Prosthodont Res [Internet]. 2012 [cited 2016 Sep 19];56(4):229–48. http://www.ncbi.nlm.nih.gov/pubmed/23137671

138. Li Z, Jiang C-M, An S, Cheng Q, Huang Y-F, Wang Y-T, et al. Immunomodulatory properties of dental tissue-derived mesenchymal stem cells. Oral Dis [Internet]. 2014 [cited 2016 Sep 20];20(1):25–34. http://www.ncbi.nlm.nih.gov/pubmed/23463961
139. Huang GT-J, Gronthos S, Shi S. Mesenchymal stem cells derived from dental tissues vs. those from other sources: their biology and role in regenerative medicine. J Dent Res [Internet]. 2009 [cited 2016 Sep 20];88(9):792–806. http://www.ncbi.nlm.nih.gov/pubmed/19767575

第 8 章 干细胞与低强度激光治疗（LLLT）：现状与应用前景

Andrea Ballini，Salvatore Scacco，Luigi Santacroce，Stefania Cantore，Sugandha Rajiv Saini 和 Rajiv Saini

（白如水，余婷婷　译）

8.1 引言

8.1.1 间充质干细胞（mesenchymal stem cells，MSCs）

多能间充质基质细胞（也称间充质干细胞，mesenchymal stem cells，MSCs）因具有多向分化潜能、来源广泛和自我更新能力，成为组织工程中最常用的细胞群[1]。

国际细胞治疗学会（International Society for Cellular Therapy，ISCT）提出了定义 MSC 的最低标准：①在标准细胞培养条件下可黏附于塑料表面；②细胞表面表达 CD90、CD73 和 CD105 等标志物，但不表达 CD14、CD34、CD45、CD79 或 CD19 和 HLA-DR；③至少具有成软骨向、成骨向和成脂向分化的能力[2]。

骨髓间充质干细胞（bone marrow-derived mesenchymal stem cells，BMMSCs）被认为是 MSCs 的金标准[3, 4]，然而，其获取过程易引发疼痛和疾病，且获取的细胞数量难以满足需求。因此研究人员一直在探索 MSCs 的其他获取来源或部位。许多解剖部位已被研究证实能够获得 MSC 群[1, 5]。

尽管具有很多优点，MSCs 的增殖能力也是有限的，在长期培养或培养条件下多次传代扩增，它们会因为端粒缩短而衰老[5]。

MSCs 适合作为再生治疗的多潜能前体细胞的原因之一是其能向多种细胞系分化，并具有生成畸胎瘤的能力（畸胎瘤是一种内含正常三胚层的部分组织和器官的发育性肿瘤）。

目前，已发现的 MSCs 潜在来源之一是牙齿 / 口腔组织。使用牙源性间充质干细胞的研究在过去 10 年中呈指数级增长[6，7]。

8.1.2 牙源性间充质干细胞（dental derived-mesenchymal stem cells）

牙齿组织为特异性组织，不同于其他骨组织经历持续的重塑过程；因此，与 BMMSC 相比，牙源性间充质干细胞可能显示出有限的分化能力[8，9]。

牙髓干细胞（dental pulp stem cells，DPSC）是迄今为止已分离和鉴定的人类牙源性间充质干细胞和祖细胞中的一种。DPSC 具有自我更新和分化能力[10]。人牙髓细胞在体外可分化为具有极化细胞体和积累矿化结节能力的成牙本质细胞[11-13]。虽然牙源性间充质干细胞获取自专门的组织，并最有能力分化为牙源性细胞，但 DPSC 也有分化为其他细胞的潜力，如脂肪细胞和神经元[14]。最近研究发现 DPSC 在体外具有向软骨细胞、成骨细胞和肌细胞分化的潜能[15，16]。到目前为止，牙髓来源 MSC 的再生应用包括全牙再生和颌面外科手术过程中口腔部分骨基质的再生[17，18]。

Mori 等研究了牙囊（dental follicle，DF）分离细胞的成骨分化潜能[19]。这项研究表明，牙囊干细胞释放干性标志物。分化过程中这些细胞表达成骨生物标志物，如 I 型胶原和碱性磷酸酶（alkaline phosphatase，ALP），这表明它们分化为成骨样细胞系[19]。此外，最近一项关于整合素和钙黏附素在牙囊干细胞分化中作用的研究，揭示了整合素 αVβ3 在干细胞成骨向分化过程中起关键作用[20]。这些数据阐明了细胞外基质（extracellular matrix，ECM）蛋白质在引导干细胞成骨向过程中的影响[20]。

最近研究发现了一种新的人类牙源性间充质干细胞群体——在炎症性根尖囊肿中分离出的人根尖周囊肿间充质干细胞（human periapical cyst mesenchymal stem cells，hPCy-MSCs），其具有高度克隆性，能向最常见的中胚层谱系分化，以及向神经源性表型分化，后者已在一项研究中被报道，在神经源向分化培养基中的 hPCy-MSCs 惊人地显示出一系列神经元特征性蛋白质和基因的上调[21]。这些新的 MSC 群体可能成为神经元 / 神经胶质细胞的另一个最佳来源，应用于神经系统疾病的细胞治疗[22]。

在过去的 5 年中，有大量基于不同类型牙源性 MSCs 及其在骨折愈合和疾病或组织丢失后骨再生干预方面应用的文章被发表[7，8，18，23，24]。

然而，关于牙源性 MSCs 介导骨再生能力的证据仍然有限。深入回顾和理解临床前期体内及体外研究，是评估牙源性 MSCs 有效性并将其转化应用于临床的前提条件[25]。

8.1.3　低强度激光治疗（low-level laser therapy，LLLT）

低强度激光治疗（low-level laser therapy，LLLT）已被用于体外试验，以刺激细胞增殖。

LLLT 因其光生物学效应而被使用，对这种治疗的关注点在于疼痛控制、抗炎作用（由微血管面积增加和局部血管扩张介导）、促进胶原合成和成纤维细胞增殖、增加腺苷三磷酸（adenosine triphosphate，ATP）生成、增加线粒体活性，最终增加瘢痕组织的强度[26-34]。

LLLT 加速瘢痕愈合的能力很可能与其促进细胞增殖有关。

然而，这一过程的潜在分子机制尚不完全清楚[35]。有研究提出，激光能量被细胞内的发色团吸收并转化为代谢能，然后被线粒体呼吸链利用以产生 ATP、增加 DNA 活性及 RNA 和蛋白质合成[36]。

然而由于多种影响因素存在，生物刺激并不总能被观察到[37]。

在这方面，体外生物刺激取决于激光相关参数，如波长、剂量、照射功率和时间[38-40]、被照射的细胞类型[37]，以及细胞被照射时的生理特征[39, 40]。

这些因素的影响，使激光与细胞和组织的相互作用可以刺激或抑制细胞的增殖。

由于 MSCs 的增殖通常很慢，且获得的原代细胞产量很低，因此不造成分子损伤并保持其特异性质的同时促进其增殖，具有这种性质的治疗工具对于这些细胞的有效临床应用非常重要。

可见光、红外或紫外光可用于 LLLT，但关于激光疗法对 MSCs 的影响知之甚少[41, 42]。

用于 LLLT 照射的光波长为 600 ~ 1000 nm，能量密度在 0.04 ~ 60 J/cm^2。不同的激光光源，如氦 - 氖（helium-neon）和镓 - 铝 - 砷化物（gallium-aluminium-arsenide，GaAlAs），正被频繁地用于临床研究，例如，口腔病变的外科治疗、种植体的暴露、减少根管或牙周袋中的细菌及缓解牙本质过敏。众所周知，与其他激光类型相比，半导体激光具有更高的穿透深度[41]。

事实上，根据未来的细胞治疗方案，LLLT 治疗将显著增加分化前的原代干细胞数量，从而增加组织工程和再生过程中分化细胞的存活数量，特别是对于如牙源性干细胞这类简单易得的 MSCs。

8.2 研究现状

临床前期的体外研究是所有新疗法的基础。尽管体外研究可能不能复制复杂的动态环境，但其能为未来的研究步骤提供有价值的信息。

照射细胞有多种方案，包括不同的波长、功率密度、照射时间和光偏振状态。

一方面，大多数研究表明照射后细胞的增殖率增加，另一方面，大多数文献缺乏随机、盲法、计算样本量和重复的实验，这影响了实验结果的科学有效性。

最近发表的一篇关于 LLLT 对 MSCs 影响的系统综述的结论是激光疗法对干细胞的体外增殖具有积极影响[41]。

系统综述提供了方法有效性的最佳证据，并对影响方法性能的因素进行了调查。据我们所知，国际科学文献中缺乏 LLLT 对牙源性间充质干细胞影响的系统综述。

表 8.1 描述了 LLLT 与不同细胞类型的相互作用，其中有 4 项关于 DPSCs 的研究，2 项关于乳牙髓干细胞（stem cells from human exfoliated deciduous teeth，SHEDs）的研究和 1 项关于牙周膜干细胞（periodontal ligament stem cells，PDLSCs）的研究[42-49]。

大多数研究只使用了一种细胞株，而 Pereira 等[43]分离出 6 株 DPSCs（3 株来自健康牙髓组织，3 株来自炎症牙髓组织），Turrioni 等[45]分离出 3 株 SHEDs。在这 7 项研究中，干细胞是用不同的标志物和不同检测方法进行表征的。使用的干细胞标志物包括 STRO-1、CD-146、CD29/ 整合素、CD44、Nanog、OCT3/4 和人类 MSC 分析试剂盒（CD105、PerCP-Cy5.5、CD73-APC、CD90-FITC 和阴性对照）等。

这些标志物通过动态分离法[43]或免疫荧光[45]在流式细胞仪中进行检测。两项研究的干细胞成骨和成脂分化均符合干细胞特征[44, 46]。

用于辐照实验的细胞培养板大多是 96 孔板。除了 Pereira 等的研究是细胞铺板前在细胞悬液中照射[43]，其他研究的细胞在照射前先被铺在板中。在 3 项研究中为了避免连续孔中的细胞过曝，被照射的孔间有一段距离[44]。

只有 3 项研究在照射过程中实施了避光，以避免除激光外其他光或发光二极管的影响[43, 45, 46]。

表 8.1　牙源性 MSCs 经 LLLT 照射的实验参数和主要结果

作者	干细胞来源	干细胞标志物，方法	（1）细胞培养容器，（2）培养孔间距离，（3）是否避光	评价指标，检测方法，培养条件	评价的时间点	主要结果
Eduardo 等[43]	人牙髓（DPSC）	CD29、CD45、CD34、SH2（CD105）、SH3 和 SH4，流式细胞术	（1）96 孔板， （2）未提及， （3）是	增殖，四甲基偶氮唑盐比色法（MTT 法）（吸光度），营养缺乏	第一次照射后 20 h、24 h、48 h 和 72 h 第一次照射后 0 h、6 h、12 h、18 h、24 h、30 h 和 36 h	（1）细胞对光生物调节疗法（PBM/PBMT）有阳性响应 （2）20 mW 能量比40 mW 更有效 （3）有激光照射较无激光的生长更多
Pereira 等[44]	人牙髓（DPSC）6 株：3 株来自健康组织，3 株来自炎症组织	用 Dynabead 分离法分离 STRO-1 富集的细胞	（1）96 孔板， （2）未提及， （3）未提及	增殖，MTT 法（吸光度），正常培养条件	照射后 24 h、48 h、72 h 和 96 h	PBM 和对照组细胞生长无差别
				分化；牙源性成骨茜素红（吸光度）；成骨诱导和正常（对照）培养基	3 周	PBM 和对照组矿化结节相对产量无差别

续表

作者	干细胞来源	干细胞标志物，方法	（1）细胞培养容器，（2）培养孔间距离，（3）是否避光	评价指标，检测方法，培养条件	评价的时间点	主要结果
Soares 等[45]	人牙周膜（PDLSC）	CD29/整合素，流式细胞术； 成骨和成脂向分化，光镜观察	（1）96 孔板和 24 孔板， （2）1 或 3 个孔， （3）未提及	活性，MTT 法 增殖，台盼蓝法（在 Neubauer 室进行细胞计数）	第一次照射后 0 h、24 h、48 h 和 72 h	在两项分析（活性和增殖）的 48 h 和 72 h 组中，用 1 J/cm^2 照射的组较其他组活细胞更多
Turrioni 等[46]	人牙髓（SHED）	STRO-1、CD44、CD146、Nanog 和 OCT3/4，免疫荧光	（1）24 孔板， （2）无， （3）是	分化；碱性磷酸酶（ALP）活性，总蛋白（TP）产量和胶原合成基因表达（qPCR）	72 h	
Arany 等[47]	人牙髓（DPSC）；小鼠和啮齿动物的细胞或牙髓组织	CD44、CD90、CD106、CD117 和 STRO-1，CD45 阴性，蛋白质印迹和免疫荧光	（1）至少 96 孔板，35 mm 和 60 mm 培养皿， （2）未提及， （3）使用卡片（黑色背景）	活性氧（ROS）定量，酶联免疫吸附试验（ELISA）测定潜在 TGF-β 活性，TGF-β 受体的荧光素酶活性，分化实验，抑制剂/激动剂和功能缺失实验（条件敲除），体内实验，其他	因不同实验而异（照射后立即或 5 min 后，24 h，3 ~ 21 天；体内实验 8 ~ 12 周）	

续表

作者	干细胞来源	干细胞标志物，方法	（1）细胞培养容器，（2）培养孔间距离，（3）是否避光	评价指标，检测方法，培养条件	评价的时间点	主要结果
Diniz 等[48]	人牙髓（SHED）	STRO-1 和 CD-146，流式细胞术	（1）96 孔板， （2）1 个孔， （3）未提及	存活，MTT 法（吸光度） 牙齿黏附素条件培养基	照射后 24 h	
Zaccara 等[49]	人牙髓（DPSC）	人 MSC 分析试剂盒：CD105、PerCPCy5.5，CD73-APC、CD90-FITC 和阴性对照，流式细胞术 成骨向分化（von Kossa）和成脂向分化（油红 O）	（1）96 孔板， （2）1 或 3 个孔， （3）未提及	活性，MTT 法（吸光度）和增殖，台盼蓝法（在 Neubauer 室进行细胞计数）	24 h、48 h、72 h 和 96 h	72 h 的时候所有激光组均比对照组活细胞更多
				细胞凋亡（流式细胞术），异硫氰酸荧光素（FITC）	24 h 和 72 h	激光和对照组无差别
				膜联蛋白 V/ 死细胞凋亡试剂盒，细胞周期（流式细胞术）	24 h、48 h、72 h 和 96 h	激光和对照组无差别

LLLT 对牙源性 MSCs 的影响主要集中在细胞活性和增殖上。一些研究还分析了细胞的成牙 / 成骨向分化。采用四甲基偶氮唑盐比色法［3-(4,5-Dimethylthiazol-2-yl)-2,5-diphenyltetrazolium bromide，MTT］测定线粒体活性（存活率），或在台盼蓝实验利用 Neubauer 小室细胞计数法测定细胞增殖。Zaccara 等[48]用 FITC Annexin V/ 死细胞凋亡试剂盒和流式细胞仪分析 LLLT 对细胞凋亡的影响和细胞周期。这些分析大部分是在最后一次照射后 96 h 进行的，各研究间差异很小。

分化评价的方法包括矿化结节沉积（茜素红）、碱性磷酸酶（alkaline phosphatase，ALP）活性、总蛋白产量和胶原合成基因表达（实时荧光定量聚合酶链式反应，real-time quantitative polymerase chain reaction，qPCR）。研究的矿物质沉积的分化实验结果在 3 周时进行分析；检测 ALP 活性在照射后 72 h 进行分析[45]。

最终，评估活性和增殖的研究表明，细胞对 LLLT 呈阳性反应[42, 43, 45, 46]。

Eduardo 等[42]研究结果表明，20 mW 比 40 mW 的功率更有效。Pereira 等[43]在激光和非激光照射组间没有发现细胞生长差异。Turrioni 等[45]报道了 LLLT 对细胞分化的积极作用，而 Pereira 等[43]没有发现任何效果。

Arany 等[46]采用了更详细的实验设计，在体外试验的基础上补充了转化研究。这些作者确定了转化生长因子 -β1（transforming growth factor-β1，TGF-β1）在介导激光诱导的牙齿组织再生中的作用。此外，他们还报道了 LLLT 产生活性氧（reactive oxygen species，ROS）并引导干细胞分化。

Borzabadi-Farahani[50]最近的系统回顾中，在 PubMed、Web of Science 和 Scopus 数据库里对 2000—2016 年的文献进行了电子检索。检索词包括低水平光疗（low-level light therapy）、低水平激光照射（low-level laser irradiation）、低水平光照（low-level light irradiation）、LLLT、人类（human）、青少年（adolescent）、成人（adult）、细胞（cells）、培养的（cultured）、牙周膜（periodontal ligament）、牙髓（dental pulp）、干细胞（stem cells）、牙髓干细胞（dental pulp stem cells）、间充质干细胞（mesenchymal stem cells）、牙周膜干细胞（periodontal ligament stem cell）、乳牙（deciduous teeth）、细胞增殖（cell proliferation）、成人干细胞（adult stem cells）、辐射（radiation）和增殖（proliferation）。

这项研究中的文献检索确定了 165 项研究，其中 6 项符合纳入条件；所有研究都使用了半导体激光器；5 项研究使用了 InGaAIP 半导体激光器；4 项研究使用了波长为 660 nm 的 LLLT，另外 2 项研究使用了波长为 810 nm 或 980 nm 的 LLLT。牙源性 MSCs 与激光光斑之间的距离为 0.5 ~ 2 mm。细胞增殖分析的时间间隔为 LLLT 后的 0 h ~ 7 天。经 660 nm 激光照射后，牙源性 MSC 的增殖能力加强［从乳牙髓提取的 DMSCs（2 次照射，3 J/cm^2，20 mW 比 40 mW 更有效），成人牙齿提取的 DMSCs（2 次照射，0.5 J/cm^2 和 1.0 J/cm^2，30 mW），以及从成人牙周膜提取的 DMSCs（2 次照射，1.0 J/cm^2 比 0.5 J/cm^2 更有效，30 mW）］。同样地，在 810 nm LLLT（7 天内照射 7 次，0.1 J/cm^2 和 0.2 J/cm^2，60 mW）或 980 nm LLLT（单次照射，3 J/cm^2，100 mW）照射后，从成人牙齿的牙髓提取的 DMSCs 增殖增加。然而，在一项研究中 660 nm LLLT 没有促进牙源性 MSCs 的增殖（单次照射，能量密度分别为 0.05 J/cm^2、0.30 J/cm^2、7 J/cm^2 和 42 J/cm^2，28 mW）。

在这种情况下，LLLT-DPSCs 具有高增殖率、多项分化潜能、易获得、高活性、有机会安全冻存和表达间充质标志物等特点，被认为是可用于组织工程的理想干细胞。

在 Ballini 等[51]的一项研究中，在整个观察期内，照射和未照射培养的人 DPSCs 均表现出良好的生长活性，值得注意的是，激光照射并未对细胞造成损害。

与对照组相比，通过使用成骨细胞标志物 ALP（一种成骨细胞分化早期的标志），可以观察到细胞增殖在处理组的增加。

在所有实验中，反转录 - 聚合酶链式反应（reverse transcription-polymerase chain reaction，RT-PCR）显示 Runt 相关转录因子 -2（Runt-related transcription factor-2，RUNX-2）（编码促进成熟和细胞分化的转录因子的基因）和分化指数下调，细胞周期停止在 G1 期（增殖），照射后 12 h DPSCs 增加（表 8.2）。

表 8.2　LLLT 刺激牙髓干细胞（DPSCs）培养 3 h、6 h 和 12 h 后处理细胞和未处理细胞中 RUNX-2 和 OSTERIX 基因的表达情况

RUNX2		A	B	ΔCT_A	ΔCT_B	$2-\Delta\Delta CT_{medi}$
未处理组	GAPDH	26.03	25.39	25.31	16.55	
	RUNX-2	51.34	41.94			
处理组						
3 h	GAPDH	25.63	25.57	25.61	21.04	ΔCT3H−ΔCTCTRL=0.004
	RUNX-2	51.24	46.63			

续表

RUNX2		A	B	ΔCT_A	ΔCT_B	$2-\Delta\Delta CT_{medi}$
6 h	GAPDH	25.32	26.44	28.71	21.40	ΔCT6H−ΔCTCTRL=0.034
	RUNX-2	54.03	47.84			
12 h	GAPDH	25.85	26.57	28.86	23.38	ΔCT12H−ΔCTCTRL=0.008
	RUNX-2	54.71	49.95			
OSTERIX		A	B	ΔCT_A	ΔCT_B	$2-\Delta\Delta CT_{medi}$
未处理组	GAPDH	21.53	21.21	26.50	28.27	
	OSX	48.03	49.48			
处理组						
3 h	GAPDH	21.01	21.36	30.37	28.99	ΔCT3H−ΔCTCTRL=0.006
	OSX	51.38	50.35			
6 h	GAPDH	20.78	21.23	30.58	31.19	ΔCT6H−ΔCTCTRL=0.013
	OSX	51.36	52.42			
12 h	GAPDH	22.42	21.38	30.54	31.64	ΔCT12H−ΔCTCTRL=0.096
	OSX	52.96	53.02			

注：RT-PCR，将 2−ΔΔCT 值与基线值比较；≤ 0.5，下调基因；≥ 1.5，上调基因。GAPDH，甘油醛 -3- 磷酸脱氢酶。

此外，OSTERIX 也显示出同样的表达，RUNX-2 是在 OSTERIX 的上游转录因子。

细胞周期的细胞荧光分析结果强调，与对照组相比，单一激光刺激导致细胞转换率发生变化，从而使 DPSCs 分化的成骨细胞进入细胞周期 G2 期的比例增加，这表现为增殖增加[51]。

几项临床试验正在进行，以确定 MSC 应用的安全性和有效性等。

表 8.3[51-67]总结了最近 4 年有关应用 LLLT 提高 MSCs 增殖和分化潜能的报告。

表 8.3 低强度激光治疗（LLLT）对间充质干细胞（MSCs）增殖和分化的影响（近 4 年发表的文献）

作者	简述
Park 等[53]	LLLT 增强脂肪基质细胞（adipose-derived stromal cells，ASCs）球体在后肢缺血小鼠中的血管生成作用。LLLT 是组织再生中一种有效的球状 ASCs 的生物刺激因子，可提高 ASCs 的存活并刺激缺血后肢的生长因子分泌

续表

作者	简述
Farfara 等[54]	LLLT 刺激 MSCs 以影响阿尔茨海默病小鼠模型进展期的神经行为和 β- 淀粉样蛋白含量
Yang 等[55]	LLLT 辅助 MSCs 移植对大鼠坐骨神经损伤后功能恢复的影响
Wu 等[56]	LLLT 增加细胞内环磷酸腺苷（cyclic adenosine monophosphate，cAMP）水平，从而下调 NF-κB 的转录活性
Nagata 等[57]	在手术造成的大鼠颅骨临界大小缺损中，骨髓抽吸物 /LLLT 的组合产生了更多的骨形成
Manuguerra-Gagné 等[58]	利用激光诱导的开角型青光眼（open angle glaucoma，OAG）模型来评估骨髓细胞群的潜能和参与组织修复的机制。激光诱导的组织重塑作为一种靶向效应细胞进入受损组织的方法也被进行了评估。
Lipovsk 等[59]	评价宽带可见光照射对 MSC 增殖的促进作用
Giannell 等[60]	研究 LLLT 对小鼠 MSCs 增殖的影响，深入探讨了潜在细胞和分子机制，着重探讨激光照射对 Notch-1 信号激活和膜离子通道调节的影响
Choi 等[61]	脂肪间充质干细胞（ASCs）定植的脱细胞真皮基质与 LLLT 联合应用修复骨缺损
Alexandrov 等[62]	太赫兹（THz）激光照射 MSCs 可引起与基因表达和分化状态密切相关的细胞功能的特异性催化变化
Wu 等[63]	探讨 LLLT 照射后大鼠 MSCs 的 mRNA 表达变化及其相关分子机制
Wu 等[64]	LLLT 诱导胰岛素样生长因子 1（insulin-like growth factor 1，IGF1）表达促进 MSCs 增殖和成骨分化，而诱导骨形态发生蛋白 2（bone morphogenetic protein 2，BMP2）表达可能主要是促进成骨分化
Wang 等[65]	LLLT 通过生长抑制因子家族成员 5 显示 MicroRNA-193 对骨髓 MSCs 的增殖作用
Soleiman 等[65]	检测不同能量密度的 LLLT 对 MSCs 向神经元和成骨细胞分化的影响
Saygun 等[66]	LLLT 促进成骨细胞增殖并刺激其释放碱性成纤维细胞生长因子（basic fibroblast growth factor，bFGF）、IGF-1 和胰岛素样生长因子结合蛋白 3（insulin-like growth factor binding protein 3，IGFBP3）

续表

作者	简述
Fekrazad 等[67]	自体骨髓间充质干细胞（BMSCs）复合支架和 LLLT 在兔关节软骨缺损修复中的应用
Ballini 等[52]	LLLT 促进成骨细胞增殖并刺激 RUNX-2 表达下调，照射后 12 h 牙髓干细胞（DPSCs）数量增加

截至 2016 年 10 月 21 日，共发现了 660 项涉及不同临床阶段的间充质干细胞的临床研究，但只有 1 项同时涉及 MSC 和 LLLT，而且实际上尚未招募受试者（表 8.4）。

表 8.4　基于 MSCs 和激光疗法作为相关治疗工具的注册临床试验

<table>
<tr><th></th><th>受试者招募</th><th colspan="2">标题、条件和干预措施</th></tr>
<tr><td rowspan="3">1</td><td rowspan="3">还未招募</td><td colspan="2">创伤性脑损伤合并弥漫性轴索损伤脑死亡的非随机、开放式、干预性、单组性概念验证多通道技术研究</td></tr>
<tr><td>条件</td><td>脑死亡</td></tr>
<tr><td>干预措施</td><td>生物：BQ-A 肽提取物；生物：间充质干细胞；设备：经颅激光疗法；设备：正中神经刺激器</td></tr>
</table>

8.3　实际应用和未来应用

激光在口腔科中的应用由来已久，低能量激光治疗也在这一医学领域得到了应用。

除了上面提到的 LLLT 的应用：治疗颞下颌关节紊乱（temporomandibular disorders，TMD）、伤口愈合和促进种植术后恢复，LLLT 还用于牙本质过敏症的治疗[68]。

LLLT 被广泛用于预防和治疗由化疗、放疗和放化疗引起的口腔黏膜炎，用于治疗各种类型的癌症（包括头颈部以外的癌症）。最近，两项荟萃分析包含了激光辐射的剂量和推荐参数的指南。作为荟萃分析的结果，Gautam 等[69]提出了一项新的建议，即在使用高剂量化疗的接受造血干细胞移植的成年患者中，无论有没有全身照射，均使用 LLLT 来预防口腔黏膜炎。作者建议此类患者接受波长为 650 nm、功率为 40 mW、能量密度为 2 J/cm^2 的激光照射。他们还建议，接受放疗的头颈癌患者应采用波长约 632.8 nm 的 LLLT 预防口腔黏膜炎。不幸的是，对于其他患者，没有指南可以推荐，但仍然可以推测 LLLT 是有效的。Bensadoun 和 Nair[70]的荟萃分析结果建议使用波长为 630 ~ 670 nm 和 780 ~ 830 nm、输出功率在 10 ~ 100 mW、能量密度为 2 ~ 3 J/cm^2 的激光照射用于预防，以及能量密度最高为 4 J/cm^2 用于治疗。他们认为这种治疗应该每天重复进行，或者间隔一天进行，直到有疗效。

如今研究人员正在激光医学和光生物学领域进行密集的基础和临床研究，以开发新的诊疗模式。

由于不同来源分离的干细胞通常产量和增殖率较低，低强度激光照射可能是利用干细胞进行组织工程的有用工具。在这方面，激光疗法可在分化前显著增加干细胞的初始数量，从而增加组织工程，以及再生和愈合过程中的分化细胞数量[71]。

这种反应背后的生物学机制因激光类型、目的细胞和其他实验条件而显著不同。在组织工程和再生医学中，适当使用 LLLT 提高包括 MSCs 在内的培养细胞的增殖率将非常有用[72]。我们必须通过仔细分析现有的实验数据及未来收集的数据来建立对此的系统认知。

综上所述，激光治疗对干细胞的体外增殖有积极的影响，有必要对其他类型的细胞进行进一步的实验，并统一方法学设计。

参考文献

1. da Silva Meirelles L, Chagastelles PC, Nardi NB. Mesenchymal stem cells reside in virtually all post-natal organs and tissues. J Cell Sci. 2006;119(11):2204–13.
2. Dominici M, Le Blanc K, Mueller I, et al. Minimal criteria for defining multipotent mesenchymal stromal cells. The International Society for Cellular Therapy position statement. Cytotherapy. 2006;8(4):315–7.
3. Boxall SA, Jones E. Markers for characterization of bone marrow multipotential stromal cells. Stem Cells Int. 2012;975871:12.
4. Rasini V, Dominici M, Kluba T, et al. Mesenchymal stromal/stem cells markers in the human bone marrow. Cytotherapy. 2013;15(3):292–306.
5. Lim MH, Ong WK, Sugii S. The current landscape of adipose-derived stem cells in clinical applications. Expert Rev Mol Med. 2014;16:e8.
6. Undale AH, Westendorf JJ, Yaszemski MJ, Khosla S. Mesenchymal stem cells for bone repair and metabolic bone diseases. Mayo Clin Proc. 2009;84(10):893–902.
7. Machado E, Fernandes MH, Gomes PS. Dental stem cells for craniofacial tissue engineering. Oral Surg Oral Med Oral Pathol Oral Radiol. 2012;113(6):728–33.
8. Kawashima N. Characterisation of dental pulp stem cells: a new horizon for tissue regeneration? Arch Oral Biol. 2012;57:1439–58.
9. Huang GT, Gronthos S, Shi S. Mesenchymal stem cells derived from dental tissues vs. those from other sources: their biology and role in regenerative medicine. J Dent Res. 2009;88:792–806.
10. Tatullo M, Marrelli M, Shakesheff KM, White LJ. Dental pulp stem cells: function, isolation and applications in regenerative medicine. J Tissue Eng Regen Med. 2015;9:1205–16.

11. Tsukamoto Y, Fukutani S, Shin-Ike T, Kubota T, Sato S, et al. Mineralized nodule formation by cultures of human dental pulp-derived fibroblasts. Arch Oral Biol. 1992;37:1045–55.
12. Murray PE, About I, Lumley PJ, Franquin JC, Remusat M, et al. Human odontoblast cell numbers after dental injury. J Dent. 2000;28:277–85.
13. Couble ML, Farges JC, Bleicher F, Perrat-Mabillon B, Boudeulle M, et al. Odontoblast differentiation of human dental pulp cells in explant cultures. Calcif Tissue Int. 2000;66:129–38.
14. Gronthos S, Brahim J, Li W, Fisher LW, Cherman N, et al. Stem cell properties of human dental pulp stem cells. J Dent Res. 2002;81:531–5.
15. Laino G, d'Aquino R, Graziano A, Lanza V, Carinci F, et al. A new population of human adult dental pulp stem cells: a useful source of living autologous fibrous bone tissue (LAB). J Bone Miner Res. 2005;20:1394–402.
16. d'Aquino R, Graziano A, Sampaolesi M, Laino G, Pirozzi G, et al. Human postnatal dental pulp cells co-differentiate into osteoblasts and endotheliocytes: a pivotal synergy leading to adult bone tissue formation. Cell Death Differ. 2007;14:1162–71.
17. Morsczeck C, Schmalz G, Reichert TE, Vollner F, Galler K, et al. Somatic stem cells for regenerative dentistry. Clin Oral Investig. 2008;12:113–8.
18. Matalova E, Fleischmannova J, Sharpe PT, Tucker AS. Tooth agenesis: from molecular genetics to molecular dentistry. J Dent Res. 2008;87:617–23.
19. Tatullo M, Marrelli M, Paduano F. The regenerative medicine in oral and maxillofacial surgery: the most important innovations in the clinical application of mesenchymal stem cells. Int J Med Sci. 2015;12:72–7.
20. Mori G, Ballini A, Carbone C, Oranger A, Brunetti G, et al. Osteogenic differentiation of dental follicle stem cells. Int J Med Sci. 2012;9:480–7.
21. Di Benedetto A, Brunetti G, Posa F, Ballini A, Grassi FR, et al. Osteogenic differentiation of mesenchymal stem cells from dental bud: role of integrins and cadherins. Stem Cell Res. 2015;15:618–28.
22. Marrelli M, Paduano F, Tatullo M. Cells isolated from human periapical cysts express mesenchymal stem cell-like properties. Int J Biol Sci. 2013;9(10):1070–8.
23. Marrelli M, Paduano F, Tatullo M. Human periapical cyst-mesenchymal stem cells differentiate into neuronal cells. J Dent Res. 2015;94:843–52.
24. Morad G, Kheri L, Khojasteh A. Dental pulp stem cells for in vivo bone regeneration: a systematic review of literature. Arch Oral Biol. 2013;58:1818–27.
25. Bright R, Hynes K, Gronthos S, Bartold PM. Periodontal ligament-derived cells for periodontal regeneration in animal models: a systematic review. J Periodontal Res. 2015;50(2):160–72. doi:10.1111/jre.12205. [Epub ahead of print]
26. Faggion CM. Guideline for reporting pre-clinical in vitro studies on dental materials. J Evid Based Dent Pract. 2012;12(4):182–9.
27. Colan MJ, Rapley JW, Cobb CM. Biostimulation of wound healing by low-energy laser irradiation. A review. J Clin Periodontol. 1996;23:492–6.
28. Pinheiro AL, Meireles GC, Barros-Vieira AL, Almeida D, Carvalho CM, Santos JN. Phototherapy improves healing of cutaneous wounds in nourished and undernourished Wistar rats. Braz Dent J. 2005;15:21–8.
29. Wilden L, Karthein R. Import of radiation phenomena of electrons and therapeutic low-level laser in regard to mitochondrial energy transfer. J Clin Laser Surg Med. 1999;16:159–65.
30. Zhang L, Xing D, Gao X, Wu S. Low-power laser irradiation promotes cell proliferation by activating PI3K/Akt pathway. J Cell Physiol. 2009;219(3):553–62.
31. Bayat M, Vasheghani MM, Ravazi N, Taheri S, Rakhshan M. Effect of low-level laser therapy on the healing of second-degree burns in rats: a histological and microbiological study. J Photochem Photobiol B. 2005;78:171–5.
32. Bayat M, Vasheghani MM, Ravazi N, Taheri. Effect of low-level helium–neon laser therapy on the healing of third-degree burns in rats. J Photochem Photobiol B. 2006;83:87–93.
33. Gaidaa K, Kollerb R, Isler C, Aytekina O, Al-Awamic M, Meissla G, et al. Low level laser

therapy—a conservative approach to the burn scar? Burns. 2004;30:362–7.
34. Eells JT, Wong-Riley MT, VerHoeve J, Henry M, Buchman EV, Kane MP, et al. Mitochondrial signal transduction in accelerated wound and retinal healing by near-infrared light therapy. Mitochondrion. 2004;4:559–67.
35. Karu T, Pyatibrat L, Kalendo G. Irradiation with He–Ne laser increases ATP level in cells cultivated in vitro. J Photochem Photobiol B. 1995;27:219–23.
36. AlGhamdi KM, Kumar A, Moussa NA. Low-level laser therapy: a useful technique for enhancing the proliferation of various cultured cells. Lasers Med Sci. 2012;27(1):237–49.
37. Karu TI. Biomedical photonics handbook. Low-power laser therapy. Moscow: CRC Press; 2003.
38. Moore P, Ridgway TD, Higbee RG, Howard EW, Lucroy MD. Effect of wavelength on low-intensity laser irradiation-stimulated cell proliferation in vitro. Lasers Surg Med. 2005;36(1):8–12.
39. de Castro JL, Pinheiro AL, Werneck CE, Soares CP. The effect of laser therapy on the proliferation of oral KB carcinoma cells: an in vitro study. Photomed Laser Surg. 2005;23(6):586–9.
40. Kreisler M, Christoffers AB, Al-Haj H, Willershausen B, d'Hoedt B. Low-level 809-nm diode laser-induced in vitro stimulation of the proliferation of human gingival fibroblasts. Lasers Surg Med. 2002;30(5):365–9.
41. Werneck CE, Pinheiro AL, Pacheco MT, Soares CP, de Castro JL. Laser light is capable of inducing proliferation of carcinoma cells in culture: a spectroscopic in vitro study. Photomed Laser Surg. 2005;23(3):300–3.
42. Ginani F, Soares DM, Barreto MP, Barboza CA. Effect of low-level laser therapy on mesenchymal stem cell proliferation: a systematic review. Lasers Med Sci. 2015;30(8):2189–94. doi:10.1007/s10103-015-1730-9.
43. Eduardo Fde P, Bueno DF, de Freitas PM, Marques MM, Passos-Bueno MR, Eduardo Cde P, Zatz M. Stem cell proliferation under low intensity laser irradiation: a preliminary study. Lasers Surg Med. 2008;40(6):433–8.
44. Pereira LO, Longo JPF, Azevedo RB. Laser irradiation did not increase the proliferation or the differentiation of stem cells from normal and inflamed dental pulp. Arch Oral Biol. 2012;57(8):1079–85.
45. Soares DM, Ginani F, Henriques AG, Barboza CA. Effects of laser therapy on the proliferation of human periodontal ligament stem cells. Lasers Med Sci. 2015;30(3):1171–4.
46. Turrioni APS, Basso FG, Montoro LA, De Almeida LDFD, Costa CADS, Hebling J. Phototherapy up-regulates dentin matrix proteins expression and synthesis by stem cells from human-exfoliated deciduous teeth. J Dent. 2014;42(10):1292–9.
47. Arany PR, Huang GX, Gadish O, Feliz J, Weaver JC, Kim J, Yuen WW, Mooney DJ. Multilineage MSC differentiation via engineered morphogen fields. J Dent Res. 2014;93(12):1250–7.
48. Diniz IM, Matos AB, Marques MM. Laser phototherapy enhances mesenchymal stem cells survival in response to the dental adhesives. ScientificWorldJournal. 2015;2015:671789.
49. Zaccara IM, Ginani F, Mota-Filho HG, Henriques AC, Barboza CA. Effect of low-level laser irradiation on proliferation and viability of human dental pulp stem cells. Lasers Med Sci. 2015;30(9):2259–64.
50. Marques MM, Diniz IM, de Cara SP, Pedroni AC, Abe GL, D'Almeida-Couto RS, Lima PL, Tedesco TK, Moreira MS. Photobiomodulation of dental derived mesenchymal stem cells: a systematic review. Photomed Laser Surg. 2016;34(11):500–8. [Epub ahead of print]
51. Borzabadi-Farahani A. Effect of low-level laser irradiation on proliferation of human dental mesenchymal stem cells; a systemic review. J Photochem Photobiol B. 2016;162:577–82. doi:10.1016/j.jphotobiol.2016.07.022.
52. Ballini A, Mastrangelo F, Gastaldi G, Tettamanti L, Bukvic N, Cantore S, Cocco T, Saini R, Desiate A, Gherlone E, Scacco S. Osteogenic differentiation and gene expression of dental pulp stem cells under low-level laser irradiation: a good promise for tissue engineering. J Biol Regul Homeost Agents. 2015;29(4):813–22.
53. Park I-S, Chung P-S, Ahn JC. Enhanced angiogenic effect of adipose-derived stromal cell spheroid with low-level light therapy in hind limb ischemia mice. Biomaterials. 2014;35(34):9280–9.
54. Farfara D, Tuby H, Trudler D, et al. Low-level laser therapy ameliorates disease progression in

a mouse model of Alzheimer's disease. J Mol Neurosci. 2015;55(2):430–6.
55. Yang C-C, Wang J, Chen S-C, Hsieh Y-L. Synergistic effects of low-level laser and mesenchymal stem cells on functional recovery in rats with crushed sciatic nerves. J Tissue Eng Regen Med. 2016;10(2):120–31.
56. Wu J-Y, Chen C-H, Wang C-Z, Ho M-L, Yeh M-L, Wang Y-H. Low-power laser irradiation suppresses inflammatory response of human adipose-derived stem cells by modulating intracellular cyclic AMP level and NF-kappaB activity. PLoS One. 2013;8(1):e54067.
57. Nagata MJH, Santinoni CS, Pola NM, et al. Bone marrow aspirate combined with low-level laser therapy: a new therapeutic approach to enhance bone healing. J Photochem Photobiol B. 2013;121:6–14.
58. Manuguerra-Gagné R, Boulos PR, Ammar A, et al. Transplantation of mesenchymal stem cells promotes tissue regeneration in a glaucoma model through laser-induced paracrine factor secretion and progenitor cell recruitment. Stem Cells. 2013;31(6):1136–48.
59. Lipovsky A, Oron U, Gedanken A, Lubart R. Low-level visible light (LLVL) irradiation promotes proliferation of mesenchymal stem cells. Lasers Med Sci. 2013;28(4):1113–7.
60. Giannelli M, Chellini F, Sassoli C, et al. Photoactivation of bone marrow mesenchymal stromal cells with diode laser: effects and mechanisms of action. J Cell Physiol. 2013;228(1):172–81.
61. Choi K, Kang B-J, Kim H, et al. Low-level laser therapy promotes the osteogenic potential of adipose-derived mesenchymal stem cells seeded on an acellular dermal matrix. J Biomed Mater Res B Appl Biomater. 2013;101(6):919–28.
62. Alexandrov BS, Phipps ML, Alexandrov LB, et al. Specificity and heterogeneity of terahertz radiation effect on gene expression in mouse mesenchymal stem cells. Sci Rep. 2013;3:1184.
63. Wu YH, Wang J, Gong DX, Gu HY, Hu SS, Zhang H. Effects of low-level laser irradiation on mesenchymal stem cell proliferation: a microarray analysis. Lasers Med Sci. 2012;27(2):509–19.
64. Wu J-Y, Wang Y-H, Wang G-J, et al. Low-power GaAlAs laser irradiation promotes the proliferation and osteogenic differentiation of stem cells via IGF1 and BMP2. PLoS One. 2012;7(9):e44027.
65. Wang J, Huang W, Wu Y, et al. MicroRNA-193 pro-proliferation effects for bone mesenchymal stem cells after low-level laser irradiation treatment through inhibitor of growth family, member 5. Stem Cells Dev. 2012;21(13):2508–19.
66. Soleimani M, Abbasnia E, Fathi M, Sahraei H, Fathi Y, Kaka G. The effects of low-level laser irradiation on differentiation and proliferation of human bone marrow mesenchymal stem cells into neurons and osteoblasts-an in vitro study. Lasers Med Sci. 2012;27(2):423–30.
67. Saygun I, Nizam N, Ural AU, Serdar MA, Avcu F, Tözüm TF. Low-level laser irradiation affects the release of basic fibroblast growth factor (bFGF), insulin-like growth factor-I (IGF-I), and receptor of IGF-I (IGFBP3) from osteoblasts. Photomed Laser Surg. 2012;30(3):149–54.
68. Fekrazad R, Eslaminejad MB, Shayan AM, Kalhori KA, Mashhadi Abbas F, Taghiyar L, Pedram MS, Sadeghi GM. Effects of photobiomodulation and mesenchymal stem cells on articular cartilage defects in a rabbit model. Photomed Laser Surg. 2016;34(11):543–9.
69. Sgolastra F, Petrucci A, Severino M, Gatto R, Monaco A. Lasers for the treatment of dentin hypersensitivity: a meta-analysis. J Dent Res. 2013;92:492–9.
70. Gautam A, Fernandes D, Vidyasagar M, Maiya A, Nigudgi S. Effect of low-level laser therapy on patient reported measures of oral mucositis and quality of life in head and neck cancer patients receiving chemoradiotherapy—a randomized controlled trial. Support Care Cancer. 2013;21:1421–8.
71. Bensadoun R, Nair R. Low-level laser therapy in the prevention and treatment of cancer therapy-induced mucositis: 2012 state of the art based on literature review and meta-analysis. Curr Opin Oncol. 2012;2012(24):363–70.
72. Barboza CA, Ginani F, Soares DM, Henriques AC, Freitas Rde A. Low-level laser irradiation induces in vitro proliferation of mesenchymal stem cells. Einstein (Sao Paulo). 2014;12(1):75–81.

第 9 章 人根尖周囊肿间充质干细胞（hPCy-MSCs）：再生牙科中“医疗废物”的新挑战

Massimo Marrelli，Francesco Paduano，Carlo Rengo，Gianrico Spagnuolo，Sandro Rengo 和 Marco Tatullo

（白如水，余婷婷　译）

9.1　背景

再生医学是现代生物医学的分支之一，在过去的十年中创造了巨大的治疗潜力。

最近再生医学和干细胞领域得到了极大的推动，因为通过使用带有几个基因的病毒载体进行基因转移，有可能对成人人体干细胞或非成人多能干细胞进行重编程，直至成为胚胎样干细胞。这些重要的科学发现产生了复杂的立法和经济问题。事实上，在进行细胞治疗时，干细胞在法律意义上成为药物，因此必须在分离、鉴定、扩增和冷冻保存时严格遵守国际法规［良好制造规范（good manufacturing practice，GMP）］。

在文献中，众所周知，间充质分化过程涉及干细胞复制和进入不同细胞系的通路，进而产生骨组织、软骨、肌肉等。多年来，骨髓被认为是间充质干细胞（MSCs）的主要来源，能够对刺激做出反应并修复受损组织。

然而，由于骨髓抽吸具有侵袭性，且随着年龄增长，细胞数量逐渐减少，研究人员一直致力于寻找新的 MSC 来源。此外，细胞基质和微环境在将这些多能细胞定向分化为另一种类型的过程中起着重要作用。尤其是血管化水平和随之而来的组织氧合决定了在成软骨或成骨谱系之间的选择。在体内，由蛋白多糖的分子量决定了细胞之间的接近程度和缺乏氧合决定了 MSC 向软骨的分化；而血管的存在和随之而来的氧合决定了 MSCs 向成骨方向分化的转变。

寻找易获取、对患者无损伤、富含干细胞的替代生物部位，是目前再生医学面临的挑战。由于根管感染而形成的人类根尖周炎性组织通常被称为根尖周肉芽肿，这种情况被称为根尖周炎。如果这种病理状态不治疗，可能会导致根尖周囊肿。

9.2 人根尖周囊肿间充质干细胞（human periapical cyst-mesenchymal stem cells，hPCy-MSCs）

“Tecnologica Research Institute” 和 “Calabrodental” 的课题组研究了从人根尖周炎性囊肿分离的细胞是否能够表达间充质干细胞样特性的方法。这些研究的结果发表在论文《从人根尖囊肿分离的细胞表达间充质干细胞样特性》(《*Cells Isolated from Human Periapical Cysts Express Mesenchymal Stem Cell-like Properties*》)[1]中。

在这篇论文中，作者向科学界分享了他们的研究结果，证明了根尖周囊肿壁中含有几种细胞类型，包括间充质干细胞，这些发现对促进牙源性干细胞的研究领域非常重要[2, 3]。

牙根尖周炎性囊肿，又称根尖囊肿，是牙髓坏死所致的占位性结构，通常是牙科医生在观察普通正位 X 线片时发现的；牙根尖周囊肿因易于发生，是最常见的牙科 X 线表现之一，但从组织病理学角度来看通常并不危险，然而其常被认为是一种需要尽快根除的临床发现，通常与导致其形成的坏死牙一起出现。

取健康志愿者供体的根尖周囊性组织，在添加抗生素的无菌磷酸盐缓冲液（phosphatase buffer saline，PBS，Invitgen）中洗涤 3 次。从人根尖周囊壁分离细胞，并用流式细胞荧光法进行鉴定，根据文献报道的科学结论，这种细胞表现出 MSC 样的特性，考虑到获得部位，作者将其命名为“人根尖周囊肿间充质干细胞”（human periapical cyst-mesenchymal stem cells，hPCy-MSCs）（图 9.1）。

在此背景下，Marrelli 等研究表明，从人根尖周炎性囊肿中分离的细胞具有间充质干细胞样特性，其表达 MSC 标志 $CD13^+$、$CD29^+$、$CD44^+$、$CD73^+$、$CD90^+$、$CD105^+$、$CD45^-$、$STRO\text{-}1^+$、$CD146^+$，以及具有自我更新和成骨、成脂能力，都证明了这一点。

对这种新的 MSCs 进行了几项研究，以比较其与众所周知的牙髓干细胞（DPSCs）的行为[4]。它们的潜力是显而易见的，因此经常被几个更名的研究课题组在科学文献中引用。这一发现有可能成功地从人根尖

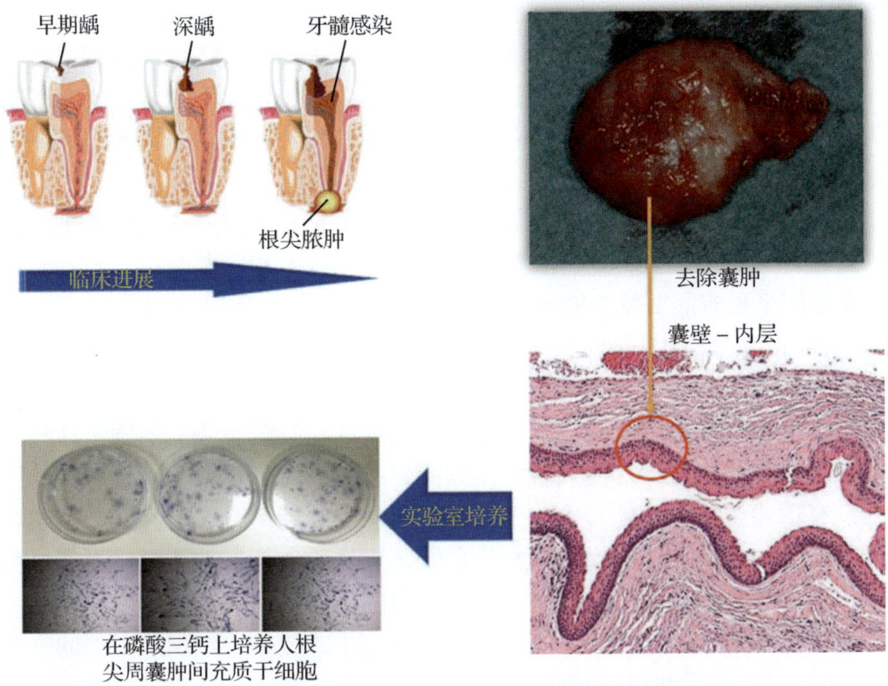

图 9.1 从临床症状到体外活性的工作流程：采用机械和酶技术从囊壁分离 hPCy-MSCs

周囊肿中分离和鉴定 hPCy-MSCs，而不需要切除其他健康组织，因为人根尖周囊肿通常由外科医生为防止其他病理情况发生而切除。

9.3 “医疗废物”的挑战

再生医学是一门旨在修复或再生遭受严重损伤（如心脏病或骨创伤）的组织或整个器官的学科，以促进这些再生组织的解剖和功能替代。

再生医学的目标可以通过确定能够替代那些丢失的或面临退行性疾病的器官的细胞来实现，其中干细胞肯定发挥关键作用，然而，干细胞存在于至关重要的生物组织中，通常难以获得，而且在任何情况下，任何组织取样都会导致对一名“健康”患者的伤害：要理解这个概念，可以考虑通过腰椎穿刺法从脊髓获取干细胞，即使从脂肪组织中移除干细胞也涉及外科手术进入皮下脂肪结构。

再生医学是医学一个蓬勃发展的分支，这要归功于过去 5 年中出现的新技术，人们对间充质干细胞的一些生物学和生理学特征有了更深的认识，以及对这一主题的基础研究强烈倾向于尚未充分探索的潜力。

如果我们认为这一领域肯定会涵盖重建手术，以及在某些情况下对失去和受损器官的功能性假体等领域，那么对该领域经济影响的预测是极其重要的。

在研究中使用生物组织的管理政策相当复杂，不仅基于世界范围的法规，还基于各国的具体法律。用于活检的生物样本很容易获得，但通常情况是组织学检查需要较少的组织，这些组织将自动成为生物废物。

Marrelli 等 2013 年向科学界展示了一项研究成果，该研究表明根尖周囊肿的壁上含有许多细胞，包括间充质干细胞。

炎性根尖周囊肿是由于牙髓坏死而形成的一种赘生物，通常是牙科医生在观察普通正位牙片时发现的。因此，可以绝对肯定根尖周囊肿在身体中没有重要生物学功能，事实上，除了组织学诊断研究，囊肿通常被归类为组织废物，然而，考虑其通常是良性、囊性的，几乎从来没有进行过去除。从“生物废物”中获得间充质干细胞的可能性使我们能够真正利用一种“替代”来源做到零生物成本。到目前为止，成体干细胞最常见的来源通常是在骨髓、脂肪和最近的一些组织中，在牙髓或牙乳头等口腔内结构中；然而，所有这些生物结构都非常重要，获得它们需要“代价”，尽管有局限性但可以接受。人根尖周囊肿 - 间充质干细胞（hPCy-MSCs）是一种完全符合现代“生物废物医学”概念的替代方法：可通过使用患者不用的废弃组织的干细胞来实现任何生物组织的再生，例如心脏、肝或骨骼；类似于任何其他回收利用过程。

Marrelli 等在发表的《人根尖囊肿 - 间充质干细胞分化为神经元》（《Human Periapical Cyst-Mesenchymal Stem Cells Differentiate Into Neuronal Cells》）一文中指出，在通常被认为是生物废物的良性牙源性炎性囊肿中，可获得 hPCy-MSCs，并向神经元表型分化[5]。

这项研究使我们能够引入一个广泛的概念：没有生物成本的实验医学，相比于如今需要“体外”验证药物和实验配方的作用，其能够从废弃组织获得细胞、利用组织工程构建“模式疾病”进行实验。此外，我们应该考虑到一些复杂器官（如大脑）的病理研究，需要通过患者大脑的活检来研究细胞变化、对药物的反应，而且神经元很难定植，需要适当的表面来确保有效的细胞生长[6, 7]；现在可能不需要到达损伤的解剖部位，通过简单的口腔内组织采集的方式，很容易获得，可以诱导成体干细胞分化为几种表型，直到它们成为有用的类脑模型。还可以诱发一些特定的疾病，因此就可以在没有任何生物伦理影响的情况下测试新疗法，大大减少医源性损伤，并有可能降低参与这些实验模式的所有国家的卫生治理成本。“生物废物医学”是一个将生物学、医学、生物伦理学和卫生经济学联系在一起的概念，可以促进患者友好观点的发展，保持政治正确和经济可持续，因此应该被鼓励。

9.4 结论

到目前为止，成体干细胞最常见的来源是骨髓、脂肪组织，以及最近发现的一些结构中，如口腔内牙髓。从组织病理学的角度来看，根尖周炎性囊肿通常并不危险，相反，其代表了一种对患者完全没有用处的新生组织。事实上，通常这些囊肿被归类于生物废物：从“生物废物”中获得间充质干细胞，使我们能够真正利用另一种没有生物成本的“替代”来源。所谓的“医疗废物”可以在医疗再生战略方面有很多应用。在实现卓越的医疗保健目标的同时，降低国家医疗服务体系（NHS）的成本可能是未来的挑战。

参考文献

1. Marrelli M, Paduano F, Tatullo M. Cells isolated from human periapical cysts express mesenchymal stem cell-like properties. Int J Biol Sci. 2013;9(10):1070–8. doi:10.7150/ijbs.6662.
2. Tatullo M, Marrelli M, Shakesheff KM, White LJ. Dental pulp stem cells: function, isolation and applications in regenerative medicine. J Tissue Eng Regen Med. 2015;9(11):1205–16. doi:10.1002/term.1899. Review.
3. Tatullo M, Marrelli M, Paduano F. The regenerative medicine in oral and maxillofacial surgery: the most important innovations in the clinical application of mesenchymal stem cells. Int J Med Sci. 2015;12(1):72–7. doi:10.7150/ijms.10706. Review.
4. Tatullo M, Falisi G, Amantea M, Rastelli C, Paduano F, Marrelli M. Dental pulp stem cells and human periapical cyst mesenchymal stem cells in bone tissue regeneration: comparison of basal and osteogenic differentiated gene expression of a newly discovered mesenchymal stem cell lineage. J Biol Regul Homeost Agents. 2015;29(3):713–8.
5. Marrelli M, Paduano F, Tatullo M. Human periapical cyst-mesenchymal stem cells differentiate into neuronal cells. J Dent Res. 2015;94(6):843–52.
6. Marrelli M, Falisi G, Apicella A, Apicella D, Amantea M, Cielo A, Bonanome L, Palmieri F, Santacroce L, Giannini S, Di Fabrizio E, Rastelli C, Gargari M, Cuda G, Paduano F, Tatullo M. Behaviour of dental pulp stem cells on different types of innovative mesoporous and nanoporous silicon scaffolds with different functionalizations of the surfaces. J Biol Regul Homeost Agents. 2015;29(4):991–7.
7. Tatullo M, Marrelli M, Falisi G, Rastelli C, Palmieri F, Gargari M, Zavan B, Paduano F, Benagiano V. Mechanical influence of tissue culture plates and extracellular matrix on mesenchymal stem cell behavior: a topical review. Int J Immunopathol Pharmacol. 2016;29(1):3–8. doi:10.1177/0394632015617951. Review.

结语

Gianpaolo Papaccio

（白如冰，余婷婷　译）

牙源性干细胞研究的未来展望

牙源性干细胞在人体不同组织（特别是头面部组织和骨）的功能重建方面具有广阔的应用前景。毫无疑问，有必要为先天畸形和口腔面部缺损患者开发再生疗法。牙源性干细胞的应用优势与其非致瘤表型、分化能力和可塑性、高增殖潜能、超低温保存、可获得患者特异性细胞用于自体移植、拔牙程序简单和细胞扩增无并发症和死亡风险相关。尽管如此，基于细胞的方法仍然存在许多障碍和问题。自体移植中的一个重要问题是从活检处获得的干细胞数量有限。因此，在移植前需要对细胞进行体外处理。这些程序虽然有效且日益标准化，但也使移植受体面临感染、血肿或神经损伤等风险。此外，细胞培养可能导致细胞的遗传和表观遗传不稳定。

骨缺陷也包括使用移植骨作为组织替代品或屏障膜的外科手术。在某些情况下，这些手术与多种移植材料有关，包括羟基磷灰石、磷酸三钙和聚乳酸 - 羟基乙酸共聚物［poly（lactic-co-glycolic acid），PLGA］。因此，还需要考虑细胞移植后的旁分泌 / 自分泌效应，以及与宿主和免疫反应的相互作用。所以迫切需要开发在再生医学中使用干细胞的新方法。一种方法是招募和刺激常驻干细胞分化，或产生能够在生理上促进组织再生的因子。基于牙源性干细胞的想法是头面部组织的再生。特别是在面部，下颌骨和上颌骨经常发生再吸收，继而发生退行性疾病，如下颌骨坏死、牙周综合征或肿瘤切除。避免耗时长、成本高的体外细胞处理，新程序可能利用激活常驻的牙源性干细胞，并将其分化为骨组织。另一种方法可能是刺激常驻干细胞产生能够诱导或改善分化的因子。通过这种方式，在牙齿工程中，自体细胞替换和在损伤部位自然产生细胞可能会将对患者产生的副作用和风险降至最低。为了解和开发内源性牙源性干细胞的潜力及其影响因素，必须进行全新、准确和详细的研究。此外，这种新型的智能生长因子负载支架可以刺激内源性牙源性干细胞。智能生长因子和生物材料的使用可以支持和改善组织修复的自然过程。目前正在进行的临床前研究将阐明这些程序是否可以在临床领域用于促进组织再生，而不需要对患者使用侵入性工具。